U0906673

中国口腔医学年鉴

YEARBOOK OF CHINESE STOMATOLOGY

2019年卷

主　编　周学东

副主编　王松灵　边　专　张志愿
俞光岩　赵铱民　凌均棨

四川科学技术出版社

图书在版编目(CIP)数据

中国口腔医学年鉴. 2019年卷 / 周学东主编.
— 成都:四川科学技术出版社, 2020.9
ISBN 978-7-5364-9110-6

Ⅰ. ①中… Ⅱ. ①周… Ⅲ. ①口腔科学-中国-2019-年鉴 Ⅳ. ①R78-54

中国版本图书馆CIP数据核字(2020)第196584号

中国口腔医学年鉴2019年卷

主　　编　周学东
出 品 人　程佳月
责任编辑　任维丽
特约编辑　吴　婷
责任出版　欧晓春
出版发行　四川科学技术出版社
　　　　　成都市槐树街2号　邮政编码610031
　　　　　官方微博:http://e.weibo.com/sckjcbs
　　　　　官方微信公众号:sckjcbs
　　　　　传真:028-87734039
成品尺寸　185mm×260mm
　　　　　印张17　字数400千
印　　刷　四川川印印刷有限公司
版　　次　2020年9月第一版
印　　次　2020年9月第一次印刷
全书定价　86.00元
ISBN 978-7-5364-9110-6

■本书如有缺页、破损、装订错误,请寄回印刷厂调换。电话/(028)83333222
■如需购本书,请与本社邮购组联系。
地址/成都市槐树街2号　电话/(028)87734035
邮政编码/610031

《中国口腔医学年鉴》编辑委员会

序　　言

《中国口腔医学年鉴》是中国口腔医学的史书性、综合性、实用性、资料密集性连续出版物，每年出版一卷，自1984年创刊已连续出版了27卷，本卷为2019年卷。选材基础时限为2019年1月至12月。该书的编纂出版旨在全面翔实、客观公正地向国内外读者介绍该年度中国口腔医学的发展与成就。汇集的资料主要包括口腔医学的国家政策、医院建设、医疗服务、学科发展、人才培养、科学研究、疾病预防等领域，是了解和研究中国口腔医学发展史的珍贵资料，也是中国口腔医学与国际口腔医学广泛交流的重要平台。

本卷的栏目主要包括回顾与论坛、医疗工作、医学教育、科学研究、学会工作和人物。"回顾与论坛"栏目刊载了陈吉华教授的"口腔修复学十年进展回顾"和孙皎教授的"近五年我国口腔材料的研究概况和展望"。"医疗工作"栏目，收集了儿童龋病预防干预技术方案及相关信息，集中展示了2019年版口腔医学临床路径。"医学教育"栏目收录了国家虚拟仿真实验教学认定的口腔医学项目、大学生创新创业大赛情况、口腔医学继续医学教育项目，介绍了2019年中国高等学校口腔医学博士、硕士研究生及本科生招生培养简况，遴选了口腔医学相关教育资讯。"科学研究"栏目重点介绍了中国高等院校口腔医学院、口腔医院科技成果获奖和获得的科研基金资助项目，同时还介绍了2019年公开出版发行的口腔医学专著、教材等。"学会工作"栏目刊载了2019年新成立或换届的中华口腔医学会及其口腔医学专业委员会与学组组织机构名录，记载了2019年度在中国召开的部分口腔学术会议、展会、学会简讯及院校新闻动态。"人物"栏目记录了新增科学院院士、国家卫生健康委员会有突出贡献中青年专家、白求恩式好医生获奖者以及新增列口腔医学博士研究生导师等内容。"法律法规"栏目收录了国家卫生健康委办公厅印发的《国家口腔医学中心设置标准》和《国家口腔区域医疗中心设置标准》。

《中国口腔医学年鉴》在编纂出版过程中得到了全国口腔医学院(系)、口腔医院以及众多口腔医学专家的鼎力支持和热心帮助，受到广大读者的厚爱和关心。出版单位与编委会保持着长期友好的合作关系，在此谨致衷心感谢。为了进一步办好《中国口腔医学年鉴》，不断丰富和充实内容，提高质量，欢迎广大读者提出宝贵的建议和意见。

《中国口腔医学年鉴》编辑委员会

2020年9月

目　次

回顾与论坛

破茧成蝶春满园
——口腔修复学十年进展回顾

陈吉华　牛丽娜　王富　吴江　张凌　王菁　沈丽娟
国家口腔疾病临床医学研究中心，军事口腔医学国家重点实验室，陕西省口腔医学重点实验室
空军军医大学口腔医院修复科，西安 710032

口腔修复学的根本使命是通过修复患者口腔各种组织缺损，恢复患者口颌系统的功能，提高和改善患者生存与生活质量。修复学历史源远流长，几乎从远古开始人类就试图通过各种手段修复牙齿及相关组织缺损，但直至现代，很多修复手段和修复方式仍然存在诸多弊端，如：活动义齿（包括全口义齿）附件多，佩戴不舒适，功能恢复有限；固定义齿伤害健康基牙，威胁牙周健康，修复体使用寿命有限，等等。一直以来，和修复学关系更密切的是有机、无机材料学、工程力学等方面的知识，绝大多数修复方式基本上是机械加工制作，修复效果也只能算是权宜之计。然而，近二十年特别是近十年来，随着种植技术的普及、高性能修复材料的应用以及数字化技术的发展，修复技术展现巨大变化，口腔修复以医学技术手段替代传统机械制作方式已逐步成为可能，舒适、安全、美观、耐久、功能完善的修复理念正在成为可能！这一切之所以能够成为现实，和医学研究者特别是口腔修复研究人员的努力是分不开的。我国口腔修复工作者在近十年里所开展的系列研究也为这种变革做出了突出贡献，主要代表性的工作体现在以下几个方面：

一、种植技术及相关基础研究

口腔种植技术经过近半个世纪日新月异的发展，在替代传统固定桥、可摘义齿、全口义齿及颅颌面缺损修复领域的应用得到广泛普及。种植技术与传统修复技术全面融合，形成了以患者为中心，以种植技术为基础手段的微创、高效、精准、舒适的口腔修复新理念。这也是近十年来我国修复领域最大发展和变革。修复工作者广泛参与种植技术的基础研究及临床应用，取得大量前沿创新性成绩，成为推动种植修复发展的重要力量。

（一）种植相关基础研究领域

张玉梅等针对骨植入材料与骨组织结合存在的缺陷及高感染风险问题，通过在钛植体表面制备微米坑/纳米管梯度涂层，以模拟自然骨组织梯度结构，促进了成骨细胞功能和骨髓基质干细胞成骨分化；通过分析纳米管载药工艺和规律，成功构建靶向、高效的促成骨涂层并阐明其作用机制，在钛植体表面微、纳米形貌设计和分子机制研究方面做出突出贡献[1]。蒋欣泉等结合钛植体表面微、纳结构和化学元素对植体进行表面修饰，构建了有利于调控干细胞早期黏附和成骨向分化的种植微环境；动物实验证实，改性的钛植体能够明显加速诱导材料周边的血管化及新骨形成，在化学元素修饰钛植体方面形成系列成果。张旭等利用相转变溶菌酶作为有机质模板，通过螯合钙离子及静电作用在钛植体表面制备出稳定的羟基磷灰石（HA）涂层，此方法构建的 HA 涂层晶体形貌可控，机械性能稳定，生物相容性及骨诱导性良好[2]。

大家不仅探讨了钛植体表面改性对促进其骨结合的影响，还对物理刺激促进骨结合

及氧化锆个性化种植体的骨结合性能进行了系列研究。马楚凡等研究了电磁效应对种植体骨结合的影响，确定了能够促进种植体骨结合的电磁参数[3]。王宇光等探讨了激光对种植体骨结合的影响，提出 532nm 绿光能够精确调控钙离子通道进而调控干细胞分化[4]。张磊等探讨了不同表面处理方式对氧化锆植体骨结合性能的影响，提出氧化锆植体具备与临床常规应用的钛植体相当的骨结合性能。为了提高种植体抗感染性能，王贻宁等通过在钛植体表面构建壳聚糖 – 明胶涂层，成功将镁、银等化学离子及四环素、阿司匹林等药物与植体表面结合，有效促进了植体的抗菌与成骨能力[5]。刘中宁等开发出种植体相关的组织工程靶向微、纳生物材料，成功实现了载体主动/被动靶向、多重药物装载和反应性控释[6]。张振庭等利用钛种植体表面 TiO_2 纳米管结构作为药物装载释放装置，实现了种小分子多肽、纳米药物及纳米级金属氧化物抗菌剂、抗菌肽等与植体表面的有效结合，并与纳米管结构产生协同抗菌促成骨[7]。

(二)口腔种植修复临床应用及推广

于海洋等为提高种植精准性，首创种植术中空间及位点的实测实量技术，为实现合理种植参数的快速筛选及目标种植体的精准植入提供了依据[8]。周永胜、叶红强等通过数字化技术，术前进行种植修复效果的三维和四维虚拟预测，将患者满意的牙齿形态、牙龈位置和穿龈形态精确转移到正式修复中，实现了多学科联合精准美学种植修复[9-10]。张磊、谢秋菲等对种植体相关咬合进行系列研究，推广普及了种植体调𬌗的临床规范[11]。蒋欣泉等还牵头制订了“种植体支持可摘局部义齿修复技术指南”。刘洪臣等针对颌面战、创伤修复需要，研制具有载药功能的种植体和嵌抱式种植体，并将局部给药系统和全埋置式镍钛记忆合金内牵张器应用于牙颌缺损的种植修复中，解决了战、创伤牙颌缺损人工种植牙修复难题，研究成果获国家科技进步二等奖。赵铱民等综合应用视觉传感、力传感、三维可视化和微型模块化机器人等技术，研制出口腔种植机器人装置[12]。该机器人能够在医生的监控下，根据指令完成大部分口腔种植手术操作，为实现精准、微创、安全的口腔种植修复提供新的选择。

二、数字化技术在口腔修复领域的普及和推广

口腔修复数字化技术是近 50 年来修复学领域出现的有划时代意义的新技术。以 20 世纪 70 年代，法国学者 Duret. F 首次应用计算机辅助设计和制作技术（computer – aided design and computer – aided manufacturing, CAD/CAM）成功制作牙冠为标志，数字化技术为口腔修复体数字化印模获取、设计和制作提供了一种全新的方式。特别是近十年来，数字化技术在口腔修复领域得到了突飞猛进的发展。已从传统全瓷冠、桥的 CAD/CAM，逐渐扩展到数字化美学设计、数字化种植、可摘/全口义齿的数字化设计与制作、颌面部赝复体的数字化仿真设计与加工，以及最新的机器人技术，形成了以智能、高效、精确、远程等为特点的新型口腔修复数字化技术体系。十年来，我国口腔学者在数字化修复领域也进行了大量研究并在以下方面取得了创新性的成果。

(一)数字化全口义齿

高勃和吴江团队在国际上首次应用数字化方法设计并制作了全口义齿钛基托，并在临床推广试用。在此基础上，进一步提出了数字化技术制作一体化钛基托全口义齿的方案，通过应用 3D 打印和数控切削技术，实现了基托、人工牙的全数字化制作，简化了临床和技工室工艺流程，国内应用已超 3 万余例[13]。孙玉春和周永胜则首创了全口义齿的数字化设计制作方法，提出了专家设计模板匹配的数字化全口义齿设计方案[14-15]，实现了无牙颌全口义齿修复的快速、简单、准

确,有效破解了全口义齿传统修复技术的慢、难、不准确的难题,形成多套转化产品,国内外应用超百万例。孙玉春和周永胜团队还建立了个别托盘的数字化设计和制作方法以及三维打印设备,完善组织终止器设计方案,建立了印模质量数字化评价方法[14,16-17]。

(二)数字化可摘局部义齿

高勃、吴江团队针对传统金属支架可摘局部义齿临床就诊次数多、材料浪费大等不足,首创增减材数字化制作技术制作新型可摘局部义齿方案,综合应用3D打印和数控切削技术,实现了可摘局部义齿的全数字化设计和制作;改进了可摘局部义齿适合性数字化评价方法;针对传统方法制作游离端牙列缺损功能性印模步骤多、易出错的问题,创新性地提出了数字化功能性印模的解决方案[18],系列成果在临床得到成功推广[19]。

孙玉春和周永胜还首创了基于深度机器学习和人工智能的复杂可摘局部义齿高效设计方案,提出了一种可摘局部义齿一站式解决方案,可将牙体预备导板和最终义齿同时提供给临床医生,在兼顾功能美学修复效果的同时提高可摘局部义齿的诊疗效率,相关技术得到普及应用。该团队还利用聚醚醚酮制作出数字化的一体化可摘局部义齿,并在体外验证了其适合性[20]。于海洋等研发了可摘局部义齿的专家系统,可自动生成对应牙体预备方案以指导临床备牙,辅助医生快速制定个性化的治疗方案,优化临床路径,减轻临床工作量,获软件著作权及专利许可。

(三)数字化颌面赝复技术

赵铱民等研制出数字化颜面印模技术,建立了中国人颜面器官三维形态数据库,形成了赝复体基于数据库与逆向复原技术的智能化仿真设计和以3D打印阴模成形为主体的快速制作技术,自主研发出首个颜面赝复数字化医疗系统,并率先应用于临床,该项成果获国家科技进步一等奖[21-22]。张富强和焦婷在此基础上提出以面部光学扫描和CT重建为基础的多源数据融合模型设计理论;以解剖性原则为基础的赝复体设计理念;创建了以个性化阴模三维设计和硅橡胶赝复体逆向成形为基础的赝复体制作方法[23-24]。周永胜和叶红强等结合螺旋CT扫描和口内扫描,利用多源数据配准和融合技术,建立了上颌骨缺损精确三维数字模型,其精度和传统石膏模型一致,能满足临床应用需求[25]。

(四)机器人技术

吕培军和原福松医生研发出首创的自动牙体预备机器人,2018与以色列Robotoo机器人公司正式签约,授予独家专利使用权[26]。赵铱民和白石柱等综合应用视觉传感、力传感、三维可视化和微型模块化机器人等技术,开发出了首台自主式口腔种植机器人[12]。机器人能够在医生监控下根据指令自主完成口腔种植的大部分手术操作,并可以融合感知到的视觉信息与力信息对手术操作精度进行判断,实时发出指令调整,保证实现精准的手术效果。口腔种植机器人种植手术,平均偏差小,实现了精准、微创、安全的目的。该机器人系统已进行产业转化。

三、口腔美学修复技术与相关材料研究

近十年来随着材料、技术及生活水平的提高,口腔修复发展的一个重要体现就是,在关注修复体功能的同时,美学已经成为医患双方共同高度关注的指标。患者不仅希望牙冠颜色、外形接近自然牙,同时还期望修复体能与周边软组织相互协调。牙齿的形态、颜色、排列、“红-白”美学、唇齿美学等要素在包括前牙贴面、全冠、固定桥、种植等修复中的重要评价指标。数字化美学设计、计算机辅助设计/制作以及3D打印等技术的发展,确保了修复体所见即所得的美学效果得以实现;而全瓷及树脂类修复材料的发展也为实现美学修复效果奠定了物质基础。

(一)美学修复技术

数字化微笑设计(digital smile design,

DSD)是一种美学修复评估技术,最先由巴西牙医兼技师 Coachman 提出并推广应用。该技术将精确拍摄的数码照片导入特定的电脑软件后,在照片上进行美学分析并进行虚拟 DSD,达到术前进行美学设计和预判的目的。张富强、朱梓园等完成的前牙数字化设计相关研究为数字化美学修复技术提供了基础[27-28]。周永胜、叶红强等通过术前进行美学区贴面、冠桥和种植修复效果的数字化设计,实现数字化美学修复三维/四维虚拟预测、精准转移和实现[9-10,29]。刘晓强等发明的数字化美学区冠延长术导板,在国际上率先简化冠延长手术导板的新分类[30]。于海洋等开发的美齿助手™移动端美学设计软件为医患交流、医技沟通、医医沟通提供了高效的数字化移动平台[31-32]。

随着患者和医生保存自身牙体组织需求的提升,微创(minimal intervention,MI)修复技术也成为现代美学修复的一个重要发展方向。王贻宁等在牙漂白方面进行了长期系统的研究,发现不同漂白剂成分及温度对牙齿的作用规律,为提高牙齿漂白治疗的效果及持久性提供了理论基础[33-34]。孙凤、刘峰等在国内率先开展微预备或者无预备的超薄瓷贴面修复技术,以加工技术、釉质为导向的牙体预备技术为基本技术,促进了微创(MI)技术在美学修复领域的应用[35]。冯海兰、彭东、王磊等使用部分瓷贴面、粘接桥等方式,成功实现前牙间隙的微创美学修复[36]。于海洋等通过建构的 TRS 目标修复体空间理论,开创了美学修复显微定深孔牙体预备技术,产、学、研转换三个关键产品,使牙体预备量减少 30% ~70% 以上,从而降低了牙体敏感率与修复成功率[37-38]。

(二)粘接技术及树脂粘接体系的研究

树脂粘接技术对现代美学修复的发展具有重要意义。陈吉华和牛丽娜团队将仿生矿化理论和技术逆向用于胶原纤维的保护性脱矿过程。筛选出一类高分子量选择性脱矿剂,确保只脱掉纤维外无机盐为树脂固位提供基础,同时又保持胶原纤维内部无机盐不受影响,避免胶原纤维过度暴露,从而有效防止了树脂 - 牙本质粘接界面胶原降解的问题,进一步完善了牙体组织粘接形成、维持、及蜕变的理论[39-40],研究成果获批中华口腔医学会科技奖一等奖。方明、张凌等根据引起粘接失效的各种因素提出了针对性的防控策略[33,42]。姜婷等以图谱形式系统系统总结了粘接修复的基础理论、研究进展及临床应用等。陈吉华等制订了中华口腔医学会行业规范《瓷贴面粘接临床操作规范》《纤维桩粘接临床操作规范》。

朱松等设计合成光/湿双固化聚氨酯牙本质粘接剂,具有一定拉伸强度、弹性性能及良好的耐水解性能,可在有水环境中进一步交联固化,增强混合层质量。陈吉华等以胶原分子上的特征基团为靶点,设计并合成能与之共价加成的异氰酸酯 - 氨基甲酸酯 - 甲基丙烯酸酯类牙本质反应性单体,并在此基础上成功制备了牙本质反应性粘接剂[43]。该单体的异氰酸酯基团可以与胶原氨基酸残基上的氨基产生共价键,其碳碳双键可以将胶原与树脂成分通过共聚反应结合,使胶原纤维固定在树脂基质网络中,利用微机械嵌合及化学粘接双重途径提高混合层的质量,获得更优异的牙本质粘接耐久性[44-45]。

陈吉华等开发了系列可与牙科高分子材料聚合的季铵盐抗菌单体,成功实现对树脂修复材料的抗菌改性[46-47],同时通过研发基于螺环原碳酸酯及 POSS 的低收缩树脂,有效降低了树脂材料的固化收缩[48]。朱松等研究了载氯化银负载的纯介孔及空心介孔微球的义齿树脂基托涂层,设计合成具有自清洁和抗黏附性能的超疏水性涂层和高分子季铵盐类抗菌涂层[49-50]。张修银等通过在修复材料中添加微纳米抗菌材料提高其抗菌性能[51];郑元俐等利用聚氨酯高分子制成抗菌牙科树脂材料[52]。孟翔峰等探索了树脂材料中纳米银原位自生成技术，改性后的粘接剂能够很好地发挥主动抗菌和抑菌作用[53]。抗菌改性研究为研发新型高性能树脂修复材料开辟了新的领域。针对当前牙科树脂材料的力学性能的局限性，张修银等将各种微纳米颗粒添加到义齿基托树脂和充填复合树脂中[54]；胥春等将聚酰亚胺高分子材料整合到牙科树脂中，提高材料的力学性能[55]。

(三)全瓷美学修复材料

近年来，随着美学修复理念的逐步深入和数字化技术的飞速发展，以氧化锆、二硅酸锂玻璃陶瓷为代表的高强度牙科陶瓷因其良好生物安全性、美学特性和优秀力学表现，在临床的应用日益广泛。近十年来我国的修复学者也在口腔全瓷材料领域做了卓越的工作。

氧化锆陶瓷的制备研究与性能优化。针对临床口腔修复氧化锆材料力学性能过渡强化、极易造成对颌天然牙齿过渡磨损的问题，孙玉春等提出模拟人类天然牙齿的硬度结构的材料设计理念，突破了仿生天然牙齿 6 层结构连续梯度材料设计与制备关键技术，研发了仿生梯度结构化氧化锆产品，可有效减少对颌天然牙齿的病理性磨耗[56-57]。金磊等首次用水基电泳沉积方式，制作纳米氧化锆全瓷修复体，结构更加致密、均一，性能更加稳定，成本更低，为氧化锆修复体制作开辟了新思路[58]。

二硅酸锂玻璃陶瓷的制备研究与性能优化。陈吉华等围绕二硅酸锂玻璃陶瓷的成分设计、晶化工艺、加工方式及颜色调控等方面进行了研究，成功制备兼具高强度和美学特性的二硅酸锂玻璃陶瓷[59-60]。张少锋等对二硅酸锂玻璃陶瓷的晶体形态进行调控，优化了二硅酸锂玻璃陶瓷的磨损特性[61]。

国产全瓷修复产品的飞速发展。近十年也是国内全瓷材料生产厂商快速发展期。以爱尔创、爱迪特为代表的国内品牌，其商品线已经几乎能够覆盖牙科全瓷材料的所有领域，并且在高透氧化锆、多层梯度氧化锆方向实现了突破创新，表现出优秀的临床应用效果。孙玉春等阐明了功能驱动的口腔陶瓷材料内部晶相与拓扑结构优化机理，突破了仿生天然牙齿 6 层结构连续梯度材料设计与制备关键技术，并实现产品转化。目前，我国生产全瓷材料销售范围涵盖中国各个省份，国内市场占有率已超过 50%，同时畅销世界 100 多个国家和地区。

(四)全瓷修复体的功能改性和优化设计研究

陈小冬等分析了多种因素对贴面修复体美学效果的影响，为贴面美学修复的临床应用提供了指导。针对齿科瓷修复材料因咀嚼磨损造成其临床早期失效及对天然牙过度磨耗等临床关键问题，张少锋等引入机械摩擦学的“摩擦副”理论，发现瓷修复体早期失效及所造成天然牙过度磨耗均与其跑合期磨损的表面损伤密切相关；提出通过对陶瓷微结构和表面应力状态等进行调控，实现优化“跑合期”磨损特性，为齿科陶瓷材料的性能改进及减少瓷修复体早期失效提供新途径[62-64]。骆小平等系统研究了影响全瓷修复体临床效果的多种因素，如颜色、透光性、色彩稳定性，以及热力学性能和粘接性能的研究[65-66]。张富强、张修银等系统研究了各种全瓷修复体的力学性能、CAD/CAM 的加工性能、不同临床设计对全瓷修复体性能的影响[67]。赵克等对全瓷修复体疲劳、失效行为及其机制进行了深入的探索[68-69]。王航等对全瓷修复体的设计和表面处理进行了系列研究[70-71]。学者们围绕全瓷材料改性及修复体设计的研究为提高全瓷修复体的临床耐久性提供了重要的理论支持。

四、与口腔硬组织仿生修复与再生的相关研究

口腔种植技术的发展为传统的牙列缺损、缺失的修复理念带来革命性的变化。但并非所有患者都能种植，各类原因造成的种

植区骨量不足的问题,严重影响了种植义齿的应用范围。为此,学者们开发了多种人工合成骨缺损修复材料,并取得了稳定的临床疗效,但是仍然存在机械性能不足、生物活性欠佳、成骨速度慢、血管化程度低等问题影响临床效果。为了解决这些问题,十年来我国口腔学者在口腔硬组织缺损修复材料的仿生化构建和功能化改性领域进行了大量研究,并在以下方面取得了创新性的成果。

(一)口腔硬组织缺损修复材料的仿生化构建研究

目前,人工合成的骨缺损修复材料虽然模拟了骨组织的基本成分,但却未能准确模拟其纤维内矿化的纳米结构和多级分级的宏观结构特征,其原因在于矿化机制仍不清晰。陈吉华、牛丽娜团队着重于利用仿生矿化的理论、技术和材料促进骨缺损修复的研究。首次提出并验证了渗透压-电荷双平衡诱导胶原内矿化的新机制,成为传统仿生矿化理论的重要补充[72]。在此理论指导下,该团队首创了纤维内仿生硅化和杂化技术,成功构建出同时模拟天然骨组织的纳米结构和宏观结构的高活性骨缺损修复材料,在不同类型的骨缺损模型中显示了良好的修复效果;进一步研究发现仿生矿化材料的纳米结构和其释放的生物活性成分通过调控单核细胞的分泌功能来促进成骨成血管过程的耦合,从而加速骨缺损的修复[72-76]。继而,团队采用 microRNA 缓释递送系统实现了仿生骨修复材料的成骨功能强化,在不依赖外源性细胞的条件下有效地解决了大面积骨缺损修复与骨质疏松骨缺损修复的难题[77]。

将仿生矿化技术用于脱矿牙本质的再矿化,陈吉华、黄翠和牛丽娜成功实现了牙科树脂-牙本质粘接界面脱矿及龋坏脱矿牙本质中裸露胶原的再矿化,提高了树脂牙本质粘接界面的机械性能,有效防止了胶原的降解和继发龋的发生[78-80]。邓旭亮、卫彦等利用仿生修复的理念在牙釉质表面包覆非晶氧化锆层,构筑了仿生的晶体-非晶界面实现牙釉质修复,提高了受损牙釉质的力学性能,并且赋予其优异的抗菌性能。这些成果体现了仿生技术在硬组织缺损修复中的普适性[81]。

(二)口腔硬组织缺损修复材料的功能化改性研究

高活性和功能化的材料是加速颌面部骨修复和骨重建的核心环节。围绕这一问题,蒋欣泉等利用 VEGF、BMP-2、SDF-1 等生物活性因子对骨缺损修复支架材料进行修饰,显著提高了材料的骨诱导活性。用于大块颌骨缺损的修复,可以明显缩短成骨时间并提高骨再生质量[82-83]。周永胜等以外泌体为基础构建了无细胞组织工程化骨,通过加载含有 IL-2/TGF-β 和 miR-10a 的纳米微球,同时实现了抗炎与骨再生[84]。

在骨缺损修复材料的促成血管改性方面,蒋欣泉等提出使用孔道/多孔复合结构支架材料预植内皮细胞共同实现大块支架“整体快速血管化”的设计思路,首创细胞与因子复合微组织的磁场精确控制构建技术,显著提高血管化骨再生效果[85-86]。姜婷、刘中宁团队在血管神经化组织骨领域也取得积极进展。通过梯度孔径、掺锶、低氧诱导等促进血管化,利用神经营养因子、miR-222 等促进神经化,进而构建功能性组织工程骨[87]。

通过与修复相关关键技术、关键材料的深入研究,促成了新的修复方式的快速普及,也使传统依靠卡环、全冠等机械固位形式为主的修复方式被种植、粘接等更符合生物医学模式的修复方式迅速替代。

五、学会发展与人才培养

中华口腔医学会修复专业委员会在促进专业发展和新技术普及过程中发挥了重要的引领和促进作用,专业委员会也得到快速发展和壮大。专业委员会专科会员从 2010 年 967 人到 2019 年底达到 7 016 人,成为学会首批大会员制专业委员会。学会积极参与国际学术交流活动,2013 年加入国际修复学会最高机构 ICP(International College of Prosthodontics),2019 年蒋欣泉教授成功当选该机构副主席,并代表中国申请到 2021 年 ICP 年会举办权;修复专业委员会是亚洲修复学院 AAP(Asian Academy of Prosthodontics)的重要成员,同时和日本、韩国修复学会组成东亚三国修复学会,每两年召开一次交流活动。有多位中青年医师在国际学术交流中获得奖励。附表总结了我国修复专业领域研究人员近十年来主持的系列国家重大科研课题、获得的科技奖励及中青年科技人员取得的代表性成绩。

十年来,修复医务工作者广泛、大量应用种植技术解决牙列缺损、缺失修复难题;应用生物相容性、美观性更优异的全瓷修复材料及粘接技术修复牙体缺损;结合美学、数字化技术,在实现更快、更精、更美、更舒适修复目标方向上迈出了大步伐。如今修复技术正摆脱单纯依赖机械固位的传统修复方式,快速走向以生物性固位、微创修复新模式的春天!

附表:十年回顾(2010—2020)科研获奖

获奖名称	题目	时间及完成人
国家科技进步一等奖	颜面部严重战创伤修复及功能重建的研究	2011 年　赵铱民
国家科技进步二等奖	战创伤所致牙颌缺损与缺失的种植修复	2017 年　刘洪臣
教育部自然科学奖一等奖	牙齿磨损机理及抑制研究	2013 年　于海洋
教育部高等学校科学技术进步奖一等奖	口腔颌面部骨组织再生与功能修复技术的研究与应用	2016 年　蒋欣泉
军队科技进步奖一等奖	颌面部战伤缺损仿真修复及功能重建	2010 年　赵铱民
	智能化战创伤模拟人的研发及仿真战救训练体系的建立	2019 年　赵铱民
	战创伤所致牙缺失及牙槽骨缺损的种植修复与重建研究	2012 年　刘洪臣
中华口腔医学会科技一等奖	牙本质 - 树脂粘结耐久性衰退机制及改善策略研究	2018 年　陈吉华
陕西省科技进步一等奖	仿生矿化技术构建骨缺损修复材料的机理和基础应用研究	2018 年　陈吉华
湖北省科技进步奖一等奖	口腔硬组织保存和修复的研究与应用	2015 年　黄　翠
四川省医学科技奖一等奖	多级控释生物信号因子的生物材料体系研究	2015 年　牟雁东
北京市教学成果奖一等奖	数字口腔医学教育教学体系的开拓创新与发展	2018 年　周永胜
吉林省科技进步奖一等奖	PRF 在口腔种植软硬组织修复中的应用与研究	2016 年　周延民

参考文献

[1] Ma QL, Fang L, Jiang N, et al. Bone mesenchymal stem cell secretion of sRANKL/OPG/M - CSF in response to macrophage - mediated inflammatory response influences osteogenesis on nanostructured Ti surfaces[J]. Biomaterials, 2018, 154: 234 - 247.

[2] Ha Y, Yang J, Tao F, et al. Phase - transited lysozyme as a universal route to bioactive hydroxyapatite crystalline film[J]. Adv Funct Mater, 2018, 28(4): 1704476.

[3] Wang J, An YX, Li FJ, et al. The effects of pulsed electromagnetic field on the functions of osteoblasts on implant surfaces with different topographies[J]. Acta Biomater, 2014, 10(2): 975 - 985.

[4] Wang YG, Huang YY, Wang Y, et al. Photobiomodulation of human adipose - derived stem cells using 810nm and 980nm lasers operates via different mechanisms of action[J]. Biochim Biophys Acta Gen Subj, 2017, 1861

ness and margin quality of monolithic zirconia restorations fabricated by additive 3D gel deposition[J]. J Prosthodont Res, 2020, 64(4): 478 – 484.

[58] Wang L, Asempah I, Li X, et al. Indentation size effect in aqueous electrophoretic deposition zirconia dental ceramic[J]. J Mater Res, 2019, 34(4): 555 – 562.

[59] Wang F, Gao J, Wang H, et al. Flexural strength and translucent characteristics of Lithium disilicate glass – ceramics with different P2O5 content[J]. Mater Des, 2010, 31(7): 3270 – 3274.

[60] Yuan K, Wang F, Gao J, et al. Effect of sintering time on the microstructure, flexural strength and translucency of lithium disilicate glass – ceramics[J]. J Non – Cryst Solids, 2013, 362: 7 – 13.

[61] Zhang ZZ, Guo JW, Sun YL, et al. Effects of crystal refining on wear behaviors and mechanical properties of lithium disilicate glass – ceramics[J]. J Mech Behav Biomed Mater, 2018, 81: 52 – 60.

[62] Zhang ZZ, Yi YP, Wang XS, et al. A comparative study of progressive wear of four dental monolithic, veneered glass – ceramics[J]. J Mech Behav Biomed Mater, 2017, 74: 111 – 117.

[63] Meng M, Li XC, Guo JW, et al. Improving the wear performance of feldspathic veneering porcelain by Ion – exchange strengthening[J]. J Dent, 2019, 90: 103210.

[64] 田蓓敏,张少锋,贺林,等. 牙科长石质玻璃陶瓷与二硅酸锂玻璃陶瓷磨损性能的实验研究[J]. 中华口腔医学杂志, 2013, 48 (11): 683 – 688.

[65] Zhang L, Luo XP, Tan RX. Effect of light – cured resin cement application on translucency of ceramic veneers and light transmission of LED polymerization units[J]. J Prosthodont, 2019, 28(1): e376 – e382.

[66] Peng JY, Luo XP, Zhang L. Flexural strength and open porosity of two different veneering ceramics for zirconia framework[J]. Int J Appl Ceram Technol, 2015, 12 (2): 383 – 389.

[67] Huang ZL, Zhang L, Zhu JW, et al. Clinical marginal and internal fit of crowns fabricated using different CAD/CAM technologies[J]. J Prosthodont, 2015, 24(4): 291 – 295.

[68] Jian YT, Dao L, Wang XD, et al. Influence of veneer pore defects on fracture behavior of bilayered lithium disilicate glass – ceramic crowns[J]. Dent Mater, 2019, 35 (4): e83 – e95.

[69] Zhao K, Wei YR, Pan Y, et al. Influence of veneer and cyclic loading on failure behavior of lithium disilicate glass – ceramic molar crowns[J]. Dent Mater, 2014, 30 (2): 164 – 171.

[70] Hao ZC, Ma YY, Liu WJ, et al. Influence of low – temperature degradation on the wear characteristics of zirconia against polymer – infiltrated ceramic – network material [J]. J Prosthet Dent, 2018, 120(4): 596 – 602.

[71] Su NC, Liao YM, Zhang H, et al. Effects of core – to – dentin thickness ratio on the biaxial flexural strength, reliability, and fracture mode of bilayered materials of zirconia core (Y – TZP) and veneer indirect composite resins[J]. J Prosthet Dent, 2017, 117(1): 150 – 157.

[72] Niu LN, Jee SE, Jiao K, et al. Collagen intrafibrillar mineralization as a result of the balance between osmotic equilibrium and electroneutrality[J]. Nat Mater, 2017, 16(3): 370 – 378.

[73] Niu LN, Jiao K, Ryou H, et al. Multiphase intrafibrillar mineralization of collagen[J]. Angew Chem Int Ed Engl, 2013, 52(22): 5762 – 5766.

[74] Niu LN, Jiao K, Qi YP, et al. Infiltration of silica In Side fibrillar collagen[J]. Angew Chem Int Ed Engl, 2011, 50(49): 11688 – 11691.

[75] Jiao K, Niu LN, Ma CF, et al. Collagen mineralization: complementarity and uncertainty in intrafibrillar mineralization of collagen (adv. funct. mater. 38/2016)[J]. Adv Funct Mater, 2016, 26(38): 6858 – 6875.

[76] Sun JL, Jiao K, Niu LN, et al. Intrafibrillar silicified collagen scaffold modulates monocyte to promote cell homing, angiogenesis and bone regeneration[J]. Biomaterials, 2017, 113: 203 – 216.

[77] Zhang XJ, Li Y, Chen YE, et al. Cell – free 3D scaffold with two – stage delivery of miRNA – 26a to regenerate critical – sized bone defects[J]. Nat Commun, 2016, 7: 10376.

[78] Liu Y, Zhang L, Niu LN, et al. Antibacterial and remineralizing orthodontic adhesive containing quaternary ammonium resin monomer and amorphous calcium phosphate nanoparticles[J]. J Dent, 2018, 72: 53 – 63.

[79] Niu LN, Zhang W, Pashley DH, et al. Biomimetic remineralization of dentin[J]. Dent Mater, 2014, 30(1): 77 – 96.

[80] Yan HY, Yang HY, Li K, et al. Effects of chlorhexidine – encapsulated mesoporous silica nanoparticles on the anti – biofilm and mechanical properties of glass ionomer cement [J]. Molecules, 2017, 22(7): E1225.

[81] Wei Y, Liu SJ, Xiao Z, et al. Enamel repair with amorphous ceramics[J]. Adv Mater Weinheim, 2020, 32 (7): e1907067.

[82] Zhang WJ, Wang XL, Wang SY, et al. The use of inject-

able sonication - induced silk hydrogel for VEGF(165) and BMP - 2 delivery for elevation of the maxillary sinus floor [J]. Biomaterials, 2011, 32(35): 9415 - 9424.

[83] Liu YS, Ou MG, Liu H, et al. The effect of simvastatin on chemotactic capability of SDF - 1α and the promotion of bone regeneration[J]. Biomaterials, 2014, 35(15): 4489 - 4498.

[84] Liu ZN, Chen X, Zhang ZP, et al. Nanofibrous spongy microspheres to distinctly release miRNA and growth factors to enrich regulatory T cells and rescue periodontal bone loss[J]. ACS Nano, 2018, 12(10): 9785 - 9799.

[85] Zhang WJ, Yang GZ, Wang XS, et al. Magnetically controlled growth - factor - immobilized multilayer cell sheets for complex tissue regeneration[J]. Adv Mater Weinheim, 2017, 29(43): 201703795

[86] Lin SH, Yang GZ, Jiang F, et al. A magnesium - enriched 3D culture system that mimics the bone development microenvironment for vascularized bone regeneration [J]. Adv Sci, 2019, 6(12): 2198 - 3844.

[87] Yu T, Liu Q, Jiang T, et al. Channeled β - TCP scaffolds promoted vascularization and bone augmentation in mandible of beagle dogs[J]. Adv Funct Mater, 2016, 26(37): 6719 - 6727.

【本文撰写过程中得到:四川大学华西口腔医院于海洋教授、301 总医院刘洪臣教授、上海交通大学第九人民医院蒋欣泉教授、北京大学口腔医院周永胜教授、武汉大学口腔医院黄翠教授、吉林大学口腔医院周延民教授、天津医科大学口腔医院李长义教授、浙江大学口腔医院傅柏平教授、温州大学口腔医院麻建峰教授、福建医科大学口腔医院程辉教授、首都医科大学口腔医院江青松教授及全国三十余家口腔医学教育与医疗机构的大力支持,在此一并致谢!】

近五年我国口腔材料的研究概况与展望

孙　皎

上海交通大学医学院附属第九人民医院 口腔医学院,上海 200011

随着生物医用材料的飞速发展以及生命科学和临床医学的需求不断提升,口腔材料的研究也取得了可喜的成绩。本文将回顾近五年我国口腔材料的研究概况及成果,并对未来发展作简要展望。

一、研究概况

(一)有关牙科印模材料

牙科印模材料是制取准确模型、实现理想口腔修复效果的关键之一。近年来对于印模材料的研究主要集中在抗菌剂的添加对其性能的影响、消毒液对口腔硅橡胶印模消毒效果的影响以及探讨印模复制的精度和尺寸变化,以期更进一步提高印模材料的精准度,有效改善印模材料的抗菌性。

研究发现:①载银纳米 TiO_2 抗菌剂添加到藻酸盐印模材料中,具有明显的抗白色念珠菌作用,特别是当添加 2% 时,其抗菌率可达 99% 以上[1];②相比戊二醛和二氧化氯浸泡,硅橡胶印模材料浸泡于 Cavicide 消毒液或表面喷涂,其消毒效果更好,抑菌率更高,且对印模尺寸稳定性影响较小[2];③运用牙颌激光三维扫描仪对下颌标准牙列模型的数字图像分析显示:印模材料的三维精度从高到低依次为聚醚橡胶、加成型硅橡胶、缩合型硅橡胶以及 Neocolloid 藻酸盐[3];④三种印模材料对离体前磨牙根管取模后制取桩核的模型显示:硅橡胶组和聚醚橡胶组的微渗漏小于琼脂组[4],提示前两种印模材料在根管取模中占有优势。

(二)有关口腔义齿基托树脂和软衬材料

围绕目前广泛应用的聚甲基丙烯酸甲酯(PMMA)义齿基托树脂材料在其力学强度和生物安全性等方面仍存在不足以及义齿软衬材料问题,学者们开展了相关的研究工作。

杨安等人利用力学性能、热稳定性以及化学稳定性均良好的聚酰亚胺(PI)与 PMMA 共混,以增强树脂基托。结果发现,当较低分子量(1 500g/mol)的 PI 与 PMMA 以 0.6% 比例共混后,其抗弯强度比传统的 PMMA 增加了 13.5%[5]。焦雪等人将经钛酸酯偶联剂改性的纳米 SiO_2 加入 3% 到 PMMA 中,结果显示:相比未处理的树脂基托其绕曲强度、硬度都明显提高,而磨耗值却显著降低[6]。姜龙等人发现:电热聚合方法对义齿树脂的挠曲强度没有明显影响[7];采用等离子体对老化树脂表面处理,由于引入了含氧极性基团,能提高热凝树脂表面的润湿性和粘接性[8];当使用不同消毒剂(0.12% 氯己定、75% 酒精、保丽净假牙清洁片溶液以及 0.5% 碘伏)处理基托树脂后,其颜色、表面粗糙度、吸水值、溶解值、弯曲强度等性能都存在不同程度的影响,其中保丽净假牙清洁片溶液浸泡相对影响较小[9]。罗恒等人报道杜仲胶与顺丁橡胶共混比例为 70:30 时,适量添加氧化锌、氧化镁、硬脂酸等,可制备出力学性能适宜的高弹性杜仲胶复合义齿软衬材料[10]。

(三) 有关牙科水门汀

尽管牙科水门汀应用历史悠久,但近年来人们仍在继续不断地研究以期提高水门汀的力学性能、粘固性、抗菌性、封闭性和防龋能力。研究发现,将玻璃离子水门汀中加入 28% 质量分数的羟基磷灰石后,其抗弯强度和抗压强度分别可提高到(13.84 ± 1.53) MPa 和(121.7 ± 11.2) MPa,30 天氟释放积累量可达到(877.6 ± 73.4) ng/mm²,并对总菌和变形链球菌的抑菌效果比传统水门汀的抗菌效果更强[11]。此外,在玻璃离子水门汀中分别加入一定量的掺锶羟基磷灰石、TiO_2 和纤维素或载银纳米磷酸锆亦等成分也都能有效提高抗压强度等力学性能[12-15]。

水门汀的粘固性能是临床应用的重要性能,修复体的粘固效果与粘接材料本身的粘接性、修复体表面的处理及被粘接界面的处理等有关。如果粘接操作时配合酸蚀处理有利于提升树脂加强型玻璃离子水门汀的抗拉伸粘接强度,尤其在湿润环境下粘接效果更好[16]。罗新宇等人报道尽管自粘接型树脂水门汀 Clearfil SA Luting 和 Rely X U100 与牙本质间的粘接强度无明显差异,但前者与钴铬合金、流动型复合树脂核材料及充填型复合树脂之间的粘接强度均明显高于后者[17]。在经历 10 000 次冷热循环后,Clearfil SA Luting 剪切粘接强度无明显变化,而其他对比的水门汀均有所下降[18]。刘皓琰等人认为:通用型粘接剂可提高树脂水门汀对氧化锆的粘接耐久性,而非自粘接的树脂水门汀若不使用通用型粘接剂,其粘接耐久性下降[19]。在高强度全瓷修体粘接中树脂水门汀的粘接效果比玻璃离子类水门汀更具优势[20]。如果对粘接的修复体或牙体表面进行一定处理,能提高水门汀的粘接效果,比如,使用自粘接树脂前,氢氟酸酸蚀二硅酸锂陶瓷可获得较氧化铝喷砂处理更佳的粘接效果[21];经 10 % H_2O_2 处理的玻璃纤维桩与树脂水门汀之间的粘接强度可得到提高[22-23]。

有关细菌的黏附与材料表面粗糙度、材料组成成分与抑菌作用间的关系,有研究显示. 相同粗糙度时,先锋菌(血链球菌和缓症链球菌)和致龋菌(变异链球菌和表兄链球菌)在玻璃离子水门汀表面的黏附力均小于复合树脂充填材料,且同种材料,表面粗糙度越大,先锋菌比致龋菌的黏附力更大,由此提示,玻璃离子水门汀修复牙体缺损时的抗菌效果可能优于复合树脂充填[24]。有学者分别将载银纳米磷酸锆[14]、载银纳米二氧化钛[25]或季铵盐包裹溴化银纳米复合物[26]等加入到玻璃离子水门汀中,结果都被证明能有效提高对变形链球菌及白色念珠菌的抑制作用。另有报道使用树脂加强型玻璃离子水门汀结合自酸蚀粘结剂充填Ⅴ类洞,发现可以明显减小充填体边缘微渗漏[27]。

(四) 有关牙科充填/修复用复合树脂材料

牙科充填/修复用复合树脂材料一直是口腔生物材料领域的研究热点,也是口腔临床使用最广泛的材料。近年来人们围绕如何提高其力学性能、固化性能、充填后的边缘封闭性和抗菌防龋性等方面展开了相关研究。

研究显示三种可切削复合树脂（Upcera 复合树脂、Lava Ultimate 和 High - Class）具有比牙釉质更好的耐磨性和较低的对磨物磨损[28]。有学者利用微胶囊技术开发了一种含聚合单体微胶囊的牙科新型自修复抗菌复合树脂，当加入 10%（w/w）聚合单体微胶囊时，其弯曲强度和弹性模量均显著高于纳米瓷化复合树脂（Tetric N - Ceram），并明显提高断裂韧性和自修复效率[29]。另有文献报道：大体积充填树脂在标准模式的下固化效率更高，固化深度可达到 4 mm，这将有利于节省临床操作时间，提高工作效率[30]。

研究发现，树脂直接充填相比铸瓷嵌体修复牙体缺损所发生微渗漏的可能性更大[31-32]。针对不同树脂充填材料的边缘微渗漏情况及相关的影响因素，学者们各自开展了对比研究，结果显示：①义获嘉 N Ceram 纳米瓷化树脂、N Flow 流动树脂及 Bulk Fill 三次方大块充填树脂分别充填上颌前磨牙 V 类洞后在𬌗壁的微渗漏值无显著差异，但获嘉 Bulk Fill 在龈壁的微渗漏最小[33]；②复合树脂 Z350、P60、Ceramage、Solitaire 2 制作的嵌体修复牙体缺损后，轴壁与龈壁均出现了大小相同的微渗漏，其中 Ceramage 聚合瓷嵌体微渗漏最小[34]；③大块树脂（Filtek Bulk - fill 流体树脂）充填前磨牙楔状缺损后边缘微渗漏的染色深度和裂隙宽度均低于 3M Z350 XT 传统纳米树脂充填[35]。临床观察表明，Sonic Fill 超声树脂对楔状缺损的充填效果能达到甚至优于 Z350 的充填水平[36]，且与 Z350 传统纳米树脂相比，充填操作时间占优势[37]。

复合树脂材料一定的释氟能力有利于降低继发龋的发生。王春风等人以纳米二氧化硅空心微球负载 NaF，以微胶囊无机填料的形式在复合树脂中引入氟盐，成功研制出一种新型的可持续、适量释氟的复合树脂，研究表明在人工唾液中 1 ~ 47 天的氟释放累积量逐渐递增[38]。就目前市售的牙齿充填修复材料，报道称玻璃离子水门汀类材料的释放及再充氟能力最强，其次是复合体和释氟性复合树脂，离子体复合树脂虽然释氟能力较小，但其再充氟能力与复合体、释氟性复合树脂相当，而普通复合树脂的释氟及再充氟能力均较小[39]。另有研究显示：Beautifil Flow Plus F00 含氟流动树脂对细菌生长的抑制作用优于 Dyad Flow[40]，其抑菌效果与释氟后材料表面和内部的孔隙有关，因为孔隙会影响细菌的黏附和氟化物本身的抑菌杀菌能力。

（五）有关口腔粘接材料

近年来，针对口腔粘接材料的研究主要集中在抗菌防龋、粘接性和封闭性等方面。最近有报道用氟置换氯离子制得含氟咪唑盐可聚合抗菌单体引入到粘接系统中，结果发现，含氟咪唑盐可聚合抗菌单体具有良好的抗菌作用，能实现靶向防龋，且不影响粘接剂的粘接性能[41]。此外，对于如何提高四环素牙牙面的粘接强度问题，研究显示，自酸蚀粘接系统对四环素牙本质的粘接效果优于全酸蚀粘接系统[42]。另有学者对比了市售的 5 种牙本质粘接剂对离体乳牙牙本质边缘封闭的效果，5 种材料均发生不同程度的微渗漏[43]，说明目前临床所用的粘接材料还有待完善。

（六）有关口腔修复用金属材料

口腔修复用金属材料在口腔内的长期应用存在腐蚀、局部炎症反应等安全隐患，由此会影响修复体的修复效果、使用寿命以及患者的身心健康，近年学者们针对如何提高金属材料的抗腐蚀能力和抗菌性方面继续研究。

金属的腐蚀或细菌黏附与其表面状态有关，采用表面抛光、表面涂层等不同的处理方法或不同的铸造技术均可能改变金属的表面状态从而改善其抗腐蚀性和抗菌性。有研究比较了 5 种抛光方法对钴铬烤瓷合金抗腐蚀性能的影响，结果发现，应用金相布轮和橡皮轮抛光可获得较平整、光滑的表面，表面的细微损伤小,钝化膜较致密、Cr 离子析出量少,抗腐蚀性更好[44]。霍芳军等人应用阳极氧化技术对纯钛表面改性制得微米多孔、亚微米多孔、微米－亚微米多孔三种不同的微观表面形貌,结果发现改性后比未处理的纯钛样品的耐腐蚀性增加,其中亚微米多孔表面钛样品的自腐蚀电位最大、自腐蚀电流密度最小、极化电阻最大,耐腐蚀性能最优[45]。邹洁等人发现,经 900℃或 1 000℃烧结形成的含钛硅涂层的钴铬合金,其腐蚀速度均显著低于未涂层的钴铬合金,且较高烧结温度获得的钛硅涂层钴铬合金抗腐蚀性更好,金属的 Co、Cr、Ni 离子析出量更少[46]。张曼曼等人研究证实:细菌脂多糖(LPS)对选择性激光熔覆技术(SLM)制作的钴铬钼合金支架的离子析出量无明显影响[47]。钴铬合金表面镀金能有效抑制变异链球菌的黏附,其作用机制可能与其抑制 gtf B 基因表达有关[48]。

(七)有关全瓷修复材料

全瓷修复材料因其独特的美观效果和安全性好而被广泛应用与临床,全瓷修复体需要依靠树脂水门汀等粘接剂的粘接力来固位。因此,材料与树脂的粘接强度备受关注。

对瓷表面的处理技术是影响粘接强度的关键之一。有研究指出,在混合陶瓷表面分别单独使用酸蚀、喷砂和涂硅烷偶联剂,或者酸蚀和喷砂分别与硅烷偶联剂联合使用,其与树脂水门汀的粘接强度均有所提高[49]。对于氧化锆瓷来说,使用硅涂层联合硅烷偶联剂处理,可使瓷与树脂水门汀之间的剪切强度增强[50]。此外,硅锆浆料涂层也能通过显著增加氧化锆表面的粗糙度、提高表面硅元素含量以及酸蚀后表面形成孔隙等方面,促进氧化锆粘接面的形成,有利于提高瓷与树脂水门汀之间的粘接强度[51]。除了化学改性方法以外,车针打磨、喷砂以及 Er:YAG 激光蚀刻等处理方式都能提高瓷表面的粗糙度,增加瓷与树脂或氧化锆与饰面瓷间的机械固位。比如,氧化锆胚体烧结前喷砂处理能提高氧化锆基底冠与饰面瓷的结合强度,结合衬底瓷的应用能提高氧化锆基底冠与饰面瓷的结合强度[52];又如,360#砂纸打磨后的氧化锆剪切粘接强度最大[53]。

(八)有关口腔植入材料

近年来,为了获得更好的生物力学性能、成骨及骨整合效果以及更好的生物安全性,人们进行了大量研究并报道了相关的成果。

种植体的表面结构和成分直接影响种植体与骨组织的结合能力以及生物安全性。通过表面处理或涂层改性可以有效优化种植体的各项性能,有利于提高种植修复的成功率和使用寿命。研究发现:①在纯钛表面进行氧化微弧处理形成具有双微层结构的“大脑皮质”形貌的二氧化钛膜层,可增加骨体积分数、骨小梁数量和厚度等[54];②通过对纯钛表面进行微弧氧化和自组装壳聚糖/海藻酸钠的联合处理,能促进早期新骨形成、骨结合良好,并能很好发挥抗菌性能和生物活性[55];③掺锶透钙磷石涂层于钛合金种植体表面,可增强种植支抗在骨质疏松环境下骨整合的效果[56];④利用等离子体电解氧化技术在钛种植体表面制备含锌钙磷涂层后可加速骨组织的形成和改建,提高种植体与骨组织的结合强度[57];⑤含氟羟基磷灰石涂层的钛合金种植体能提高兔下颌牙槽骨缺损植入后局部的骨密度,防止龈沟液中肿瘤坏死因子－α(TNF－α)含量的异常升高,在一定程度上利于抑制种植体周围炎的发生[58];⑥将装载庆大霉素的可降解纳米二氧化硅颗粒固定在钛种植体微弧氧化的孔洞中形成抗菌缓释涂层,通过药物的缓控释放可抑制金黄色葡萄球菌的生长[59]。

金属类植入材料的耐腐蚀性以及生物相容性是其在口腔环境中长期应用的基础,尤其是镁或镁合金类材料,因其具有生物可降解性,且又存在降解速率过快,降解过程中产生大量氢气等问题,已越来越受到人们的关注。研究发现:①由于镍铬合金电偶电流相对较大,酸性环境更会增大电偶腐蚀,所以不适宜作为钛种植体上部冠修复材料[60];②在相同腐蚀介质中,激光快速成型钛的耐应力腐蚀和耐电化学腐蚀性能均优于锻造钛,更适用于人体植入领域[61];③经过微弧氧化处理的 AZ31 镁合金相对具有较好的生物相容性和耐腐蚀性[62]。

口腔植入材料无论是作为种植体还是骨缺损植入材料,均要求具有良好的成骨性能。通过表面改性、加入或复合一些能促成骨分化功能的成分都有望提高材料的亲水性和成骨性能。例如:①钛表面经羟磷灰石(HA)/壳聚(CS) - 转化生长因子 - β1(TGF - β1)缓释微球复合涂层处理后能促进细胞的黏附和增殖[63];②采用电镀法将一定浓度的氧化石墨烯加载于纯钛表面,能提高纯钛表面的亲水性能,改变成骨细胞形态和结构[64]。③在近 β 钛合金表面经双层辉光离子渗氮改性后,能促进成骨细胞的早期黏附、增殖,有利于成骨分化[65];④氧化锆种植体表面进行氧化锆微米涂层处理能促进成骨细胞 MC3T3 - E1 的增殖分化[66],并促进钛种植体植入兔胫骨后的骨结合[67];⑤氟取代比例为 20% 的氟 - 羟基磷灰石对骨肉瘤 MG63 细胞增殖和成骨分化相关基因(I 型胶原、ALP、骨钙素和核心结合因)mRNA 的表达有促进作用[68];⑥将羟基磷灰石与 I 型胶原以 7∶3 比例复合后得到的纳米羟基磷灰石复合胶原材料,能显著促进实验犬拔牙窝骨组织的修复[69];⑦应用阳极氧化技术可以在 3D 打印钛合金表面构建出排列规则有序的纳米管结构,该结构可提高材料的亲水性,促进成骨细胞的黏附与增殖[70]。上述这些研究成果均为植入材料的功能化研究奠定了基础。

此外,钛种植体的表面性状直接影响局部微环境中细胞和细菌的黏附、增殖和迁移等行为,而细菌黏附量又间接影响种植体的骨结合效果,因此,口腔植入材料的抗菌问题始终备受关注,大量文献通过对口腔钛种植体表面采取不同的处理方法来提高其种植体的抗菌能力。孙丰权等人在钛种植体表面进行抗菌肽涂层处理,有效阻碍牙龈卟啉单胞菌的细菌生物膜生成,降低膜的厚度,不仅显示出良好的抗菌作用,而且还促进成骨细胞黏附和增殖[71]。褚珊珊等人在 Ti - 6Al - 4V 表面涂覆 TiN,并分别注入一定剂量的 Cu^{2+} 或 Ag^{+},证实其对金黄色葡萄球菌的抑菌率分别为 91 % 和 87 %,且表面金黄色葡萄球菌黏附少、结构完整性被破坏,体现了材料较为优越的抗菌性能[72]。王琼等人对钛种植体表面进行聚电解质多层膜改性,结果证实随着多层膜刚度的增加能显著抑制变形链球菌的黏附,由此认为材料的刚度可以作为独立的因素影响细菌的黏附[73]。另有学者报道羟基磷灰石晶须/纳米氧化锌 - 纳米氧化钙复合材料对金黄色葡萄球菌及铜绿假单胞菌具有良好的抑制效果,提示可以作为一种人工骨替代材料[74]。

二、展望

随着我国医用生物材料学和口腔医学的发展,越来越多的学者和临床医生关注新型口腔生物材料的研发、已有材料的改性、材料的力学相容性、抗菌性、生物安全性以及临床的修复或治疗效果等,相信未来数年口腔生物材料领域仍将继续围绕以下几个方面:

(1)进一步提升牙科充填/修复用复合树脂材料的力学性能(弹性模量、压缩强度、剪切强度、硬度等)、理化性质(离子释放能力、吸水性、聚合收缩、再矿化潜力、透光性等)和生物学性质(生物相容性、抑菌能力、细胞毒性等),比如通过添加或改性填料、添加抗菌成分、改变树脂基质以及固化体系等。

(2)进一步发展牙科粘接体系以提高牙本质 - 树脂粘接的成功率,其策略可以考虑:①向粘接材料中添加抑制剂或交联剂,以拮抗金属基质蛋白酶(matrix metalloproteinase, MMP)的作用;②向粘接材料中添加生物活性玻璃、磷酸钙、羟基磷灰石等，以促进混合层(hybrid layer)的再矿化、防止胶原降解；③向粘接材料中添加纳米银颗粒或壳聚糖，以获得较好的抗菌效果；④向粘接材料中添加季铵盐、氯己定、多西环素或橘皮苷等材料，最终研发出在口腔环境中能保持较为稳定的牙本质－树脂粘接体系。

(3)进一步提高牙种植体材料的力学相容性、诱导成骨性和抗菌性，以提升牙种植修复的远期成功率，减少种植体周围炎的发生率。其策略可以对金属种植体表面改性处理(喷涂、离子注入、微弧氧化等)、添加生物活性离子或抗菌成分，或研发全新的功能化种植体材料。

(4)进一步改善氧化锆陶瓷的透光性，改变氧化锆陶瓷的组成，使之在发挥良好的力学性能同时满足临床对美观的要求。

(5)进一步优化金属修复材料的组成、表面处理技术和加工方式，以期获得力学性能更加优越、抗腐蚀能力更强、生物相容性更好的材料。

(6)进一步提升自粘接树脂水门汀的力学强度，以期获得具有释放钙磷元素、促进再矿化、减少蛋白吸附、降低生物膜产酸能力的多功能水门汀材料。

(7)进一步改性 PMMA 义齿基托树脂，以期提高树脂的力学强度和抗菌能力。其策略可以考虑通过在 PMMA 中添加氧化锌或氧化银纳米颗粒，达到抵抗微生物在基托树脂表面定植生长，发挥抗细菌/抗真菌效果；通过加入多种纤维、无机金属、金属氧化物填料等成分，如添加氧化锆纳米颗粒、玻璃纤维、氧化钛纳米颗粒、硅烷丙基丙烯、聚酰胺(芳纶和尼龙)、氧化铝纳米颗粒、银颗粒以及、纳米金颗粒等，以提升其材料的弯曲强度、冲击强度、疲劳抗力。

(8)进一步加强可降解类植入材料的降解性与组织再生的时效性和适配性研究以及降解产物的风险评估，发展综合性能优异、具有主动诱导/调控能力的多功能材料。

总之，未来口腔材料将继续发挥改善口腔健康、治疗口腔疾病的重要支撑作用，我们期待有更多具有优良性能的材料能尽快进入临床前的大动物研究，早日实现科研成果的转化，尽早为广大患者服务。

参考文献

[1] 高士军，魏思怡，任国欣，等. 载银纳米 TiO_2 抗菌剂对藻酸盐印模材料抗菌性能的影响[J]. 口腔医学研究，2015，31(07)：670－672.

[2] 顾红政，陈曦，景欢欢. Cavicide 消毒液对口腔硅橡胶印模的消毒效果[J]. 口腔材料器械杂志，2019，28(01)：30－33.

[3] 柯雯，屈直. 不同印模材料取模的三维精度比较[J]. 暨南大学学报(自然科学与医学版)，2017，38(03)：269－273.

[4] 肖云鹤，刘洋，余美芳，等. 三种印模材料在根管取模中的比较研究[J]. 临床口腔医学杂志，2016，32(03)：170－172.

[5] 杨安，赵丹，吴雅琴，等. 聚酰亚胺共混改性增强义齿基托材料的力学性能研究[J]. 口腔材料器械杂志，2017，26(01)：21－24.

[6] 焦雪，肖月，孙茂正. 钛酸酯偶联剂改性纳米 SiO_2 对树脂基托力学性能的影响[J]. 北京口腔医学，2016，24(04)：198－200.

[7] 马长柏，李华秀，李金华，等. 电热聚合法对两种树脂基托挠曲强度的影响[J]. 口腔医学，2013，33(10)：697－700.

[8] 马小青，乔春元，张怀勤. 等离子体对老化义齿基托树脂表面润湿性和粘接性的影响[J]. 实用口腔医学杂志，2017，33(06)：750－753.

[9] 覃小凤，王磊，许胜，等. 不同消毒剂对义齿基托树脂性能影响的研究[J]. 临床口腔医学杂志，2017，33(05)：266－269.

[10] 罗恒，高海，许雪飞，等. 杜仲胶复合义齿软衬材料的研制及细胞毒性检测[J]. 上海口腔医学，2019，28(04)：378－383.

[11] 赵玥，丁元圣，孔宇，等. 羟基磷灰石－玻璃离子水门汀的机械性能、氟释放行为与抑菌效果[J]. 实用口腔医学杂志，2016，32(05)：631－634.

[12] 陈莹，王健平，李岩，等. 玻璃离子水门汀加入 Sr－HA 后机械性能的实验研究[J]. 黑龙江医药科学，2016，39(02)：105－106＋110.

[13] 孙兢，朱博武，杨蕾，等. 纳米颗粒共掺杂对玻璃离子

水门汀性能影响[J]. 口腔医学研究,2018,34(05):509-512.

[14] 肖博林,史文鸽,廖佳慧,等. 添加 LZB-GC 抗菌剂对玻璃离子水门汀抗菌性能和机械性能的影响[J]. 全科口腔医学电子杂志,2017,4(11):55-56.

[15] 杜君香,刘陆滨,张庆刚,等. 纳米载银磷酸锆对玻璃离子水门汀抑菌性和机械性能的研究[J]. 黑龙江医药科学,2019,42(05):16-17+19.

[16] 范晓川,陈莉. 树脂加强型玻璃离子水门汀抗拉伸粘接性能的研究[J]. 北京口腔医学,2015,23(04):190-193.

[17] 罗新宇,孟翔峰. 不同核材料与二氧化锆陶瓷树脂粘接耐久性的研究[J]. 华西口腔医学杂志,2017,35(01):89-92.

[18] 王萍萍,刘秀菊. 4 种树脂水门汀对氧化锆陶瓷剪切强度的对比研究[J]. 现代口腔医学杂志,2019,33(04):215-219.

[19] 刘皓琰,郑志强,彭诚,等. 通用型粘接剂和树脂水门汀对氧化锆剪切粘接强度的影响[J]. 华西口腔医学杂志,2019,37(05):476-479.

[20] 张志升,朱建宇,左起亮,等. 三种水门汀对 IPS emax CAD 陶瓷剪切强度的体外研究[J]. 临床口腔医学杂志,2017,33(05):273-275.

[21] 冯路,何峰,许少平. 自粘接树脂水门汀与两种粗化处理的二硅酸锂陶瓷的粘接性能评价[J]. 口腔医学,2019,39(11):993-997.

[22] 盛敏,石宁. 不同化学溶剂的桩表面处理对玻璃纤维桩与树脂水门汀粘接强度的影响[J]. 临床口腔医学杂志,2017,33(12):711-714.

[23] 陈兰竹,谢伟丽,孙亚杰,等. H_2O_2溶液表面处理对纤维桩和树脂水门汀粘接强度的影响[J]. 口腔医学,2015,35(12):1032-1035.

[24] 郑赛男,蒋丽,张雷,等. 牙体充填材料表面粗糙度对常见口腔链球菌黏附力的影响[J]. 华西口腔医学杂志,2016,34(05):448-453.

[25] 董波,王美玲,谷巍,等. 载银纳米二氧化钛对玻璃离子水门汀抑菌性的影响[J]. 口腔医学研究,2016,32(04):335-337.

[26] 黄芳,陈银燕,张瑜,等. 季铵盐包裹溴化银纳米复合物改性玻璃离子水门汀的抗菌性能研究[J]. 牙体牙髓牙周病学杂志,2018,28(03):136-142.

[27] 李欣霖,韩汉,谢金玲,等. RMGIC 联合自酸蚀粘接剂修复Ⅴ类洞粘接强度和边缘微渗漏的研究[J]. 口腔医学研究,2017,33(12):1282-1285.

[28] 张曼曼,曾剑玉,李欣,等. 可切削复合树脂材料磨损性能的研究[J]. 北京口腔医学,2016,24(05):250-253.

[29] 吴峻岭,张强,朱婷,等. 含聚合单体微胶囊的牙科新型自修复抗菌复合树脂合成初探[J]. 中华口腔医学杂志,2015,50(08):469-473.

[30] 孙英超,仪虹,贾琳,等. 不同光固化模式对大体积充填树脂固化效率影响的研究[J]. 口腔医学,2017,37(06):524-527.

[31] 苏晓花. 树脂直接充填和铸瓷嵌体修复牙体缺损的微渗漏对比观察[J]. 全科口腔医学电子杂志,2018,5(01):34-35.

[32] 张艺君. FiltekZ350 复合树脂和超瓷嵌体修复Ⅴ类牙体缺损边缘微渗漏的效果比较[J]. 临床合理用药杂志,2018,11(16):142-143.

[33] 朱晟,朱亚琴. 3 种复合树脂充填Ⅴ类洞的微渗漏比较研究[J]. 上海口腔医学,2017,26(03):241-245.

[34] 王晨阳. 四种复合树脂嵌体修复牙体缺损边缘微渗漏深度对比[J]. 临床医学,2016,36(01):28-30.

[35] 林玉红,孙毅,孟磊,等. 大块树脂充填楔状缺损微渗漏的体外研究[J]. 临床口腔医学杂志,2019,35(09):525-528.

[36] 钟伟英,李进红. SonicFill 超声树脂修复楔状缺损的临床研究[J]. 临床口腔医学杂志,2019,35(11):650-653.

[37] 李鑫,张宁,杨卫东. 2 种用于根管治疗后牙体修复树脂的临床疗效对比分析[J]. 口腔医学,2019,39(09):819-822.

[38] 王春风,吴纲,花曼曼,等. 含氟纳米二氧化硅填料的制备及其氟释放性能研究[J]. 医学研究生学报,2015,28(01):25-27.

[39] 桂亚婕,赵信义,李石保,等. 六种牙齿充填修复材料的释氟与再充氟性能研究[J]. 中华口腔医学杂志,2015,50(01):28-32.

[40] 马京秀,李湏. 两种含氟流动树脂对变异链球菌抑制作用的体外实验研究[J]. 北京口腔医学,2018,26(03):121-126.

[41] 许佳佳,李晓军,朱蔚璞,等. 含氟抗菌单体的合成和抗菌口腔粘接材料的构建[J]. 高等学校化学学报,2019,40(09):2028-2032.

[42] 刘虹伶,梁坤能,程磊,等. 两种粘接剂对四环素牙本质粘接性能的比较研究[J]. 中华口腔医学杂志,2016,51(01):42-45.

[43] 崔悦,张祖太,葛丽华,等. 五种牙本质粘接剂对乳牙牙本质边缘封闭性的比较[J]. 北京口腔医学,2016,24(02):66-70.

[44] 童新文,许才明,施巧蕊,等. 5 种抛光方法对钴铬烤瓷合金抗腐蚀性能的影响[J]. 广东牙病防治,2015,23(05):260-264.

[45] 霍芳军,谢利,童兴野,等. 阳极氧化制备的钛表面不同微观形貌膜层耐腐蚀性研究[J]. 华西口腔医学杂志,2015,33(06):646-650.

[46] 邹洁,胡滨. 不同烧结温度的钛硅涂层对钴铬合金耐

腐蚀性能的影响[J]. 口腔材料器械杂志, 2015, 24(03): 142 - 145.

[47] 张曼曼, 阿地力江·依米提, 等. 细菌脂多糖对选择性激光熔化技术制作的钴铬钼合金离子析出的影响[J]. 口腔材料器械杂志, 2019, 28(03): 7 - 11.

[48] 姜丽, 胡以俊, 丛淑敏, 等. 支架用钴铬合金表面镀金对变异链球菌粘附的影响[J]. 北京口腔医学, 2016, 24(05): 259 - 261.

[49] 朱嘉, 廖岚. 混合陶瓷表面不同处理方法对树脂水门汀粘接强度影响研究[J]. 中国实用口腔科杂志, 2017, 10(05): 287 - 290.

[50] 李红霞, 杜斌, 刘劭晨, 等. 不同表面处理方式对氧化锆与树脂水门汀粘接强度的影响[J]. 口腔颌面修复学杂志, 2015, 16(02): 101 - 104.

[51] 杜桥, 牛光良, 林红, 等. 硅锆浆料涂层对氧化锆陶瓷表面性能的影响[J]. 中华口腔医学杂志, 2015, 50(11): 681 - 684.

[52] 宫琪, 孙惠强, 胡以俊, 等. 不同表面处理方法对氧化锆基底材料与饰面瓷结合强度的影响[J]. 华西口腔医学杂志, 2017, 35(06): 598 - 602.

[53] 曲红梅, 杨巍, 马永刚, 等. 氧化锆表面粗糙度对树脂水门汀剪切粘接强度的影响[J]. 口腔颌面修复学杂志, 2017, 18(04): 224 - 227.

[54] 周宏志, 李亚达, 刘唤, 等. "脑回形(cortex - like)"微弧氧化膜钛种植体成骨的 Micro - CT 分析[J]. 口腔医学研究, 2016, 32(07): 676 - 680.

[55] 刘苗, 赵雯, 李德超, 等. 纯钛超声微弧氧化 - 壳聚糖/海藻酸钠自组装种植体的动物实验研究[J]. 口腔医学研究, 2016, 32(07): 667 - 671.

[56] 李淑静, 周秋娟, 李昕畅, 闫玉婷, 梁永强. 掺锶透钙磷石涂层对去势大鼠种植支抗骨整合影响[J]. 临床口腔医学杂志, 2017, 33(06): 323 - 325.

[57] 封伟, 赵宝红, 张伟, 蔺增. 含锌钙磷涂层种植体成骨性能的动物实验[J]. 中华口腔医学杂志, 2019(01): 46 - 51.

[58] 丁元圣, 赵玥, 郭睿, 曾娟, 赵刚. 含氟羟基磷灰石涂层对正畸微种植体骨结合及周围炎的影响[J]. 实用口腔医学杂志, 2016, 32(05): 624 - 626.

[59] 王嘉, 吴国锋, 孙冠阳, 赵铱民, 魏洪波. 经皮种植体表面纳米二氧化硅抗菌涂层的研究[J]. 实用口腔医学杂志, 2017, 33(01): 5 - 9.

[60] 肖遵胜, 李雅娟, 孟令强, 等. 钛种植体与冠修复金属电偶腐蚀电流的研究[J]. 北京口腔医学, 2016, 24(02): 79 - 82.

[61] 朱娟芳, 甘抗, 杜田丰, 等. 激光快速成形钛的耐应力腐蚀及耐电化学腐蚀性能研究[J]. 中华口腔医学杂志, 2019(04): 257 - 262.

[62] 康帅, 臧圣奇, 万鹏, 等. 镁基合金生物相容性的初步研究[J]. 牙体牙髓牙周病学杂志, 2015, 25(04): 215 - 222 + 205.

[63] 苟诗然, 张帆, 李萌婷, 等. 钛表面羟磷灰石/壳聚糖 - 转化生长因子 - β1 缓释微球复合涂层的制备及其对成骨细胞黏附与增殖的影响[J]. 华西口腔医学杂志, 2016, 34(03): 229 - 233.

[64] 武钺, 金建烽. 加载氧化石墨烯纯钛的表面性状及其对细菌黏附和成骨细胞结构的影响[J]. 华西口腔医学杂志, 2019, 37(04): 366 - 371.

[65] 曲延慧, 李风兰, 温科, 等. 近 β 钛合金表面双层辉光离子渗氮改性对成骨细胞黏附、增殖和成骨相关基因表达的影响[J]. 中华口腔医学杂志, 2017, 52(02): 132 - 136.

[66] 王艳芬, 牛光良, 韩建民. 氧化锆微米涂层对成骨细胞增殖和分化的影响[J]. 中华口腔医学杂志, 2018, 53(05): 339 - 343.

[67] 黄正非, 王志峰, 李传花, 等. 等离子喷涂氧化锆涂层钛种植体骨结合能力的动物实验[J]. 中华口腔医学杂志, 2018, 53(04): 264 - 270.

[68] 刘红春, 郭晓恒, 刘骁, 等. 氟 - 羟基磷灰石对骨肉瘤 MG63 细胞生物学性能的影响[J]. 中华口腔医学杂志, 2015, 50(01): 38 - 42.

[69] 王彦夫, 王程越, 王绍刚, 等. 两种配比纳米羟基磷灰石复合胶原材料对犬拔牙窝骨缺损修复效果的比较[J]. 中华口腔医学杂志, 2016, 51(02): 98 - 103.

[70] 高尚, 王新, 陈溯, 等. 电化学阳极氧化处理对 3D 打印钛合金表面性能的影响[J]. 口腔颌面修复学杂志, 2019, 20(05): 261 - 266.

[71] 孙丰权, 李慕勤, 彭书浩, 等. 钛种植体载抗菌肽涂层的抗菌性及其对成骨细胞活性的影响[J]. 中华口腔医学杂志, 2018, 53(06): 419 - 424.

[72] 褚珊珊, 万荣欣, 吕晓飞, 等. TiN 涂覆的 Ti - 6Al - 4V 注入 Cu^{2+} 后的抑菌性与细胞相容性研究[J]. 中国生物医学工程学报, 2019, 38(02): 208 - 215.

[73] 王琼, 滕伟, 王琴梅, 等. 钛种植体表面聚电解质多层膜刚度对变形链球菌黏附的影响[J]. 中华口腔医学杂志, 2016, 51(03): 166 - 171.

[74] 李靖, 张文云, 常加贺, 等. 复合骨修复材料 HAPw/nmZnO - nmCaO 的抗菌性能研究[J]. 口腔医学, 2019, 39(03): 199 - 202.

【衷心感谢戴美璐和许晓两位博士生在本稿文献查阅中给予的帮助和支持!】

医疗工作

国家卫生健康委办公厅关于印发健康口腔行动方案（2019—2025 年）的通知

国卫办疾控函〔2019〕118 号

各省、自治区、直辖市及新疆生产建设兵团卫生健康委：

为贯彻落实《“健康中国 2030”规划纲要》和《中国防治慢性病中长期规划（2017—2025 年）》，进一步加强健康口腔工作，提升群众口腔健康意识和行为能力，我委组织制定了《健康口腔行动方案（2019—2025 年）》（可以从国家卫生健康委网站下载）。现印发给你们，请认真组织实施。

国家卫生健康委办公厅

二〇一九年一月三十一日

健康口腔行动方案（2019—2025 年）

口腔健康是全身健康的重要组成部分。为贯彻落实《“健康中国 2030”规划纲要》和《中国防治慢性病中长期规划（2017—2025 年）》，深入推进“三减三健”健康口腔行动，结合当前中国居民口腔健康状况制定本方案。

一、总体要求

（一）指导思想

全面贯彻习近平新时代中国特色社会主义思想和党的十九大及十九届二中、三中全会精神，落实全国卫生与健康大会和《“健康中国 2030”规划纲要》部署，坚持以人民健康为中心，坚持预防为主、防治结合、突出重点、统筹资源，以提高群众口腔健康水平为根本，以健康知识普及和健康技能培养为基础，以口腔疾病防治适宜技术推广为手段，以完善口腔卫生服务体系为支撑，全面提升我国口腔健康水平，助力健康中国建设。

（二）行动目标

到 2020 年，口腔卫生服务体系基本健全，口腔卫生服务能力整体提升，儿童、老年人等重点人群口腔保健水平稳步提高。到 2025 年，健康口腔社会支持性环境基本形成，人群口腔健康素养水平和健康行为形成率大幅提升，口腔健康服务覆盖全人群、全生命周期，更好满足人民群众健康需求。

表 1　健康口腔行动工作指标

主要指标	基线（2016 年）	2020 年	2025 年	属性
12 岁儿童龋患率（%）	34. 5%	控制在 32% 以内	控制在 30% 以内	预期性
12 岁儿童龋齿充填治疗比（%）	16. 5%	20%	24%	预期性
儿童窝沟封闭服务覆盖率（%）	19. 4%	22%	28%	预期性

二、具体行动

(一)口腔健康行为普及行动

1. 加强口腔健康教育。中华口腔医学会、中国牙病防治基金会、国内大专院校等专业机构负责组织编制与推广规范化口腔健康教育教材,在口腔医务工作者、口腔专业学生、中小学教师等群体中开展口腔健康教育师资培养,开展覆盖全人群、全生命周期的口腔健康教育。以"全国爱牙日"、"全民健康生活方式行动日"等健康主题宣传日为契机,将口腔健康教育集中宣传与日常宣传相结合,创新宣传形式和载体,提高口腔健康教育的可及性,引导群众形成自主自律的健康生活方式。

2. 开展"减糖"专项行动。结合健康校园建设,中小学校及托幼机构限制销售高糖饮料和零食,食堂减少含糖饮料和高糖食品供应。向居民传授健康食品选择和健康烹饪技巧,鼓励企业进行"低糖"或者"无糖"的声称,提高消费者正确认读食品营养标签添加糖的能力。

3. 实施口腔疾病高危行为干预。加强无烟环境建设,全面推进公共场所禁烟工作,严格公共场所控烟监督执法。在有咀嚼槟榔习惯的地区,以长期咀嚼槟榔对口腔健康的危害为重点,针对性地开展宣传教育和健康检查,促进牙周、口腔黏膜病变等疾病早诊早治。

(二)口腔健康管理优化行动

1. 生命早期1 000天口腔健康服务。将口腔健康知识作为婚前体检、孕产妇健康管理和孕妇学校课程重点内容,强化家长是孩子口腔健康第一责任人的理念。强化医疗保健人员和儿童养护人婴幼儿科学喂养知识和技能。发挥妇幼保健机构和口腔专业机构的协同作用,预防和减少乳牙龋病的发生。

2. 儿童口腔健康管理服务。动态调整全国儿童口腔疾病综合干预项目覆盖范围,中央财政新增资金优先用于贫困地区开展工作。充分发挥项目示范带动作用,推广卫生健康部门会同教育部门实施儿童口腔健康检查、窝沟封闭、局部用氟等口腔疾病干预模式。积极探索以防治效果为考核指标的政府购买服务,鼓励地方政府将儿童口腔疾病综合干预作为民生工程,在有条件地区实现适龄儿童全覆盖。

3. 中青年(职业)人群口腔健康管理。以维护牙周健康为重点,推广使用保健牙刷、含氟牙膏、牙线等口腔保健用品,推动将口腔健康检查纳入常规体检项目,倡导定期接受口腔健康检查、预防性口腔洁治、早期治疗等口腔疾病防治服务。

4. 老年人口腔健康管理。倡导老年人关注口腔健康与全身健康的关系,对高血压、糖尿病等老年慢性病患者,加强口腔健康管理,积极开展龋病、牙周疾病和口腔黏膜疾病防治、义齿修复等服务。

(三)口腔健康能力提升行动

1. 完善服务体系建设。专科医院、综合医院口腔科、基层医疗卫生机构和公共卫生机构要建立健全各司其职、优势互补的合作机制。落实分级诊疗制度,依托口腔专科医联体建设,规范口腔疾病诊疗行为。充分发挥国家口腔医学中心和国家口腔区域医疗中心在口腔疾病防治中的技术指导作用,逐步建立省、市、县(区)三级口腔疾病防治指导中心。积极发展口腔疾病防治所等防治结合型专业机构,引导社会办口腔医疗机构参与口腔疾病防治工作。

2. 加强人力资源建设。充分发挥中华口腔医学会、中国牙病防治基金会的专业资源和人才优势,加强口腔健康教育、口腔疾病防治和口腔护理等实用型、复合型人才培养培训。以需求为导向,充分利用信息技术优化继续教育实施方式,加大对基层和偏远地区扶植力度,全面提高基层在职在岗人员能力素质和工作水平。推动和规范口腔医师多点执业,促进城乡之间、地区之间、不同所有制医疗卫生机构之间口腔健康人才合理流动,创新人才配置机制。

3. 建立监测评价机制。将口腔健康内容纳入现有慢性病与营养监测体系，逐步建立覆盖全国、互联互通的口腔健康监测网络。定期开展口腔疾病防治信息的收集和调查，加强数据分析利用，有效评价防治措施效果和成本效益。建立口腔健康信息网络报告机制，逐步实现居民口腔健康基本状况和防治信息的定期更新与发布。

(四)口腔健康产业发展行动

1. 引领口腔健康服务业优质发展。充分发挥市场在口腔非基本健康领域配置资源的作用，鼓励、引导、支持社会办口腔医疗、健康服务机构参与口腔疾病防治和健康管理服务。探索将商业健康保险纳入口腔健康服务筹资方，提升保障水平。依托“互联网 +”，扩展口腔健康服务空间和内容，优化服务流程，推进居民口腔健康档案连续记录和信息交换，满足群众多样化个性化口腔健康需求。

2. 推动口腔健康制造业创新升级。聚焦口腔科技发展和临床重大需求，加强口腔疾病防治应用研究和转化医学研究，加快种植体、生物 3D 打印等口腔高端器械材料国产化进程，压缩口腔高值耗材价格空间。推动前沿口腔防治技术发展，突破关键技术，加快适宜技术和创新产品遴选、转化和应用。支持地方打造医教研产融合产业基地，鼓励健康产业集群发展。

三、保障措施

(一)加强组织领导

各地要高度重视健康口腔工作，完善协调机制，确定工作目标，制订本地区健康口腔行动方案，强化组织实施，统筹各方资源，逐步建立政府、社会和个人多元化资金筹措机制，对农村和贫困地区加大支持力度，提高健康口腔行动保障力度。

(二)加强宣传引导

大力宣传国家关于口腔健康各项惠民政策，加强口腔健康科普知识宣传倡导，提高群众知晓率和参与度，为健康口腔行动顺利推进营造良好舆论氛围。

(三)加强合作交流

加强口腔卫生国际合作研究。积极与世界牙科联盟等国际口腔健康组织及科研院所开展技术交流与合作，展现中国口腔卫生工作成效，合理利用国际资源，提升我国口腔卫生服务水平。

(四)加强效果评估

各省份要制订健康口腔行动考核评估方案，定期开展过程与效果评价，对口腔公共卫生项目实施进度和实施效果开展全面评估，及时发现问题，研究解决对策，确保口腔卫生工作的有效落实。

国家卫生健康委办公厅关于印发上消化道癌人群筛查及早诊早治等技术方案的通知

国卫办疾控函〔2019〕577 号

各省、自治区、直辖市及新疆生产建设兵团卫生健康委：

为做好上消化道癌、脑卒中、儿童龋病的预防筛查、早诊早治和综合干预工作，我委组织制定了《上消化道癌人群筛查及早诊早治技术方案》《脑卒中人群筛查及综合干预技术方案》《儿童龋病预防干预技术方案》(可在国家卫生健康委网站“疾病预防控制局”栏目下载)。现印发给你们，供各地推广使用。

国家卫生健康委办公厅

二〇一九年六月十八日

儿童龋病预防干预技术方案

一、儿童龋病预防干预技术概述

龋病是儿童口腔常见病和多发病，严重影响儿童的口腔健康和生长发育。儿童龋病预防干预技术包括口腔健康教育、口腔检查、窝沟封闭、局部用氟等措施。经过实践证明，口腔健康教育、窝沟封闭、局部用氟等是预防儿童龋病的适宜技术，通过有组织地开展儿童群体口腔疾病综合干预和健康教育，能够有效降低患龋率，维护儿童口腔健康。

窝沟封闭，又称点隙窝沟封闭，是指不去除牙体组织，在咬合面、颊面或舌面的点隙裂沟涂布一层粘接性树脂，保护釉质不受细菌及代谢产物侵蚀，达到预防龋病发生的一种有效防龋方法。

局部用氟是采用不同方法将氟化物直接用于牙的表面，目的是抑制牙齿表面的溶解脱矿和促进再矿化，以提高牙齿的抗龋能力。

二、流程图

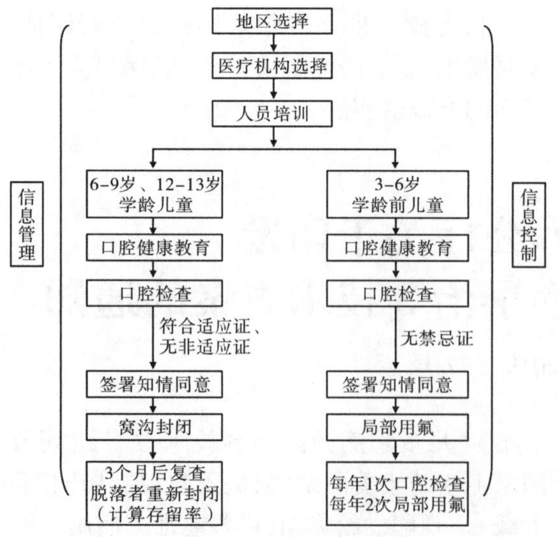

三、儿童龋病预防干预技术实施方案

(一) 筛查

1. 适用地区的选择。开展局部用氟的地区，严格以原卫生部、国家标准化管理委员会发布的《地方性氟中毒病区划分》(GB 17018—2011)及《全国地方性氟中毒(水型)病区县名(2014 年)》、《全国地方性氟中毒(燃煤污染型)病区县名(2014 年)》和全国重点地方病统计年报信息，排除地方性氟中毒病区。

2. 医疗机构的选择。有一定数量的口腔执业(助理)医师资格的医生，能提供规范的口腔健康教育、口腔健康检查、窝沟封闭等口腔健康服务。合理确定医疗机构的数量和分布范围，尽量满足儿童就近就医的需要。有条件的地区要尽量发挥基层医疗卫生机构的作用，优先选择有一定口腔疾病防治服务能力的社区卫生服务中心(站)和乡镇(中心)卫生院。鼓励引导民营医疗机构积极参与。

3. 适用对象纳入标准与排除标准。窝沟封闭的适应证：对适龄儿童的恒磨牙窝沟封闭，牙萌出后，咬合面完全暴露，未发生龋齿，且咬合面、颊面及舌腭面的窝沟点隙深。非适应证：牙面无深的沟裂点隙、自洁作用好；牙齿尚未完全萌出，被牙龈覆盖；患者不能配合正常操作。第一恒磨牙窝沟封闭的目标人群为 6 ~9 岁儿童，第二恒磨牙窝沟封闭的目标人群为 12 ~13 岁儿童。局部用氟的禁忌证：不能配合或呕吐反射强烈的儿童；地方性氟中毒病区儿童；有哮喘病史和过敏体质儿童；感冒、发烧、腹泻等患病期儿童；有口腔溃疡、疱疹性口炎等口腔黏膜破损儿童暂缓用氟；产品说明书中规定的其他禁忌证儿童。开展局部用氟目标人群为 3 ~6 岁儿童。

4. 筛查方案。按照口腔检查参考标准(附件 1)，对适龄儿童开展口腔检查和筛查，并填写检查表(附件 2、3)。对于符合前述适应证，不具有非适应证或禁忌证者，通过书面形式告知家长，征得家长同意并签订“知情同意书”(附件 4、5)后实施窝沟封闭或局部用氟措施，知情同意书留存备案时间不少于 3

年。对经过口腔健康检查后非窝沟封闭适应证儿童的家长,要做好解释工作。

(二)干预

1. 健康教育。健康教育对象:包括全人群,以学校和幼儿园儿童、家长、学校和幼儿园老师为重点。健康教育内容:重点宣传口腔健康核心信息、儿童口腔疾病防治知识及综合干预服务信息等,提高目标人群的健康知识和自我保健意识,养成良好的口腔卫生行为习惯,营造全社会关注口腔健康的氛围。通过宣传,动员引导适龄儿童家长自觉接受儿童口腔健康检查和各项干预措施,鼓励患有口腔疾病的儿童及早接受治疗。健康教育形式:可采取在广播、电视和网络媒体中播放公益广告、制作专题节目、发放健康教育材料、张贴宣传画、制作宣传展板、举办口腔健康讲座等目标人群喜闻乐见的形式。充分利用"全国爱牙日""世界卫生日""六一儿童节"等契机,开展多样化、多频次的健康教育。针对学生、家长和老师,因地制宜开展面对面专题宣传教育,并与其他措施做好衔接,逐步探索建立儿童口腔健康教育的长效机制。中华口腔医学会等机构对各地宣传教育工作给予技术支持,提供口腔健康教育的各种模板、工具材料供各地参考使用。省级卫生健康行政部门和技术支持机构可制作本省(区、市)统一的宣传教育提纲、讲座幻灯模板等材料。注重对宣传教育的效果评价,定期抽查重点目标人群的口腔健康知识需求和知晓情况,及时改进宣传教育工作方式。

2. 学龄儿童窝沟封闭。按照国家卫生健康委员会相关临床服务规范、《口腔预防适宜技术操作规范》(卫办疾控发〔2009〕15 号)和其他相关技术文件要求,开展口腔健康检查和窝沟封闭操作,并做好信息的收集和管理。完成口腔健康检查、窝沟封闭等操作后,以书面形式向家长反馈检查结果及操作情况,对检查过程中发现有口腔问题的儿童,建议家长及早进行治疗。

3. 学龄前儿童局部用氟。按照国家卫生健康委员会相关临床服务规范、《口腔预防适宜技术操作规范》(卫办疾控发〔2009〕15 号)、《学龄前儿童(3~6 岁)乳牙龋综合干预技术要点》和其他相关技术文件要求开展全口局部用氟操作,并做好信息的收集和管理。医疗机构应记录每次接受局部用氟的人数、产品的浓度和用量等情况。如出现氟中毒的情况,应按照局部用氟意外情况处置预案尽快处理(附件 6)。

(三)随访

对实施窝沟封闭后的儿童,建议其 3 个月后复查,发现脱落要进行重新封闭。对随访儿童,计算窝沟封闭剂存留率,以检验封闭质量。对学龄前儿童,应每年实施一次口腔健康检查和记录,每半年实施一次局部用氟。

(四)质量控制

1. 原则和要求。人员要求:实施窝沟封闭、局部用氟临床操作的专业人员,须具备口腔执业医师或执业助理医师资格。所有参与工作的医务人员均须接受培训和考核,记录存放于医疗机构备查。设备材料要求:设备方面,需配备可调式牙科椅和综合治疗台(固定式或便携式),包含低速手机及其配套动力装置;建议配备负压吸引装置。窝沟封闭、局部用氟材料应选择获得国家或省级食品药品监督管理局注册,并在有效期内的产品。临床操作要求:严格按照标准和规范,保证工作质量。鼓励家长主动带儿童到指定的医疗机构接受窝沟封闭和局部用氟服务,有条件的地区可组织口腔专业人员到学校或托幼机构提供服务。严格按照《医院感染监测规范》消毒隔离的要求开展操作,严格按照《医疗废物管理条例》处理医疗垃圾,防止交叉感染。

2. 人员培训。培训对象包括管理人员、口腔专业人员、疾控专业人员、教育部门相关人员等所有参与工作的人员。培训内容包括工作总体要求,宣传发动和健康教育的内容、方法和要求,口腔健康检查、窝沟封闭、局部用氟等儿童口腔疾病防治技术的理论知识与实际操作,数据信息的收集、储存和管理。培训形式应采取理论与现场操作相结合的方式,现场操作培训采取一对一椅旁指导方法。

3. 信息管理。儿童龋病预防干预信息主要包括基础信息、工作开展情况信息、业务管理信息及日常工作信息等。在各级卫生健康行政部门的组织领导下,由各级管理机构、承担工作的口腔医疗卫生机构制定信息管理制度,进行数据和档案资料的填写、录入和归档。应有专人负责信息管理工作,保证各类资料收集和信息整理的规范性、及时性、完整性、准确性。

四、管理机构及医疗卫生机构职责

(一)各级卫生健康委员会

国家卫生健康委员会负责出台儿童龋病预防干预技术方案,定期对推广技术的地区进行工作质量和疾病防控效果评估。省级卫生健康行政部门负责确定本省开展工作的县(市、区),组织全省工作效果评估。省级以下各级卫生健康行政部门负责组织开展辖区内技术推广工作,制定工作方案,成立技术指导组,承担人员培训、技术指导、质量控制和督导评估等工作。指定具体承担技术推广任务的医疗卫生机构开展工作。协调有关部门开展宣传教育、社会动员,保障各项工作开展。

(二)推广地区疾病预防控制机构

负责开展相关工作,了解当地儿童龋病的疾病负担情况。组织开展儿童龋病防控的健康教育以及健康生活方式宣传。组织开展宣传动员工作,发动群众积极参与儿童龋病预防干预。

(三)推广地区医疗机构

具备口腔防治能力的医院承担儿童龋病预防干预工作,主要职责包括:

配备开展工作所需的硬件设备。明确承担任务的科室和人员,根据工作要求制定内部管理规则。负责安排人员接受培训,开展内部质量控制。开展口腔健康检查、窝沟封闭、局部用氟等口腔疾病防治适宜技术或措施。收集、整理、储存工作数据信息,及时总结工作经验、发现问题、提出建议。协助开展督导、复查和质量控制。负责检查表等相关原始文件的归档和管理工作。

五、工作评价指标

表 2　工作评价指标

指标	目标值	计算方法
窝沟封闭剂存留率	85%	指窝沟封闭剂存留的牙数与封闭牙数的比例
一天两次刷牙率	40%	指一天两次刷牙的小学生人数占受检人数的比例
口腔健康知识知晓率	85%	小学生口腔保健知识掌握达标人数与受检儿童人数比例
口腔检查覆盖率	90%	所覆盖学校(幼儿园)的适龄儿童接受口腔健康检查的人数占该学校(幼儿园)所有人数的比例
窝沟封闭质量复查率	省级 1%　县级 20%	接受复查儿童数占所有接受窝沟封闭儿童数的比例

附件 2、3、4、5、6 略。附件 1 如下:

口腔检查参考标准

一、口腔卫生状况检查

用简化软垢指数(DI－S)评价口腔卫生状况。检查软垢以视诊为主,根据软垢面积按标准记分。当视诊困难时,用探针自切缘1/3 处向颈部轻刮,再根据软垢的面积按标准记分。检查 6 个牙面(55,51,65,71 的唇颊面;75,85 的舌面)。DI—S 记分标准:0—牙面上无软垢;1—软垢覆盖面积占牙面 1/3 以下;2—软垢覆盖面积占牙面 1/3 与 2/3 之间;3—软垢覆盖面积占牙面 2/3 以上。

二、牙冠情况检查

龋齿检查应在人工光源下,以视诊结合探诊的方式进行。检查器械包括平面口镜和社区牙周指数(community periodontal index, CPI)探针,必要时可以借助棉签擦去牙齿表面的软垢。

诊断标准(括号内为记录代码):

1. 无龋(A,0):牙冠健康,无因龋所做的充填物,也无龋坏迹象的完整牙冠记为无龋牙。龋洞形成前阶段及其类似的早期龋情况,因诊断不可靠,故都不作为龋坏记录。

以下情况不诊断为冠龋:白垩色的斑点;牙冠上变色或粗糙的斑点,当用探针探测时未感觉组织软化;釉质表面点隙裂沟染色,但无肉眼可见的釉质下潜行破坏,探针也没有探到洞底或沟壁有软化;中到重度氟牙症所造成釉质上硬的、色暗的凹状缺损;牙釉质表面的磨损;没有发生龋损的楔状缺损。

2. 冠龋(B,1):牙冠有明显的龋洞或明显的釉质下破坏或明确的可探及软化洞底或洞壁的病损记为冠龋。牙上有暂时充填物、窝沟封闭同时伴有龋者均按冠龋计。应使用 CPI 探针来证实咬合面、颊舌面视诊所判断的龋损。若有任何疑问,不应记为冠龋。

3. 已充填有龋(C,2):牙冠上有一个或多个因龋所做的永久充填物且伴有一个或多个部位龋损者记为已充填有龋。无须区分原发或继发龋(即不管龋损是否与充填体有关)。

4. 已充填无龋(D,3):牙冠有一个或多个永久充填物且无任何部位龋坏,记为已充填无龋。因龋而做冠修复的牙齿也记该分。

5. 因龋缺失(E,4):因龋而拔除的恒牙或乳牙。对于乳牙的丧失,该记分仅用于不能以正常替牙来解释的乳牙缺失。

6. 因其他原因缺失(X,5):先天缺失,或因正畸、牙周病、外伤等丧失的乳牙或恒牙。

7. 窝沟封闭(F,6):牙的深窝沟部位(包括咬合面和颊腭沟)已做窝沟封闭。如果已做窝沟封闭的牙齿有龋,按龋齿记录。

8. 固定修复体基牙、冠修复或贴面(G,7):牙成为固定桥的组成部分,即桥基牙。也包括非龋原因而进行的冠修复、覆盖牙唇面的贴面,这些牙无龋或充填物存在。

9. 未萌牙(X,8):仅用于恒牙未萌且没有乳牙存在的缺牙区或者乳牙未萌。这项记分不参与与龋病相关的计算。未萌牙不包括先天缺失或因外伤等造成的牙缺失(后面两种情况应被记录为 X 或 5)。

10. 外伤(T,T):牙冠因外伤而使部分牙面缺损、变色或移位,且无龋损的现象。

11. 不做记录(N,9):用于记录任何原因(如正畸带环、严重发育不良等)造成的已萌出但是无法被检查的牙。

三、有关的解释和说明

乳恒牙均做检查,多生牙不检查,融合牙按 2 颗牙记录。静止龋按龋齿计,釉质发育不全基础上发生的龋按龋齿计。牙齿的永久充填物包括银汞、玻璃离子、复合树脂、复合体等。氧化锌、磷酸锌水门汀等为暂时充填物。不是因龋做的牙体修复不按龋齿计。牙齿已有充填体折断,如无继发龋,则按已充填无龋计。因正畸原因拔除的双尖牙一律定为第一双尖牙。牙齿萌出的标准是:只要在口腔内见到牙齿的任何一部分,就应该认为这颗牙已经萌出。若一颗恒牙和乳牙同时占据一个牙位间隙,仅记录恒牙情况。如果恒牙先天缺失或未萌出,只有乳牙存在时,则记录乳牙。死髓牙记分方法与活髓牙相同。戴固定矫治器时,如牙齿可见部位占牙冠 1/2 以上,则作冠龋检查;牙冠可见部位占 1/2 以下则记为“9”(不做记录)。难以区分未萌牙(8)和缺失牙(4 或 5)时,可借助牙萌出规律、缺牙区牙槽嵴外观、口内其他牙齿的龋坏情况予以鉴别。

国家卫生健康委办公厅关于印发有关病种临床路径(2019 年版)的通知

国卫办医函〔2019〕933 号

各省、自治区、直辖市及新疆生产建设兵团卫生健康委:

为进一步推进临床路径管理工作,规范临床诊疗行为,保障医疗质量与安全,我委组织对 19 个学科有关病种的临床路径进行了修订,形成了 224 个病种临床路径(2019 年版)。现印发给你们(可在国家卫生健康委网站医政医管栏目下载),供各级卫生健康行政部门和各级各类医疗机构参考使用。

国家卫生健康委办公厅

二〇一九年十二月二十九日

口腔医学相关附件列如下,其他附件略。

单纯疱疹临床路径

(2019 年版)

一、临床路径标准门诊流程

(一)适用对象

第一诊断为单纯疱疹(不伴有并发症)(ICD-10:B00.0、B00.1、B00.2、B00.9)。行药物治疗为主的综合治疗。

(二)诊断依据

根据《临床诊疗指南·口腔医学分册(2016 修订版)》(中华口腔医学会编著,人民卫生出版社,2016),《临床技术操作规范·口腔医学分册(2017 修订版)》(中华口腔医学会编著,人民卫生出版社,2017),《口腔黏膜病学》(陈谦明,人民卫生出版社,2012 年,第 4 版)。各年龄均可发病,原发性单纯疱疹多见于 6 个月至 2 岁婴幼儿,复发性单纯疱疹可见于各年龄组。可有单纯疱疹患者接触史,可有低热、头痛、咽喉肿痛、颌下淋巴结肿大等前驱症状与体征。口腔黏膜任何部位及口周皮肤可出现成簇小水疱、糜烂与血痂等。血常规检查白细胞计数一般无异常。必要时可根据病损组织脱落细胞光镜检查、病原体检测或分离培养、血清抗体检测等辅助诊断。病程约 7~14 天,可复发。

(三)治疗方案的选择

根据《临床技术操作规范·口腔医学分册(2017 修订版)》(中华口腔医学会编著,人民卫生出版社,2017),《口腔黏膜病学》(陈谦明,人民卫生出版社,2012 年,第 4 版)。经临床和(或)必要检查符合上述诊断依据,患者本人要求并自愿接受治疗,无药物治疗的禁忌证。局部治疗。全身治疗。

(四)进入路径标准

第一诊断必须符合 ICD-10:B00.0、B00.1、B00.2、B00.9 单纯疱疹(不伴有并发症)疾病编码。当患者同时具有其他疾病诊断,但在门诊治疗期间不需要特殊处理也不影响第一诊断的临床路径流程实施时,可以进入路径。

(五)首诊

必须询问的病史:包括单纯疱疹患者接触史、发热史、口腔黏膜病损史、皮肤病损史、本次发病后的就诊、治疗情况等。必需的临床检查:包括口腔黏膜病损和皮肤病损的检查。根据患者病情选择的临床检查项目:包括口腔黏膜以外的口腔科临床检查。必需的检查项目:血常规。根据患者病情选择的项目:脱落细胞学检查;血清抗体检查;病原体检测或分离培养;其他相关的检查。

(六)药物的选择与治疗时机

局部治疗:抗病毒药物;消炎防腐类药物;止痛药物;促进愈合药物;物理治疗。全身治疗:抗病毒治疗;全身支持治疗;免疫增强治疗;必要时使用抗菌药物,应当按照《抗菌药物临床应用指导原则》(卫医发〔2015〕43 号)执行,根据创面细菌培养及药敏结果调整用药。中医中药治疗。口腔卫生宣教。

(七)疗效标准

治愈:病损完全消失,黏膜恢复正常。好转:水疱消失,糜烂缩小。未愈:病损无改变,症状体征无好转。

(八)预防和预后

本病具有传染性。要提高全身抵抗力以预防本病复发。极少数播散性感染可致疱疹性脑膜炎。

(九)变异原因及分析

伴有其他细菌感染或特殊感染的患者。伴有全身系统性疾病的患者。治疗前后或过程中出现并发症者。出现变异情况必要时需要进行相关的检查(血液检查、唾液检查、免疫功能检查、内分泌功能检查、特殊感染检查、X 线检查、口腔局部涂片或活体组织检查、全身其他系统检查等)、诊断和治疗以及相关学科会诊。

二、单纯疱疹临床路径表单

适用对象:第一诊断为单纯疱疹(ICD－10:B00.0,B00.1,B00.2,B00.9)

患者姓名:＿＿＿＿＿性别:＿＿年龄:＿＿门诊号:＿＿＿＿＿

初诊日期:＿＿＿年＿＿月＿＿日　　　　复诊日期:＿＿＿年＿＿月＿＿日

时间	首诊	复诊
主要诊疗工作	□询问病史及体格检查 □完成门诊病历 □完成初步的病情评估和治疗方案 □向患者及其家属交代注意事项	□根据实验室检查的结果,完成病情评估并完善治疗计划 □记录治疗后病情变化 □必要时请相关科室会诊
重点医嘱	**实验室检查** □血常规　□脱落细胞光镜检查(必要时) □病原体培养(必要时) □免疫功能检查(必要时) □其他相关疾病检查(必要时) **局部治疗** □消炎药物　□止痛药物 □促进愈合药物　□物理治疗 **全身治疗** □全身抗病毒治疗　□支持疗法 □中药治疗　□增强机体免疫力 **医嘱** □疾病预防和注意事项宣教	**长期医嘱** □全身抗病毒治疗　□免疫增强剂(必要时) □中药治疗(必要时)　□局部治疗 □复查(必要时) □疾病预防和注意事项宣教 **各类检查**(必要时) □血液检查　□唾液检查 □免疫功能检查　□内分泌功能检查 □特殊感染检查　□涂片或组织活检 □X 线检查　□全身其他系统检查 **临时医嘱** □相关科室会诊(必要时)
病情变异记录	□无　□有,原因:1.　　2.	□无　□有,原因:1.　　2.
医师签名		

非游离端单个乳磨牙早失临床路径

(2019 年版)

一、非游离端单个乳磨牙早失临床路径标准门诊流程

(一)适用对象

第一诊断为非游离端单个乳磨牙早失(ICD－10:K00.601)。行丝圈式间隙保持器(ICD－9－CM－3:24.8)。

(二)诊断依据

根据《临床诊疗指南·口腔医学分册(2016 修订版)》(中华口腔医学会编著,人民卫生出版社,2016)。症状:个别乳磨牙早失。检查:乳磨牙缺失,间隙存在。X 线片可见继承恒牙正常发育,近期不能萌出。

(三)治疗方案的选择

根据《临床诊疗指南·口腔医学分册(2016 修订版)》(中华口腔医学会编著,人民卫生出版社,2016)。乳磨牙早失治疗指征为:凡诊断为个别乳磨牙早失患儿,应当行丝圈式保持器治疗。征得患儿及其监护人的同意。

(四)临床路径标准治疗疗程为 2 次

(五)进入路径标准

第一诊断必须符合 ICD－10:K00.601 个别乳磨牙早失疾病编码。当患儿同时具有其他疾病诊断时,但在治疗期间不需要特殊处理也不影响第一诊断的临床路径流程实施时,可以进入路径。

(六)治愈标准或疗效好转标准

治愈:保持器固位良好,间隙无变化。好转:保持器固位松动,间隙无明显变化。未愈:保持器脱落,间隙丧失。

(七)变异及原因分析

游离端乳磨牙早失。固位基牙大面积缺损,需行预成冠等修复。乳磨牙早失伴继承恒牙胚先天缺失。患儿因身心原因不能耐受或配合治疗时,需在征得监护人同意后采取全身麻醉、镇静或束缚下的治疗方式,此前需完成必要的相关检查。

二、非游离端单个乳磨牙早失临床路径表单

适用对象:第一诊断为非游离端单个乳磨牙早失(ICD－10:K00.601)

患儿姓名:________ 性别:___ 出生日期:_____年___月___年龄:___

门诊号:________ 就诊日期:_____年___月___日 标准治疗次数:2 次

日期	诊疗第 1 次	诊疗第 2 次
主要诊疗工作	□询问病史,完成临床检查,明确诊断 □向患儿及其监护人交代诊疗过程 □设计间隙保持器 □取口腔印模 □预约复诊	□询问患儿上次治疗后的反应 □试戴制作好的间隙保持器,必要时调整 □隔湿、粘固 □嘱注意事项
重点医嘱	**长期医嘱** □口腔卫生宣教 **临时医嘱**	**长期医嘱** □定期复查(3 个月至半年) □不适随诊 **临时医嘱**
主要护理工作	□协助医师完成相关工作	□协助医师完成相关工作
病情变异记录	□无 □有,原因:1. 2.	□无 □有,原因:1. 2.
护士签名		
医师签名		

复发性阿弗他溃疡临床路径

(2019 年版)

一、复发性阿弗他溃疡临床路径标准门诊流程

(一)适用对象

第一诊断为复发性阿弗他溃疡(ICD－10:K12.0)。行药物治疗为主的综合治疗。

(二)诊断依据

根据《临床诊疗指南·口腔医学分册(2016 修订版)》(中华口腔医学会编著,人民卫生出版社,2016),《临床技术操作规范·口腔医学分册(2017 修订版)》(中华口腔医学会编著,人民卫生出版社,2017),《口腔黏膜病学》(陈谦明,人民卫生出版社,2012 年,第 4 版)。结合复发性、自限性、周期性特点及病史和临床症状体征做出诊断。病史规律:复发性,1 年内至少反复发作 3 次;自限性;周期性。临床表现:口腔黏膜溃疡呈单个或数个反复发作,间歇期不规律。溃疡发生部位多见于非角化黏膜。溃疡呈圆形或椭圆形,中心略凹陷,周围有充血红晕,表面有黄色假膜。轻型溃疡直径＜10mm;疱疹样(口炎型)溃疡直径稍小,可出现十余个至数十个散在分布的小溃疡;重型(腺周口疮)溃疡可深达黏膜下层,常单发,直径＞10 mm,愈合后常留有瘢痕。溃疡疼痛明显。

(三)治疗方案的选择

根据《临床诊疗指南·口腔医学分册(2016 修订版)》(中华口腔医学会编著,人民卫生出版社,2016),《临床技术操作规范·口腔医学分册(2017 修订版)》(中华口腔医学会编著,人民卫生出版社,2017),《口腔黏膜病学》(陈谦明,人民卫生出版社,2012 年,第 4 版)。符合上述诊断依据,患者本人要求并自愿接受治疗,无药物治疗的禁忌证。

1. 局部治疗:以消炎、止痛、促愈合为原则。消毒防腐药物;止痛药物;促进愈合药物;糖皮质激素局部应用;物理治疗。

2. 全身治疗:糖皮质激素及其他免疫抑制剂。免疫调节剂。其他辅助治疗药物。

3. 中医中药。

4. 卫生保健宣教。

(四)进入路径标准

第一诊断必须符合 ICD－10:K12.0 复发性阿弗他溃疡。当患者同时具有其他疾病诊断,但在门诊治疗期间不需要特殊处理也不影响第一诊断的临床路径流程实施时,可以进入路径。

(五)首诊

必须询问的病史:口腔病损以往发生的诱因,发病的状况(溃疡是否反复发作、间歇期长短、溃疡的部位、个数、大小、愈合时间、愈后有无瘢痕等)、就诊、治疗、使用药物等的情况。皮肤病损、外阴病损、眼部病损等;其他相关系统疾病。根据患者病情选择的检查项目:口腔临床检查;血细胞分析检查;免疫功能检查;其他实验室检查;活体组织检查。

(六)药物的选择与治疗时机

局部治疗:去除各种刺激因素:如去除牙垢牙石,保持口腔卫生,调整咬合,去除不良刺激因素。消毒防腐药物:用药时间及剂型视病情而定。止痛药物:用药时间视病情而定。糖皮质激素局部应用:对经久不愈或疼痛明显的溃疡,如重型复发性阿弗他溃疡,用药时间视病情而定。物理治疗:治疗时间视病情而定。中医中药局部应用。全身治疗:糖皮质激素和(或)其他免疫抑制剂:对频繁发作的重型或疱疹样(又称口炎型)复发性阿弗他溃疡者可联合应用,视病情而定。免疫调节剂:应用视病情而定。其他辅助治疗药物:补充维生素类和微量元素等。中医中药:

辨证论治。卫生健康宣教。

(七)疗效标准

疼痛缓解,溃疡愈合。溃疡发作的间歇时间延长和(或)溃疡个数减少。

(八)预防

寻找复发诱因,避免和减少诱发因素刺激。

(九)变异及原因分析

治疗过程中,出现或符合以下情况时:伴全身系统性疾病的患者;符合白塞综合征(贝赫切特综合征)的症状和体征者;长期不愈(大于1个月)的重型阿弗他溃疡患者;出现严重并发症者;出现变异情况,必要时需进行相关辅助检查(血细胞分析、免疫功能、活体组织检查、结核菌素试验、干扰素释放试验、胃肠道检查等)诊断和治疗,以及请相关学科会诊。

二、复发性阿弗他溃疡临床路径表单

适用对象:第一诊断为复发性阿弗他溃疡(ICD-10:K12.0)

患者姓名:________ 性别:____ 年龄:____ 门诊号:________

初诊日期:____年___月___日　复诊日期:____年___月___日

时间	首诊	复诊
主要诊疗工作	□询问病史及体格检查 □完成病历书写 □完成初步病情评估和治疗方案 □必要时请相关科室会诊(根据病情需要) □向患者及其家属交代注意事项 □签署治疗计划和治疗费用知情同意书	□记录治疗后病情变化 □根据实验室检查的结果,完成病情评估并完善治疗计划 □必要时请相关科室会诊(根据病情需要)
重点医嘱	**局部治疗** □消毒防腐药物 □止痛药物 □促进溃疡愈合药物 □糖皮质激素局部应用 □物理治疗 □洁治 □中医中药 **全身治疗** □糖皮质激素及其他免疫抑制剂 □免疫调节剂　□其他辅助治疗药物 □中医中药 **实验室检查** □血常规　□免疫功能检查 □其他实验室检查 **临时医嘱** □相关科室会诊 **医嘱** □疾病预防和注意事项宣教	**长期医嘱** □消毒防腐药物 □止痛药物 □促进溃疡愈合药物 □糖皮质激素局部、全身应用(根据病情需要) □其他免疫制剂(根据病情需要) □洁治 □中医中药 **实验室检查** □活体组织检查 □结核菌素试验等 □胃肠道检查等 □其他实验室检查 **临时医嘱** □相关科室会诊 **长期医嘱** □疾病预防和注意事项宣教 □定期复查
病情变异记录	□无　□有,原因:1.　2.	□无　□有,原因:1.　2.
医师签名		

口腔扁平苔藓临床路径

(2019年版)

一、口腔扁平苔藓临床路径标准门诊流程

(一)适用对象

第一诊断为口腔扁平苔藓(ICD－10:L43)。行药物治疗为主的综合治疗。

(二)诊断依据

根据《临床诊疗指南·口腔医学分册(2016修订版)》(中华口腔医学会编著,人民卫生出版社,2016),《临床技术操作规范·口腔医学分册(2017修订版)》(中华口腔医学会编著,人民卫生出版社,2017),《口腔黏膜病学》(陈谦明,人民卫生出版社,2012年,第4版)。各年龄均可发病,多见于中年女性。病损可发生于口腔黏膜任何部位,可有对称性,颊黏膜最常见。病损由白色丘疹排列网状、树枝状、环状成条纹或斑块等,可伴有基底黏膜充血、糜烂。可同时伴有全身皮肤损害,多发生于四肢和躯干,为扁平多角紫红色丘疹,有瘙痒;亦可出现指(趾)甲病损。病损部位活体组织检查可见扁平苔藓组织病理学改变。

(三)治疗方案的选择

根据《临床技术操作规范·口腔医学分册》(2017修订版)(中华口腔医学会编著,人民卫生出版社,2017),《口腔黏膜病学》(陈谦明,人民卫生出版社,2012年,第4版)。经临床和(或)组织病理学检查符合上述诊断依据,患者本人要求并自愿接受治疗,无药物治疗的禁忌证。局部治疗:去除局部刺激因素,如洁治、调𬌗;局部消毒防腐药物;镇痛药物;局部免疫治疗;去除角化病损药物;物理治疗。全身治疗:免疫治疗;去角化治疗。中医中药治疗。口腔卫生和心理宣教。

(四)进入路径标准

第一诊断必须符合ICD－10:L43口腔扁平苔藓(不伴有并发症)疾病编码。当患者同时具有其他疾病诊断,但在门诊治疗期间不需要特殊处理也不影响第一诊断的临床路径流程实施时,可以进入路径。

(五)首诊

必须询问的病史:本病在口腔黏膜发生、发展、诊治的情况;精神创伤史;皮肤病损、外阴部病损、指(趾)甲病损等病史;烟酒史、进食刺激食物情况;与本病有关的全身病史,如糖尿病、高血压、肝炎、胃肠道疾病和甲状腺疾病等。必需的临床检查:口腔黏膜病损的检查。必需的实验室检查项目:血常规。根据患者病情选择的临床检查项目:口腔黏膜以外的口腔科临床检查;皮肤病损的检查。根据患者病情选择的实验室检查项目:病损活体组织的组织病理学检查;病损活体组织的直接免疫荧光检查;血生化、肝肾功能、免疫功能,HBV,HCV,甲状腺功能等项目的检查。

(六)药物的选择与治疗时机

局部治疗:去除各种机械化学等刺激因素:去除牙垢牙石,保持口腔卫生;调整咬𬌗及去除不良修复因素。局部抗炎治疗。局部免疫治疗,视情况而定:①局部使用糖皮质激素;②局部使用其他免疫制剂。局部去除角化病损的治疗,视情况而定。物理治疗。全身治疗:免疫治疗,视病情而定:①糖皮质激素;②其他免疫制剂。去角化的治疗,视病情而定。中医中药治疗。心理卫生宣教。

(七)疗效标准

有效:症状和病损完全消失,黏膜恢复正常;或症状减轻,病损部位充血和糜烂缩小或

消失，白色条纹范围缩小或变浅。无效：症状、体征无改变，病损部位原有充血、糜烂未缩小。

（八）预防

调理精神情绪，减轻心理压力，避免进食刺激性食物，戒烟酒。本病可能发生癌变，应当积极治疗长期糜烂不愈的病损，防止或减少癌变的发生。定期随访。

（九）变异及原因分析

口腔内存在大面积长期（ >2 个月）糜烂不愈的重症型病变。伴有皮肤损害者。口腔内存在金属充填体、修复体者。伴全身系统性疾病的患者。治疗前后或过程中出现口腔感染等并发症者。治疗后出现药物不良反应者。病情发展为癌者。出现变异情况必要时需要进行相关的检查（血液检查、唾液检查、免疫功能检查、X 线检查、口腔局部涂片或活体组织检查、全身其他系统检查等）、诊断和治疗以及相关学科会诊。

二、口腔扁平苔藓（不伴有并发症）临床路径表单

适用对象：第一诊断为口腔扁平苔藓（不伴有并发症）（ICD－10：L43）

患者姓名：________ 性别：____ 年龄：____ 门诊号：________

初诊日期：____年___月___日 复诊日期：____年___月___日

时间	首诊	复诊
诊疗工作	□询问病史及体格检查 □完成病历书写 □完成初步的病情评估和治疗方案设计 □必要时请相关科室会诊（根据病情需要） □向患者及其家属交代注意事项 □签署治疗计划和治疗费用知情同意书	□记录治疗后病情变化 □根据实验室检查的结果，完成病情评估 □完善治疗计划 □必要时请相关科室会诊
重点医嘱	**局部治疗**（必要时） □消炎药物 □止痛药物 □局部免疫治疗 □物理治疗 □中医中药 □洁治 **全身治疗**（必要时） □糖皮质激素（必要时） □免疫制剂 □中医中药 □去角化的治疗 □卫生宣教 □其他辅助治疗药物	**长期医嘱** □局部治疗（必要时） □免疫治疗（必要时） □去角化的治疗（必要时） □中医中药治疗（必要时） □避免刺激性食物 □戒烟酒 □卫生宣教 □定期复查 □疾病预防和注意事项宣教 **各类检查**（必要时） □血液检查 □唾液检查 □免疫功能检查
重点医嘱	**实验室检查**（必要时） □血液检查 □唾液检查 □免疫功能检查 □涂片或组织活检 □其他相关疾病检查 **医嘱** □疾病预防和注意事项宣教	□涂片或组织活检 □X 线检查 □全身其他系统检查 **临时医嘱**（必要时） □相关科室会诊
病情变异记录	□无 □有，原因：1. 2.	□无 □有，原因：1. 2.
医师签名		

口腔念珠菌病临床路径
(2019 年版)

一、临床路径标准门诊流程

(一)适用对象

第一诊断为口腔念珠菌病者(ICD－10:B37.0)。行药物治疗为主的综合治疗。

(二)诊断依据

根据《临床诊疗指南·口腔医学分册(2016 修订版)》(中华口腔医学会编著,人民卫生出版社,2016),《临床技术操作规范·口腔医学分册(2017 修订版)》(中华口腔医学会编著,人民卫生出版社,2017),《口腔黏膜病学》(陈谦明,人民卫生出版社,2012 年,第 4 版)。

依靠病史和临床表现,结合实验室检查诊断。病史:有抗菌药物、糖皮质激素等免疫抑制剂用药史;头颈部放射治疗史;义齿戴用史;贫血等血液系统疾病;糖尿病及免疫功能低下等病史。临床症状和体征:口干、疼痛、烧灼感;口腔黏膜出现白色凝乳状伪膜(伪膜型);舌背乳头萎缩、口角炎、口腔黏膜发红(红斑型);或有白色角化斑块及肉芽肿样增生(增殖型)。实验室检查:病损区或义齿组织面涂片可见念珠菌菌丝及孢子;唾液或含漱浓缩液培养或棉拭子真菌培养阳性。

(三)治疗方案的选择

根据《临床技术操作规范·口腔医学分册》(2017 修订版)(中华口腔医学会编著,人民卫生出版社,2017),《口腔黏膜病学》(陈谦明,人民卫生出版社,2012 年,第 4 版)。

符合上述诊断依据,患者本人要求并自愿接受治疗,无药物治疗的禁忌证。局部治疗:去除局部刺激因素;局部抑/抗真菌药物治疗。全身治疗:抗真菌治疗;免疫治疗;;相关疾病治疗。中医中药。手术治疗。卫生健康宣教。

(四)进入路径标准

第一诊断必须符合 ICD－10:B37.0 口腔念珠菌病疾病编码。当患者同时具有其他疾病诊断,但在门诊治疗期间不需要特殊处理也不影响第一诊断的临床路径流程实施时,可以进入路径。第一诊断符合者。

(五)首诊

必须询问的病史:用药史(抗菌药物及免疫抑制剂用药史);义齿佩戴情况;皮肤等全身病损;其他相关全身疾病。

根据患者病情选择的项目:涂片法;真菌培养;组织活检;药敏试验。

(六)药物的选择

去除各种刺激因素:如去除牙垢牙石,保持口腔卫生,调整咬殆,去除不良刺激因素。局部治疗:注意清洁义齿等;局部抑/抗真菌药物治疗。全身治疗:抗真菌治疗;调整机体免疫力:免疫力低下或长期应用免疫抑制剂者;相关疾病治疗。中医中药治疗。手术治疗:增殖型口腔念珠菌病经抗真菌药物治疗效果不佳者可考虑行手术治疗。健康卫生宣教。

(七)疗效标准

治愈:口腔念珠菌病的临床症状及体征消失,实验室检查涂片或培养结果转阴性。好转:口腔念珠菌病的临床症状及体征好转,实验室检查涂片或培养转阴性或培养虽为阳性但菌落数减少。未愈:口腔念珠菌病的临床症状及体征无好转或加重,实验室检查涂片或培养仍为阳性,菌落数量未减少或增加。

(八)预防

新生儿避免产道交叉感染;奶具或餐具清洁与消毒;长期应用抗菌药物和免疫抑制剂者应当警惕和预防。

(九)变异及原因分析

治疗过程中,出现或符合以下情况时:伴

全身系统性疾病的患者，伴有特殊感染的患者，治疗过程中出现并发症者。出现变异情况必要时需进行相关检查(血细胞分析、肝肾检查、免疫功能、活体组织检查、内分泌功能检查、结核菌素试验、HIV 检测等)、诊断和治疗以及相关学科会诊。

二、口腔念珠菌病临床路径表单

适用对象：第一诊断为口腔念珠菌病(ICD－10：B37.0)

患者姓名：________ 性别：____ 年龄：____ 门诊号：________

初诊日期：____年___月___日 复诊日期：____年___月___日

时间	首诊	复诊
主要诊疗工作	□询问病史及体格检查 □完成门诊病历 □完成初步的病情评估和治疗方案 □必要时请相关科室会诊(根据病情需要) □向患者及其家属交代注意事项 □签署治疗计划和治疗费用知情同意书	□根据实验室检查的结果，完成病情评估并完善治疗计划 □临床检查，记录治疗后病情变化 □必要时请相关科室会诊
重点医嘱	**实验室检查** □涂片法 □培养法 □药物敏感试验 □免疫功能检查 □其他实验室检查 **局部治疗** □局部治疗 □清洁义齿(义齿患者) □洁治 □中医中药 **全身治疗** □抗真菌治疗 □支持治疗 □中医中药 □调整机体免疫力：对于免疫力低下或长期应用免疫抑制剂者 **手术治疗** □对于增殖型口腔念珠菌病经抗真菌药物治疗效果不佳者 □疾病预防和注意事项宣教	**实验室检查** □涂片法 □培养法 □药物敏感试验 □免疫功能检查 □其他实验室检查 **局部治疗** □局部治疗 □清洁义齿(义齿患者) □洁治 **全身治疗** □支持治疗 □免疫治疗 □中医中药 **临时医嘱** □相关科室会诊 **长期医嘱** □预防和注意事项宣教 □定期复查
病情变异记录	□无 □有，原因：1. 2.	□无 □有，原因：1. 2.
医师签名		

乳牙慢性牙髓炎临床路径

(2019 年版)

一、乳牙慢性牙髓炎临床路径标准门诊流程

(一)适用对象

第一诊断为乳牙慢性牙髓炎(ICD－10：K04.002)。行根管治疗术(ICD－9－CM－3：23.7)。

(二)诊断依据

根据《临床诊疗指南·口腔医学分册(2016 修订版)》(中华口腔医学会编著，人民卫生出版社，2016)。症状：可无疼痛史。若有自觉症状，可表现为：咀嚼食物嵌塞窝洞时

有不适感；较轻的隐痛、钝痛；一过性冷热刺激痛或不适；自发痛、放散痛、阵发痛。检查：表面可有颜色改变或呈墨浸样变，牙齿表面完整性破坏，可见近髓龋洞，探诊可有疼痛；叩诊时无明显疼痛或稍感不适。X 线片牙齿冠部可有透影区，根尖周组织无病理性改变。

（三）治疗方案的选择

根据《临床诊疗指南 · 口腔医学分册（2016 修订版）》（中华口腔医学会编著，人民卫生出版社，2016）。对乳牙慢性牙髓炎的治疗指征为：凡确诊为慢性牙髓炎的患牙，牙根生理性吸收未超过 1/3，应当选择根管治疗。征得患儿及其监护人的同意。

（四）临床路径标准治疗疗程为 1 ~ 3 次

（五）进入路径标准

第一诊断必须符合 ICD－10：K04. 002 乳牙慢性牙髓炎疾病编码。当患儿同时具有其他疾病诊断时，但在治疗期间不需要特殊处理也不影响第一诊断的临床路径流程实施时，可以进入路径。

（六）治愈标准或疗效好转标准

治愈：无自觉症状，功能良好，修复体完好，X 线片提示根充物完好，根尖周组织无病理性改变。好转：无明显自觉症状，功能基本恢复，修复体基本完好，X 线片示根充物基本完好，根尖周组织无病理性改变。未愈：症状未消失或加重，X 线片示根尖周组织出现明显病理性改变。

（七）变异及原因分析

患牙大面积缺损，无法修复者。患牙大面积缺损、固位较差，需行预成冠等治疗。患儿因身心原因不能耐受或配合治疗时，需在征得监护人同意后采取全身麻醉、镇静或束缚下治疗方式，此前需完成必要相关检查。

二、乳牙慢性牙髓炎临床路径表单

适用对象：第一诊断为乳牙慢性牙髓炎（ICD－10：K04. 002）

患儿姓名：＿＿＿＿＿　性别：＿＿　出生日期：＿＿＿年＿＿月　年龄：＿＿

门诊号：＿＿＿＿＿　就诊日期：＿＿＿年＿＿月＿＿日　标准治疗次数：1 ~ 3 次

日期	诊疗第 1 ~ 2 次	诊疗第 2 ~ 3 次
主要诊疗工作	□询问病史，完成临床检查，明确诊断 □向患儿及其监护人交代诊疗过程 □局部麻醉下去腐、开髓、隔湿：封失活剂（7 ~ 14 天），延期拔髓：拔髓 □根管预备 □根管消毒、封药 □预约复诊	□询问患儿上次治疗后的反应 □隔湿、去除暂封物，清洁干燥根管 □根管充填，摄 X 线片确认根充情况 □垫底 □按所使用的充填材料要求完成对龋洞的充填 □修整、抛光、调𬌗
重点医嘱	**长期医嘱** □口腔卫生宣教 **临时医嘱** □使用局麻时交代相关注意事项 □封失活剂时交代相关注意事项	**长期医嘱** □定期复查 **临时医嘱** □按所使用充填材料交代术后注意事项
护理工作	□协助医师完成相关工作	□协助医师完成相关工作
病情变异记录	□无　□有，原因：1.　　2.	□无　□有，原因：1.　　2.
护士签名		
医师签名		

乳牙中龋临床路径

（2019 年版）

一、乳牙中龋临床路径标准门诊流程

（一）适用对象

第一诊断为乳牙中龋（ICD－10：K02.1）。行龋齿充填术（ICD－9－CM－3：23.2）。

（二）诊断依据

根据《临床诊疗指南·口腔医学分册（2016 修订版）》（中华口腔医学会编著，人民卫生出版社，2016）。症状：一般无自觉症状，或偶有冷热酸甜敏感，无自发痛史。检查：表面可有颜色改变或呈墨浸样变，牙齿表面完整性破坏，质地粗糙、松软。咬合翼片有助于显示发生于邻面的龋损，釉质及牙本质浅层可见透影区。

（三）治疗方案的选择

根据《临床诊疗指南·口腔医学分册（2016 修订版）》（中华口腔医学会编著，人民卫生出版社，2016）。对乳牙中龋的治疗指征为：凡有以上症状者应进行治疗；征得患儿及其监护人的同意。

（四）临床路径标准治疗疗程为 1 次

（五）进入路径标准

第一诊断必须符合 ICD－10：K02.1 乳牙中龋疾病编码。当患儿同时具有其他疾病诊断时，但在治疗期间不需要特殊处理也不影响第一诊断的临床路径流程实施时，可以进入路径。

（六）治愈标准或疗效好转标准

治愈：患牙无自觉症状，功能良好；未愈：充填体折断或脱落。

（七）变异及原因分析

患牙大面积缺损、固位较差，需行预成冠等治疗。患儿因身心原因不能耐受或配合治疗时，需在征得监护人同意后采取全身麻醉、镇静或束缚下的治疗方式，此前需完成必要的相关检查。

二、乳牙中龋临床路径表单

适用对象：第一诊断为乳牙中龋（ICD－10：K02.1）

患儿姓名：________ 性别：____ 出生日期：_____年____月 年龄：____

门诊号：________ 就诊日期：_____年____月____日 标准治疗次数：1 次

日期	诊疗内容
主要诊疗工作	□询问病史，完成临床检查，明确诊断　□制备必要的洞型 □向患儿及其监护人交代诊疗过程　□按所使用的充填材料要求完成对龋洞的充填 □隔湿、去尽龋坏组织（必要时在局麻下进行）　□修整磨光
重点医嘱	**长期医嘱** □口腔卫生宣教　□定期复查 **临时医嘱** □按所使用充填材料交代术后注意事项 □使用局麻时交代相关注意事项
护理工作	协助医师完成相关工作
病情变异记录	□无　□有，原因：1.　2.
护士签名	
医师签名	

腮腺多形性腺瘤临床路径

(2019 年版)

一、腮腺多形性腺瘤临床路径标准住院流程

(一)适用对象

第一诊断为腮腺多形性腺瘤(ICD－10:D11.0,M8940/0)。行腮腺肿物及浅叶切除＋面神经解剖术(或部分腮腺切除术):腮腺肿物及浅叶切除术(ICD－9－CM－3:26.2901)。面神经解剖术(ICD－9－CM－3:04.0401)。部分腮腺切除术(ICD－9－CM－3:26.3101)。

(二)诊断依据

根据《临床诊疗指南・口腔医学分册(2016 修订版)》(中华口腔医学会编著,人民卫生出版社,2016)。

腮腺区无痛性肿块,生长缓慢,无明显自觉症状。肿块质地中等,呈球状或分叶状,周界清楚,与周围组织无粘连,无面神经功能障碍。超声或 CT 显示腮腺内有界限清楚的占位病变。

(三)治疗方案的选择

根据《临床诊疗指南・口腔医学分册(2016 修订版)》(中华口腔医学会编著,人民卫生出版社,2016)。

选择腮腺肿物及浅叶切除＋面神经解剖术或包括腮腺肿瘤及瘤周正常腮腺切除的部分腮腺切除术,其适应证为:腮腺浅叶多形性腺瘤;患者全身状况可耐受手术;患者无明显手术禁忌证。

(四)标准住院日为 5～7 天

(五)进入路径标准

第一诊断符合 ICD－10:D11.0,M8940/0 腮腺多形性腺瘤疾病编码。患者同时具有其他疾病诊断,如在住院期间不需要特殊处理,也不影响第一诊断的临床路径流程实施时,可以进入路径。

(六)术前准备(术前评估)2 天

必须检查的项目:血常规、尿常规、便常规、血型;凝血功能;血生化;感染性疾病筛查(乙型肝炎、丙型肝炎、艾滋病、梅毒等);胸片;心电图;腮腺超声。

选择性检查的项目:超声心动图;肺功能/动脉血气分析;腮腺 CT(建议首选增强 CT)/MRI 检查。

(七)预防性抗菌药物选择与使用时机

抗菌药物:按照《抗菌药物临床应用指导原则》(卫医发〔2015〕43 号)执行。必要时可预防性使用抗菌药物。抗菌药物选用青霉素类或其他类抗菌药物,用药时间为术前 30 分钟。

(八)手术日为入院第 3 天

麻醉方式:全身麻醉或局部麻醉。

手术植入物:必要时可植入口腔生物膜,以预防涎瘘和味觉出汗综合征。

术中用药:除麻醉用药外无特殊用药。

(九)术后住院恢复 2～4 天

术后用药:术后出现面神经损伤症状者,酌情选用神经营养药物。

(十)出院标准

生命体征平稳;手术切口无红、肿、热、痛等炎症表现,无新鲜渗血;伤口无明显唾液渗漏等需要住院治疗的并发症。

(十一)变异及原因分析

位于腮腺深叶的肿瘤不进入该路径。如肿瘤生长时间长,特别巨大(直径＞8cm),有生长迅速、疼痛或出现面瘫症状等恶变倾向时不进入该临床路径。

复发性腮腺多形性腺瘤的手术方式根据具体情况酌定。

二、腮腺多形性腺瘤临床路径表单

适用对象：第一诊断为腮腺多形性腺瘤（ICD－10：D11.0，M8940/0）

患者姓名：________ 性别：____ 年龄：____ 门诊号：________ 住院号：________

住院日期：____年____月____日 出院日期：____年____月____日 标准住院日：5～7 天

时间	住院第 1 天	住院第 2 天	住院第 3 天 （手术日）（术前）
主要诊疗工作	□询问病史、体格检查 □完成入院病历和首次病程记录 □腮腺超声 □腮腺 CT 或 MRI（选择性） □X 线胸片 □心电图 □超声心动图（选择性） □肺功能/动脉血气分析（选择性） □交代住院注意事项	□上级医师查房，明确手术方案 □血常规、血凝、血型、血生化 □尿常规、大便常规 □完成术前准备 □完成术前小结 □术前谈话，签署手术同意书 □签署麻醉同意书自费项目同意书 □向患者及家属交代围手术期注意事项后下手术医嘱 □全身麻醉术前准备	□检查备皮情况 □术前30分钟静滴抗菌药物（必要时） □嘱患者术前 6 小时禁食、禁水 □必要时准备术中冰冻活检
重点医嘱	**长期医嘱** □三级护理/二级护理 □普通饮食 **临时医嘱** □血常规、血凝、血型、尿常规、大便常规、血生化 □X 线胸片、心电图 □腮腺超声 □腮腺 CT/MRI（必要时） □超声心动图（必要时） □肺功能/动脉血气分析（必要时）	**长期医嘱** □三级护理/二级护理 □普通饮食 **临时医嘱** □明日全身或局部麻醉下行腮腺肿物及浅叶切除＋面神经解剖术（或部分腮腺切除术） □术前 6 小时禁食、禁水 □术前肠道准备 □耳后、发际上备皮 □抗菌药物术前 30 分钟 静滴（必要时）	
主要护理工作	□介绍病房环境、设施及设备 □入院护理评估 □执行入院后医嘱 □指导进行心电图、影像学检查等	□晨起静脉取血 □卫生知识及手术知识宣教 □嘱禁食、禁水时间 □药敏试验（必要时） □术前肠道准备（必要时） □术前手术区域皮肤准备	□术前更衣 □遵医嘱给药（必要时）
病情变异记录	□无 □有，原因： 1. 2.	□无 □有，原因： 1. 2.	□无 □有，原因： 1. 2.
护士签名			
医师签名			

时间	住院第 3 天(手术日) (术后)	住院第 4 天 (术后第 1 天)	住院第 5 ~7 天 (术后第 2 ~4 天,出院日)
主要诊疗工作	□手术 □完成手术记录及术后病程 □向患者家属交代手术情况及术后注意事项 □复苏室观察、治疗 2 小时 □患者转运回病房继续观察、治疗	□观察并记录引流 □手术创口换药、包扎 □交代勿进食刺激性食物 □完成病程记录 □营养神经药物治疗(必要时)	□撤除引流 □上级医师查房 □完成出院小结及出院记录 □完成所有病历并填写首页 □通知患者出院 □向患者及家属交代出院注意事项
重点医嘱	**长期医嘱** □回病房后一级护理 □流食(术后 6 小时后,禁忌刺激性食物) □全身麻醉术后护理常规 2 小时 □禁食、禁水 6 小时 □持续低流量吸氧(持续时间视病情而定) □持续心电、血氧饱和度监护(持续时间视病情而定) □酌情补液及预防性应用抗菌药物 □雾化吸入 1 ~2 次	**长期医嘱** □停一级护理 □二级护理 □普通饮食(禁忌刺激性食物) □营养神经药物治疗(必要时) □雾化吸入每天 2 次 □局部换药 □适量补液 □必要时实验室检查	**出院医嘱** □今日出院 □撤除负压引流、创口换药 □患侧腮腺区加压包扎 1 ~2 周 □5 ~7 日后拆线 □1 个月内勿食刺激性食物 □有面神经损伤症状者给予面肌功能训练指导和院外营养神经药物治疗 □术后定期复查 □出院后有任何不适及时就诊
主要护理工作	□观察术后病情变化 □观察创口出血情况 □观察术后进食情况并给予指导 □指导并协助术后活动 □术后心理与生活护理	□观察病情变化及饮食情况 □心理与生活护理 □指导勿食刺激性食物	□指导办理出院手续 □指导复查时间及注意事项
病情变异记录	□无　□有,原因: 1.　2.	□无　□有,原因: 1.　2.	□无　□有,原因: 1.　2.
医师签名			
护士签名			

舌癌临床路径

(2019 年版)

一、舌癌临床路径标准住院流程

(一)适用对象

第一诊断为舌癌(ICD -10:C02M8070/3)。

行舌癌扩大切除术或舌癌扩大切除术 + 颈淋巴清扫术:舌癌扩大切除术(ICD -9 -CM -3:25.3/25.4);颈淋巴清扫术(ICD -9 -CM -3:40.4)。

(二)诊断依据

根据《临床诊疗指南 · 口腔医学分册

(2016 修订版)》(中华口腔医学会编著,人民卫生出版社,2016)。病史:局部常有慢性刺激因素(如锐利牙尖或残根);也可有白斑等癌前病损;或无明显诱发因素,病变发展较快。体征:舌体局部溃疡或浸润块,也可外突呈菜花状,常有明显自发痛或触痛。实验室检查:活组织检查病理明确为癌瘤。

(三)治疗方案的选择

根据《临床技术操作规范·口腔医学分册(2017 修订版)》(中华口腔医学会编著,人民卫生出版社,2017)。选择舌癌扩大切除术或舌癌扩大切除术 + 颈淋巴清扫术,其适应证为:在肿瘤边界外 1.5 ~2cm 正常组织内扩大切除肿瘤;根据不同情况,颈部淋巴结可予以观察,或行选择性或治疗性颈淋巴结清扫术;病理明确颈部淋巴结转移的患者,建议行术后放疗。

(四)标准住院日≤14 天

(五)进入路径标准

第一诊断符合 ICD -10:C02M8070/3 舌癌疾病编码。患者同时具有其他疾病诊断,如在住院期间不需要特殊处理也不影响第一诊断的临床路径流程实施时,可以进入路径。TNM 分类:原发灶 T_1或 T_2,淋巴结 N_0或 N_1,远处转移 M_0。

(六)术前准备(术前评估)1 ~3 天

术前必须检查的项目:血常规、尿常规、大便常规、血型,凝血功能,血生化,感染性疾病筛查(乙型肝炎、丙型肝炎、艾滋病、梅毒等),X 线胸片、心电图。

根据病情可选择:超声心动图和肺功能检查(老年人或既往有相关病史者);必要时行曲面断层、CT、MRI 检查。

(七)预防性抗菌药物选择与使用时机

按照《抗菌药物临床应用指导原则》(卫医发〔2015〕43 号)执行。青霉素类或其他类抗菌药物,预防性用药时间为术前 0.5 ~1 小时静脉输注。

(八)手术日为入院第 3 ~4 天

麻醉方式:全身麻醉或局部麻醉。术中用药:麻醉常规用药、术后镇痛泵的应用。输血:视术中情况而定。术后标本冰冻加石蜡切片送病理。

(九)术后住院恢复 7 ~10 天

术后根据当时患者情况复查相关检查项目。术后使用青霉素类或其他类抗菌药物,用药时间 3 ~5 天。

(十)出院标准

患者一般情况良好,伤口愈合好,引流管拔除,伤口无感染,无皮下积液(或门诊可处理的少量积液),无组织坏死。无需要住院处理的并发症和(或)合并症。

(十一)变异及原因分析

有影响手术的全身疾病或合并症,需要进行相关的诊断和治疗。必要时需要进行 CT、MRI 等检查以明确肿瘤范围。越过中线的舌癌,根据情况可以行双侧颈淋巴结清扫术。侵及口底接近下颌骨的舌癌,扩大切除肿瘤时可能需要切除部分下颌骨。舌体局部切除后需要皮瓣修复者不进入该路径。

二、舌癌临床路径表单

适用对象:第一诊断为舌癌(ICD -10:C02M8070/3)

行舌癌扩大切除术 + 颈淋巴清扫术(ICD -9 - CM -3:25.3/25.4 +40.4)

患者姓名:__________ 性别:____ 年龄:____ 门诊号:__________ 住院号:__________

住院日期:____年____月____日 出院日期:____年____月____日 标准住院日:≤14 天

时间	住院第 1 天	住院第 2～3 天	住院第 3～4 天 (手术日)
主要诊疗工作	□询问病史及体格检查 □完成病历书写 □开检查、检验申请单 □初步术前病情评估 □初步确定手术方式和日期	□上级医师查房 □完成术前准备与术前评估 □根据体检、病理结果、影像学检查等，进行术前讨论，确定手术方案 □完成必要的相关科室会诊 □住院医师完成术前小结、上级医师查房记录等病历书写 □向患者及家属交代围手术期注意事项，签署手术知情同意书 □签署自费用品协议书、输血同意书(必要时)	□手术 □术者或第一助手完成手术记录 □住院医师完成术后病程记录 □上级医师查房 □向患者及家属交代病情及术后注意事项
重点医嘱	**长期医嘱** □外科三级护理或二级护理常规 □饮食：普通饮食/糖尿病饮食/其他 □患者既往基础用药 **临时医嘱** □血常规、尿常规、大便常规、血型、凝血功能、血生化、感染性疾病筛查 □X 线胸片、心电图 □肺功能、超声心动图(视情况而定) □必要时行曲面断层、超声、CT、MRI 检查	**长期医嘱** □患者既往基础用药 **临时医嘱** □根据需要牙齿洁治 **术前医嘱** □拟明日在局部麻醉＋监测/局部麻醉＋强化/全身麻醉下行/舌癌扩大切除术/舌癌扩大切除＋颈淋巴清扫术/舌癌扩大切除术＋颈淋巴结清扫术＋下颌骨方块切除术 □口腔清洁 □术前 6 小时禁食、禁水 □抗菌药物皮试 □术前 0.5～1 小时静注抗菌药物 □术前插胃管 □其他特殊医嘱	**长期医嘱** □术后 6 小时流质饮食 □保留胃管、禁食、禁水 1 日 □间断胃肠减压 □保留颈部负压引流管 **临时医嘱** □心电监护、吸氧 □补液 □青霉素类或其他类抗菌药物 □其他特殊医嘱
主要护理工作	□介绍病房环境、设施及设备 □入院护理评估 □执行入院后医嘱 □指导进行心电图、影像学检查等	□晨起静脉取血 □卫生知识及手术知识宣教 □口腔清洁 □嘱患者禁食、水时间 □药敏试验	□术前更衣、遵医嘱插胃管、给药 □观察术后病情变化 □观察创口出血及引流情况 □保持各种管路通畅 □给予术后饮食指导 □指导并协助术后活动
病情变异记录	□无　□有，原因： 1.　　2.	□无　□有，原因： 1.　　2.	□无　□有，原因： 1.　　2.
护士签名			
医师签名			

时间	住院第 4 ~ 6 天 (术后第 1 ~ 2 天)	住院第 6 ~ 10 天 (术后第 3 ~ 6 天)	住院第 10 ~ 14 天 (术后第 7 ~ 10 天,出院日)
主要诊疗工作	□上级医师查房,注意病情变化 □住院医师完成常规病历书写 □注意引流量和引流液性状 □注意观察体温、血压等 □根据需要复查血常规、电解质等	□上级医师查房 □住院医师完成常规病历书写 □记录病理结果 □更换颈部伤口敷料,观察伤口愈合情况 □根据引流情况决定是否拔除引流管 □根据患者进食情况调整补液量	□上级医师查房,进行手术及伤口评估,确定有无手术并发症和切口愈合不良情况,明确是否出院 □根据伤口愈合情况,逐步拆除缝线(口外伤口 5 ~ 7 天,口内伤口 7 ~ 10 天) □完成出院记录、病案首页、出院证明书等,向患者交代出院后的注意事项 □是否需要配合术后放疗等
重点医嘱	**长期医嘱** □一级护理或二级护理 □饮食:流质饮食/鼻饲流质饮食 □雾化吸入 □口腔冲洗 □青霉素类或其他类抗菌药物 **临时医嘱** □止痛 □补液(视情况而定)	**长期医嘱** □二级护理或三级护理 □饮食:流质饮食/鼻饲流质饮食 □抗菌药物(根据病情停用) **临时医嘱** □换药 □拔除负压引流管(引流量≤20ml/24h)	**出院医嘱** □拆线 □出院(带药)
主要护理工作	□观察病情变化 □观察创口出血情况 □遵医嘱口腔冲洗,保持口腔清洁 □观察进食情况并给予指导 □心理与生活护理	□观察病情变化及饮食情况 □心理与生活护理 □指导功能锻炼	□指导办理出院手续 □指导复查时间和注意事项
病情变异记录	□无 □有,原因: 1. 2.	□无 □有,原因: 1. 2.	□无 □有,原因: 1. 2..
护士签名			
医师签名			

下颌骨骨折临床路径
(2019 年版)

一、下颌骨骨折临床路径标准住院流程

(一)适用对象

第一诊断为下颌骨骨折(ICD－10:S02.6)。行下颌骨骨折切开复位内固定术(ICD－9－CM－3:76.76)。

(二)诊断依据

根据《临床诊疗指南·口腔医学分册(2016 修订版)》(中华口腔医学会编著,人民卫生出版社,2016)。有明确的外伤史。临床检查存在下颌骨骨折的临床表现。影像学检查可见明确的骨折影像。

(三)治疗方案的选择

根据《临床诊疗指南·口腔医学分册(2016 修订版)》(中华口腔医学会编著,人民卫生出版社,2016)。选择下颌骨骨折切开复位内固定术,其适应证为:有外伤史,下颌骨骨折诊断明确;全身情况可耐受麻醉和手术,危及生命的全身合并损伤已经得到有效处置,生命体征稳定;下颌骨骨折段错位明显,咬合关系紊乱。

(四)标准住院日为≤14 天

(五)进入路径标准

第一诊断必须符合 ICD－10:S02.6 下颌骨骨折疾病编码。患者同时具有其他疾病诊断,如住院期间不需特殊处理也不影响第一诊断的临床路径流程实施时,可以进入路径。

(六)术前准备(术前评估)2 天

必须检查的项目:血常规、尿常规、便常规、血型、凝血功能、肝肾功能;感染性疾病筛查(乙型肝炎、丙型肝炎、艾滋病、梅毒等);心电图;影像学检查(颅颌面及全身影像检查)。

(七)预防性抗菌药物选择与使用时机

抗菌药物:按照《抗菌药物临床应用指导原则》(卫医发〔2015〕43 号)执行。选用青霉素类或其他类抗菌药物,预防性用药时间为术前 30 分钟(另可根据是否为开放性损伤及感染程度决定抗菌药物选用和应用的时间)。

(八)手术日为入院第 2～5 天

麻醉方式:全身麻醉或局部麻醉。手术内固定物:骨折接骨板、钉和其他类骨折内固定物,颌间固定螺钉等。术中用药:青霉素类或其他类抗菌药物。输血:视术中出血情况而定,一般不考虑输血。

(九)术后住院恢复 5～7 天

必须复查的检查项目:血细胞分析和影像学检查。术后选用青霉素类或其他类抗菌药物,用药时间根据骨折及感染的严重程度决定。术后骨折固定效果的影像学评估:如曲面体层片、CT 检查。

(十)出院标准

全身一般情况稳定;切口Ⅰ/甲(口外切口)和(或)Ⅱ/甲(口内或开放性伤口)愈合;咬合关系恢复;影像学检查显示骨折复位固定良好。

(十一)变异及原因分析

需手术治疗的下颌髁突骨折,下颌粉碎性骨折,下颌骨骨折合并面中部骨折,下颌骨病理性骨折不进入该路径。急诊患者不进入该路径。

二、下颌骨骨折临床路径表单

适用对象:第一诊断为下颌骨骨折(ICD－10:S02.6)

患者姓名:________　性别:____　年龄:____　门诊号:__________　住院号:________

住院日期:_____年___月___日　出院日期:_____年___月___日　标准住院日:≤14 天

时间	住院第 1 天	住院第 2 天	住院第 3 ~ 5 天 （手术日）
主要诊疗工作	□询问病史及体格检查 □完成病历书写 □开术前实验室检查单、影像检查单、心电图检查单、会诊单（根据病情需要） □上级医师查房，初步确定手术方式和日期 □向患者或家属交代诊疗过程和住院事项 □开放性骨折按照急诊诊疗程序处理	□上级医师查房，确认治疗（手术）方案 □开术前医嘱、完成术前准备 □牙齿洁治（视情况而定） □取牙模型（视情况而定） □术前讨论（视情况而定） □完成必要的相关科室会诊 □签署手术知情同意书、自费用品协议书、输血同意书 □签署手术麻醉知情同意书 □向患者及家属交代病情及围手术期注意事项 □完成术前小结和上级医师查房记录	□完成手术 □开术后医嘱 □术者完成手术记录 □住院医师完成术后病程 □术者查房 □向患者/家属交代病情及术后注意事项
重点医嘱	**长期医嘱** □外科一级/二级饮食：流质饮食/ **临时医嘱** □血常规、尿常规、大便常规、血型、凝血功能、肝肾功能、感染性疾病筛查 □心电图（12 岁以上患者） □超声心动图（视情况而定） □正位 X 线胸片 □下颌曲面体层片 + 下颌正位片 □颅面螺旋 CT 或 CBCT 检查（视情况而定）	**临时医嘱** □拟明日在____麻醉下行下颌骨切开复位内固定术 □术前 6 小时禁食、禁水 □术前留置胃管（视情况而定） □术前留置尿管（视情况而定） □常规皮肤准备、口腔清洁 □抗菌药物（术前 30 分钟使用） □备血（视情况而定） □患者既往基础用药 □其他特殊医嘱	**长期医嘱** □全身麻醉术后护理常规 □外科一级护理 □禁食、禁水 12 ~ 24 小时 □今日在麻醉下行下颌骨切开复位内固定术 □心电监护（视情况而定） □持续/间断吸氧__小时（视情况而定） □留置胃管（视情况而定） □留置尿管（视情况而定） □输液 + 抗菌药物
主要护理工作	□介绍病房环境、设施及设备 □入院护理评估 □执行入院后医嘱 □指导进行心电图、影像学检查等	□晨起静脉取血 □卫生知识及手术知识宣教 □手术区域皮肤准备及口腔清洁 □嘱患者禁食、禁水时间 □药敏试验	□术前更衣、遵医嘱插胃管、给药 □观察术后病情变化 □观察创口出血情况 □保持各种管路通畅 □给予术后饮食指导 □指导并协助术后活动
病情变异记录	□无　□有，原因： 1.　2.	□无　□有，原因： 1.　2.	□无　□有，原因： 1.　2.
护士签名			
医师签名			

时间	住院第 4 ~ 6 天 (术后第 1 天)	住院第 5 ~ 8 天 (术后第 2 ~ 3 天)	住院第 9 ~ 14 天 (术后第 4 ~ 7 天,出院日)
主要诊疗工作	□上级医师查房,观察病情 □住院医师常规病历记录 □观察引流量(视情况而定) □观察体温、血压 □观察伤口 □观察咬合关系,如果发现咬合错乱,做颌间牵引或重新手术复位	□上级医师查房,观察病情 □住院医师常规病历记录 □撤除引流(视引流量而定) □检查咬合关系 □拍摄曲面断层片或 CT	□上级医师查房,评估手术效果和伤口愈合,明确是否出院 □住院医师完成出院记录、病案首页、出院证明书等,向患者交代□,出院后的注意事项,如:返院复诊的时间、地点,发生紧急情况时的处理等
重点医嘱	**长期医嘱** □一级护理 □流质饮食(未留置胃管者) □保留胃管(留置胃管者) □鼻饲流质饮食(留置胃管者) □陪住 1 人 □口腔冲洗(颌间牵引者)2 次/日 □抗菌药物 □补液(视术后进食情况)	**长期医嘱** □同术后第 1 天 **临时医嘱** □摄术后 X 线片(原则上应与术前所摄片位相同)	**出院医嘱** □停一级护理为二级护理(第 4 天),出院前应改为三级护理 □流质饮食(未留置胃管者) □保留胃管(术后 5 ~ 7 天拔出胃管后停医嘱)) □鼻饲流质饮食(留置胃管者,拔出胃管后改为流质饮食) □停陪住 1 人(第 4 天) □停口腔冲洗(术后 5 ~ 7 天打开咬合后) □抗菌药物(术后 5 ~ 7 天停) **临时医嘱** □明日出院(出院前 1 天)
主要护理工作	□观察患者病情变化 □观察创口出血情况 □遵医嘱口腔冲洗,保持口腔清洁 □保持各种管路通畅 □观察进食情况并给予指导 □心理与生活护理	□观察病情变化及饮食情况 □心理与生活护理 □指导口腔功能锻炼	□指导办理出院手续 □指导复查时间及注意事项 □宣教保持口腔清洁、避免面部外伤、3 个月内禁咬硬物、开口训练等
病情变异记录	□无　□有,原因: 1.　　2.	□无　□有,原因: 1.　　2.	□无　□有,原因: 1.　　2.
护士签名			
医师签名			

下颌前突畸形临床路径

(2019 年版)

一、下颌前突畸形临床路径标准住院流程

(一) 适用对象

第一诊断为下颌前突畸形(ICD - 10:K07. 108)。

行双侧下颌升支矢状劈开截骨术(BSSRO)(ICD - 9 - CM - 3:76. 62 - 76. 64),上颌 Le Fort Ⅰ型截骨术(需要时)(ICD - 9 - CM - 3:76. 65)。

(二)诊断依据

根据《临床诊疗指南 · 口腔医学分册(2016 修订版)》(中华口腔医学会编著,人民卫生出版社,2016)。下颌向前突出,前牙反殆,后牙近中关系(Angle Ⅲ类);面下 1/3 较长,软组织颏前点前移;X 线头影测量:∠SNA 正常,∠SNB 大于正常,∠ANB 小于正常或为负角。

(三)治疗方案的选择

根据《临床诊疗指南 · 口腔医学分册(2016 修订版)》(中华口腔医学会编著,人民卫生出版社,2016)。

选择双侧下颌升支矢状劈开截骨术(BSSRO),其适应证为:骨性Ⅲ类错颌畸形;全身无手术禁忌证。

(四)标准住院日为≤10 天

(五)进入路径标准

第一诊断必须符合 ICD-10:K07.108 下颌前突畸形疾病编码。患者同时具有其他疾病诊断,如在住院期间不需要特殊处理也不影响第一诊断的临床路径流程实施时,可以进入路径。

(六)术前准备(术前评估)2~3 天

必须检查的项目:影像学检查(X 线胸片、X 线头颅正侧位定位片、全口曲面断层片、锥形束 CT 或螺旋 CT);X 线头影测量分析、术前虚拟治疗方案设计、模型外科、咬合导板的制作;血常规、凝血功能、血型;尿常规、大便常规;肝肾功能;感染性疾病筛查(乙型肝炎、丙型肝炎、艾滋病、梅毒等);心电图。

(七)预防性抗菌药物选择与使用时机

抗菌药物:按照《抗菌药物临床应用指导原则(2015 年版)》(国卫办医发〔2015〕43 号)执行。

选择青霉素类或其他类抗菌药物,预防性用药时间为手术开始前 30 分钟。

(八)手术日为入院第 3~4 天

麻醉方式:经鼻气管插管全身麻醉。

手术内固定物:小型/微型钛板、钛钉。

术中用药:麻醉常规用药、抗菌药物和止血药。

输血:视术中情况和出血量而定,一般不考虑输血。

(九)术后住院恢复 5~6 天

必须复查的检查项目:影像学检查(X 线头颅正侧位定位片,全口曲面断层片,锥形束 CT 或螺旋 CT)。

术后预防性使用抗菌药物:用药时间 3~5 天。根据病情决定使用止血、消肿类及镇痛类药物的时间。

(十)出院标准

一般情况良好、可进流质饮食、活动自如;面部肿胀逐渐消退。上下牙列就位于咬合导板内,咬合关系稳定。CT 及 X 线片显示:无意外骨折,各骨段位置符合设计要求;各骨内固定物就位良好;髁突位置在正常范围。手术创口在愈合中,无脓性分泌物;手术区无明显积液。

(十一)变异及原因分析

若有影响手术的全身情况,需要进行相关会诊,除外手术禁忌证。对极少数下颌前突畸形患者,应行神经外科会诊,以排除脑垂体瘤等病因,避免术后复发。

二、下颌前突畸形临床路径表单

适用对象:第一诊断为下颌前突畸形(ICD-10:K07.108)

患者姓名:__________　性别:____　年龄:____　门诊号:________　住院号:________

住院日期:_____年___月___日　出院日期:_____年___月___日　标准住院日:≤10 天

时间	住院第 1 天	住院第 2～3 天	住院第 3～4 天 （手术日）
主要诊疗工作	□询问病史、体格检查 □完成入院病历和首次病程记录的书写 □请示上级医师 □确定手术日期	□上级医师查房，确定手术方案 □完成术前小结和上级医师查房记录 □开术前医嘱，完成术前准备 □牙周洁治 □术前讨论（视情况而定） □必要时完成相关会诊 □完成 X 线头影测量分析和术前虚拟治疗方案设计 □完成模型外科 □完成咬合导板制作、试戴 □签署麻醉、手术同意书 □向患者及家属交代病情和围手术期注意事项	□完成手术 □开术后医嘱 □术者或一助完成手术记录 □住院医师完成术后病程记录 □上级医师查房 □向患者家属说明手术过程、病情及术后注意事项
重点医嘱	**长期医嘱** □三级护理 □普通饮食 **临时医嘱** □血常规、尿常规、大便常规、血型、凝血功能、血生化、感染性疾病筛查 □心电图 □正位 X 线胸片 □X 线头颅正侧位定位片、全口曲面断层片、锥形束 CT 或者螺旋 CT □牙周洁治	**长期医嘱** □三级护理 □普通饮食 **临时医嘱**（术前） □拟明日在全麻下行下颌前突畸形矫治术（说明具体术式） □面部、口鼻腔清洁 □术前 6 小时禁食、禁水 □术中插胃管 □术中插尿管（视情况而定） □抗菌药物术前 30 分钟 □其他特殊医嘱	**长期医嘱** □全麻术后护理常规 □禁食、禁水 12～24 小时 **临时医嘱**（术后） □保留胃管（视情况而定） □保留尿管（视情况而定） □心电监护 □持续/间断吸氧小时 □输液＋抗菌药物 □激素 □止血药物
主要护理工作	□介绍病房环境、设施及设备 □入院护理评估 □执行入院后医嘱 □指导进行心电图、影像学检查等	□晨起静脉取血 □卫生知识宣教	□手术知识宣教 □手术区域皮肤准备及口腔清洁 □嘱患者禁食、水时间 □药敏试验
病情变异记录	□无 □有，原因： 1.　　2.	□无 □有，原因： 1.　　2.	□无 □有，原因： 1.　　2.
护士签名			
医师签名			

时间	住院第 4 ~5 天 （术后第 1 天）	住院第 5 ~6 天 （术后第 2 天）	住院第 6 ~8 天 （术后第 3 ~4 天）	住院第 8 ~10 天 （出院日）
主要诊疗工作	□上级医师查房 □密切观察病情变化 □住院医师常规完成术后病程记录 □观察记录引流量，取出引流管（视情况而定） □观察面部肿胀、呼吸情况和创口渗血情况 □观察咬合关系 □注意体温、血压、进食量等 □换药、去除加压包扎敷料（视情况而定） □根据病情，鼓励患者下床活动	□上级医师查房 □观察病情变化 □住院医师常规完成病程记录 □换药、去除加压包扎敷料（视情况定） □开始颌间牵引	□上级医师查房 □注意病情变化 □住院医师常规完成病程记录 □调整颌间牵引至上下牙列进入咬合导板 □复查 X 线头颅正侧位定位片、全口曲面断层片、锥形束 CT 或螺旋 CT	□上级医师查房，检查咬合关系、创口愈合、面部肿胀和术后 X 线片等，明确可以出院 □住院医师完成出院小结、病历首页和出院诊断证明书等 □向患者说明出院注意事项、复查时间以及发生情况及时复诊等
重点医嘱	**长期医嘱** □一级护理 □流质饮食或鼻饲流质饮食（保留胃管者） □雾化吸入 □口腔冲洗 **临时医嘱** □根据需要量输液 □抗菌药物 □激素 □止血药（必要时） □止吐药（必要时） □拔除胃管（视情况而定） □拔除尿管	**长期医嘱** □一级护理或二级护理 □流质饮食或鼻饲流质饮食（保留胃管者） □雾化吸入 □口腔冲洗 **临时医嘱** □根据需要量输液 □抗菌药物 □激素 □拔除胃管（视情况而定）	**长期医嘱** □二级护理或三级护理 □流质饮食 □雾化吸入（视情况而定） □口腔冲洗 **临时医嘱** □根据需要量输液 □抗菌药物（必要时） □激素（必要时） □换药（必要时）	**出院医嘱** □今日出院 □出院带药（必要时） □流质饮食 □避免创伤 □注意口腔卫生 □及时复诊
主要护理工作	□观察病情变化 □观察术后进食情况并给予指导 □遵医嘱口腔冲洗，保持口腔清洁 □心理与生活护理	□观察病情变化及饮食情况 □心理与生活护理 □口腔卫生宣教	□观察病情变化及饮食情况 □心理与生活护理	□指导办理出院手续 □指导复查时间及注意事项
病情变异记录	□无 □有，原因： 1. 2.	□无 □有，原因： 1. 2.	□无 □有，原因： 1. 2.	□无 □有，原因： 1. 2.
护士签名				
医师签名				

牙列缺失行种植体支持式固定义齿修复临床路径

(2019 年版)

一、临床路径标准门诊流程

(一)适用对象

第一诊断为牙列缺失(ICD－10:K08.101 或 K08.104)。行牙列缺失种植体支持式固定义齿修复治疗:牙列缺失种植体植入术(ICD－9－CM－3:23.5)。

(二)诊断依据

根据《临床诊疗指南·口腔医学分册(2016 修订版)》(中华口腔医学会编著,人民卫生出版社,2016)。全口牙缺失,或单颌牙列缺失。全身健康状况能满足常规牙槽突外科手术。口腔软硬组织健康,上下颌骨局部形态及𬌗关系、颌间距离等均满足种植固定义齿要求。X 线片显示拟种植区的上下颌骨局部骨量满足种植修复要求。

(三)治疗方案的选择

根据《临床技术操作规范·口腔医学分册(2017 修订版)》(中华口腔医学会编著,人民卫生出版社,2017)。临床及影像学检查符合上述诊断依据。患者本人要求并自愿接受种植治疗。种植体植入后以固定义齿方式修复。无手术禁忌证。

(四)临床路径标准治疗次数为 13 次

术前准备 3 次。种植体植入手术 1 次,二期手术 1 次,术后复查 3 次。修复治疗 5 次。

(五)进入路径标准

第一诊断必须符合 ICD－10:K08.101 或 K08.104 牙列缺失疾病编码。当患者同时具有其他疾病诊断,但在门诊治疗期间不需要特殊处理也不影响第一诊断的临床路径流程实施时,可以进入路径。

(六)术前准备

必需的检查项目:血常规、凝血功能、肝肾功能、感染性疾病筛查;单颌牙列缺失者,行对颌牙周健康状况检查及基础治疗;X 线片(曲面体层片、根尖片、锥形束 CT);双侧颞下颌关节检查;取研究模型,行模型分析。

(七)抗菌药物选择与使用时机

按照《抗菌药物临床应用指导原则》(卫医发〔2015〕43 号)执行,并根据患者病情决定抗菌药物的选择与使用时间。建议使用第一代头孢菌素,可加用甲硝唑。使用口腔抗菌含漱液,预防性用药时间为术前 30 分钟。

(八)手术日为第 4 次门诊日

麻醉方式:局部麻醉,必要时镇静下治疗。术中用药:局部麻醉用药。输血:无。

(九)术后复查

必须复查的项目:曲面体层片、根尖片或锥形束 CT;术区愈合情况。

根据患者当时病情决定其他检查项目。

(十)术后用药

第一代头孢菌素,可加用甲硝唑。应用口腔抗菌含漱液。

(十一)种植修复治愈标准

X 线片显示种植体位置、轴向良好,周围无透射区。种植体无动度。种植修复体能正常行使功能。伤口愈合良好。无持续性或不可逆的症状,无需要临床处理的并发症和(或)合并症。

(十二)变异及原因分析

患有全身性疾病者,必要时请相关学科会诊及检查。解剖结构异常。种植术区伴有骨量不足,需要同期行骨增量手术,或先行骨增量手术二期种植。拔牙即刻种植治疗。种植后,需种植体支持过渡义齿修复。

二、牙列缺失临床路径表单

适用对象：第一诊断为牙列缺失（ICD－10：K08.101或K08.104）

患者姓名：________ 性别：____ 年龄：____ 门诊号：__________

初诊日期：_____年____月____日 修复完成日期：_____年____月____日 疗程____月

日期	诊疗第1次 （初次门诊）	诊疗第2次 （术前准备第1次）	诊疗第3次 （术前准备第2次）
主要诊疗工作	□询问病史及体格检查 □完成病历书写 □影像学检查 □牙周检查 □颞下颌关节检查 □留存临床影像资料 □预约会诊（根据病情需要） □向患者交代诊疗过程和注意事项 □取研究模型 □确定殆关系 □咬合记录	□确定手术方案和治疗计划 □术前讨论（视情况而定） □完成必要的相关科室会诊 □签署治疗计划和治疗费用知情同意书 □开术前实验室检查单 □预约手术日期 □模型分析 □制作外科引导模板 □制作过渡义齿 □牙周治疗	□试戴外科引导模板 □试戴过渡义齿 □确认实验室检查结果
重点医嘱	**临时医嘱** □曲面断层片 □牙片 □牙科CT（视情况而定）	**临时医嘱** □血常规、凝血功能 □肝肾功能、感染性疾病筛查 □术前口腔清洁 □牙周治疗	**长期医嘱**
主要护理工作	□介绍门诊环境、设施及设备 □指导进行影像学检查 □配合口腔卫生宣教	□执行医嘱 □晨起空腹静脉取血	□指导饮食 □术前注意事项指导
病情变异记录	□无 □有，原因： 1. 2.	□无 □有，原因： 1. 2.	□无 □有，原因： 1. 2.
护士签名			
医师签名			

日期	诊疗第4次 （手术日）	诊疗第5次 （术后第1次） 术后7天	诊疗第6次 （术后第2次） 术后30天	诊疗第7次（二期手术） 上颌术后6个月 下颌术后3个月
主要诊疗工作	□完成手术 □向患者和（或）家属口头及书面交代术后注意事项 □术者完成手术记录 □曲面断层片 □牙片 □牙科CT（视情况而定）	□观察伤口及术区清洁情况 □检查伤口愈合情况 □病历记录	□观察伤口及术区清洁情况 □检查伤口愈合情况 □调改过渡义齿 □病历记录	□检查种植区愈合情况 □种植体骨结合状况 □完成二期手术 □留存临床影像资料 □向患者和（或）家属口头及书面交代术后注意事项 □术者完成手术记录 □病历记录

日期	诊疗第 4 次 （手术日）	诊疗第 5 次 （术后第 1 次） 术后 7 天	诊疗第 6 次 （术后第 2 次） 术后 30 天	诊疗第 7 次（二期手术） 上颌术后 6 个月 下颌术后 3 个月
重点医嘱	**长期医嘱** □饮食：普通饮食/半流质饮食/流质饮食 □抗菌药物 3～5 天 □漱口液含漱 **临时医嘱** □种植术后护理常规 □牙片　□曲面断层片 □牙科 CT　□镇静药物 □抗菌药物：术前 30 分钟	**长期医嘱** □术后 1 个月复查	**长期医嘱** □术后 3 个月复查 □预约二期手术	**长期医嘱** □预约修复 □饮食：普通饮食/半流质饮食/流质饮食 □漱口液含漱 **临时医嘱** □牙片　□曲面断层片 □牙科 CT □术后护理常规
主要护理工作	□术前更衣，遵医嘱给药 □口腔清洁 □观察术后病情变化 □观察术后出血情况 □指导术后饮食	□指导饮食	□指导饮食	□术前更衣，遵医嘱给药 □口腔清洁 □观察术后病情变化 □观察术后出血情况 □指导术后饮食
病情变异记录	□无　□有， 原因：1.　　2.	□无　□有 原因：1.　　2.	□无　□有 原因：1.　　2.	□无　□有 原因：1.　　2.
护士签名				
医师签名				

日期	诊疗第 8 次（二期术后 1 周复查）	诊疗第 9 次（修复第 1 次）	诊疗第 10 次（修复第 2 次）	诊疗第 11 次（修复第 3 次）	诊疗第 12 次（修复第 4 次）	诊疗第 13 次（修复第 5 次）
主要诊疗工作	□检查种植区愈合情况 □种植体骨结合状况 □调改过渡义齿 □病历记录	□取印模 □颌位记录 □面弓转移，上殆架	□试排牙	□基底冠于口内再连接 □二次取模	□试支架或基底冠 □比色	□戴牙　□戴殆垫 □留存临床影像资料 □曲面断层片□牙片 □向患者和（或）家属口头及书面交代术后注意事项 □预约复查时间
重点医嘱	**长期医嘱** □预约修复 □临时医嘱 □曲面断层片 □牙片	**长期医嘱** □预约下次复查	**长期医嘱** □预约下次复查	**长期医嘱** □预约下次复查	**长期医嘱** □预约下次复查	**修复医嘱** □口腔卫生维护 □咬合力控制 □定期复查 □不适随诊
主要护理工作	□配合临床操作	□配合临床操作 □交接印模、设计单等资料	□配合临床操作 □模型盒保管交接	□配合临床操作 □模型盒保管交接	□配合临床操作 □模型盒保管交接	□配合临床操作 □配合口腔卫生宣教 □配合整理、保管患者相关资料

日期	诊疗第 8 次(二期术后 1 周复查)	诊疗第 9 次(修复第 1 次)	诊疗第 10 次(修复第 2 次)	诊疗第 11 次(修复第 3 次)	诊疗第 12 次(修复第 4 次)	诊疗第 13 次(修复第 5 次)
病情变异记录	□无 □有, 原因:1. 2.	□无 □有, 原因:1. 2	□无 □有, 原因:1. 2	□无 □有, 原因:1. 2	□无 □有, 原因:1. 2	□无 □有, 原因:1. 2
护士签名						
医师签名						

牙列缺失行种植体支持式可摘义齿

(2019 年版)

一、临床路径标准门诊流程

(一)适用对象

第一诊断为牙列缺失(ICD－10:K08.0、K80.1)。行牙列缺失种植体支持式可摘义齿修复治疗:牙列缺失种植体支持式可摘义齿修复(ICD－9－CM－3:23.5x03)。

(二)诊断依据

根据《临床诊疗指南·口腔医学分册(2016修订版)》(中华口腔医学会编著,人民卫生出版社,2016)。全口牙缺失,或单颌牙列缺失。全身健康状况能满足常规牙槽突外科手术。口腔软硬组织健康,上下颌骨局部形态及㕧关系、颌间距离等均满足种植体支持式可摘义齿修复要求。X 线片显示拟种植区的局部骨量满足种植体植入要求。

(三)治疗方案的选择

根据《临床技术操作规范·口腔医学分册(2017 修订版)》(中华口腔医学会编著,人民卫生出版社,2017)。临床及影像学检查符合上述诊断依据。患者本人要求并自愿接受种植治疗。种植修复以可摘式义齿修复方式。无手术禁忌证者。

(四)临床路径标准治疗次数为 13～14 次

术前准备 3 次。种植体植入手术 1 次,二期手术 1 次,术后复查 3 次。种植修复治疗 5～6 次。

(五)进入路径标准

第一诊断必须符合 ICD－10:K08.0、K80.1 牙列缺失疾病编码。当患者同时具有其他疾病诊断,但在门诊治疗期间不需要特殊处理也不影响第一诊断的临床路径流程实施时,可以进入路径。

(六)术前准备 3 次

必需的检查项目:血常规、凝血功能、肝肾功能、感染性疾病筛查。单颌牙列缺失者,行对颌牙周健康状况检查及基础治疗。X 线片(曲面体层片、根尖片、锥形束 CT)。双侧颞下颌关节检查。取研究模型,行模型分析。

(七)抗菌药物选择与使用时机

按照《抗菌药物临床应用指导原则》(卫医发〔2015〕43 号)执行,并根据患者的病情决定抗菌药物的选择与使用时间。建议使用第一代头孢菌素,可加用甲硝唑。使用口腔抗菌含漱液,预防性用药时间为术前 30 分钟。

(八)手术日为第 3 次门诊日

麻醉方式:局部麻醉,必要时镇静下治疗。术中用药:局部麻醉药物。输血:无。

(九)术后门诊复查 3 次

必须复查的项目:曲面体层片、根尖片或锥形束 CT;术区愈合情况。根据患者当时病情决定其他检查项目。

(十)术后用药

第一代头孢菌素,可加用甲硝唑。应用口腔抗菌含漱液。

(十一)种植修复治愈标准

X 线片显示种植体位置、轴向良好,周围无透射区。种植体无动度。种植修复体能正常行使功能。伤口愈合良好。无持续性或不可逆的症状,没有需要临床处理的并发症和(或)合并症。

(十二)变异及原因分析

患有全身性疾病者,必要时请相关学科会诊及检查。解剖结构异常。种植术区伴有骨量不足,需要同期行骨增量手术,或先行骨增量手术二期种植。拔牙即刻种植治疗。种植后,需种植体支持过渡义齿修复。

二、牙列缺失行种植体支持式可摘义齿修复临床路径表单

适用对象:第一诊断牙列缺失(ICD－10:K08.0、K80.1)

患者姓名:______ 性别:___ 年龄:___ 门诊号:______

初诊日期:____年___月___日 修复完成日期:____年___月___日 疗程___月

日期	诊疗第 1 次 (初次门诊)	诊疗第 2 次 (术前准备第 1 次)	诊疗第 3 次 (术前准备第 2 次)	诊疗第 4 次 (手术日)
主要诊疗工作	□询问病史及体格检查 □完成病历书写 □影像学检查 □牙周检查 □颞下颌关节检查 □留存临床影像资料 □预约会诊(根据病情需要) □向患者交代诊疗过程和注意事项 □取研究模型 □确定殆关系 □咬合记录	□确定手术方案和治疗计划 □术前讨论(视情况而定) □完成必要的相关科室会诊 □签署治疗计划和治疗费用知情同意书 □开术前实验室检查单 □预约手术日期 □模型分析 □制作外科引导模板 □制作过渡义齿 □牙周治疗	□试戴外科引导模板 □试戴过渡义齿 □确认实验室检查结果	□完成手术 □向患者/家属口头及书面交代术后注意事项 □术者完成手术记录 □曲面断层片 □牙片 □牙科 CT(视情况而定)
重点医嘱	**临时医嘱** □曲面断层片 □牙片 □牙科 CT(视情况而定)	**临时医嘱** □血常规、凝血功能 □肝肾功能、感染性疾病筛查 □术前口腔清洁 □牙周治疗	**长期医嘱** **临时医嘱**	**长期医嘱** □饮食:普通饮食/半流质饮食/流质饮食 □抗菌药物 3～5 天 □漱口液含漱 **临时医嘱** □种植术后护理常规 □牙片□曲面断层片 □牙科 CT □镇静药物 □抗菌药物:术前 30 分钟
主要护理工作	□介绍门诊环境、设施及设备 □指导进行影像学检查 □配合口腔卫生宣教	□执行医嘱 □晨起空腹静脉取血	□指导饮食 □术前注意 □事项指导	□术前更衣,遵医嘱给药 □口腔清洁 □观察术后病情变化 □观察术后出血情况 □指导术后饮食
病情变异记录	□无 □有,原因: 1.　　2.	□无 □有,原因: 1.　　2.	□无 □有,原因: 1.　　2.	□无 □有,原因: 1.　　2.
护士签名				
医师签名				

日期	诊疗第 5 次 （术后第 1 次） 术后 7 天	诊疗第 6 次 （术后第 2 次） 术后 30 天	诊疗第 7 次（二期手术） 上颌术后 6 个月 下颌术后 3 个月	诊疗第 8 次 （二期术后复查） 术后 1 周
主要诊疗工作	□观察伤口及术区清洁情况 □检查伤口愈合情况 □病历记录	□观察伤口及术区清洁情况 □检查伤口愈合情况 □调改过渡义齿 □病历记录	□检查种植区愈合情况 □种植体骨结合状况 □完成二期手术 □留存临床影像资料 □向患者和（或）家属口头及书面交代术后注意事项 □术者完成手术记录 □病历记录	□检查种植区愈合情况 □种植体骨结合状况 □病历记录
重点医嘱	**长期医嘱** □术后 1 个月复查	**长期医嘱** □术后 3 个月复查 □预约二期手术	**长期医嘱** □预约修复 □漱口液含漱 □饮食：普通饮食/半流质饮食/流质饮食 **临时医嘱** □牙片 □曲面断层片 □牙科 CT □术后护理常规	**长期医嘱** □预约修复 **临时医嘱** □曲面断层片 □牙片
主要护理工作	□指导饮食		□术前更衣，遵医嘱给药 □口腔清洁 □观察术后病情变化 □观察术后出血情况 □指导术后饮食	
病情变异记录	□无 □有，原因： 1. 2.	□无 □有，原因： 1. 2.	□无 □有，原因： 1. 2.	□无 □有，原因： 1. 2.
护士签名				
医师签名				

日期	诊疗第 9 次 （修复第 1 次）	诊疗第 10 次 （修复第 2 次）	诊疗第 11 次 （修复第 3 次）	诊疗第 12 次 （修复第 4 次）	诊疗第 13～14 次 （修复第 5～6 次）
主要诊疗工作	□取印模 □颌位记录 □面弓转移，上𬌗架	□试排牙	□试基台、内冠 □外冠于口内粘接 □二次取模	□再次试排牙	□戴牙 □牙片 □留存临床影像资料 □曲面断层片 □向患者/家属口头及书面交代术后注意事项 □预约复查时间
重点医嘱	**临时医嘱** □下次就诊时间	**临时医嘱** □下次就诊时间	**临时医嘱** □下次就诊时间	**临时医嘱** □下次就诊时间	**长期医嘱** □口腔卫生维护 □咬合力控制 □定期复查 □不适随诊

日期	诊疗第 9 次（修复第 1 次）	诊疗第 10 次（修复第 2 次）	诊疗第 11 次（修复第 3 次）	诊疗第 12 次（修复第 4 次）	诊疗第 13～14 次（修复第 5～6 次）
主要护理工作	□配合临床操作 □交接印模、设计单等资料	□配合临床操作 □模型盒保管交接	□配合临床操作 □模型盒保管交接	□配合临床操作 □模型盒保管交接	□配合临床操作 □配合口腔卫生宣教 □配合整理、保管患者相关资料
病情变异记录	□无　□有，原因：1.　2.	□无　□有，原因：1.　2.	□无　□有，原因：1.　2.	□无　□有，原因：1.　2.	□无　□有，原因：1.　2.
护士签名					
医师签名					

牙列缺损行种植体支持式固定义齿修复临床路径

（2019 年版）

一、临床路径标准门诊流程

（一）适用对象

第一诊断为牙列缺损（ICD－10：K08.0、K08.1）。行牙列缺损种植体支持式固定义齿修复治疗，包括：牙列缺损种植体植入术及种植固定义齿修复术。（ICD－9－CM－3：23.5 x02）。

（二）诊断依据

根据《临床诊疗指南 · 口腔医学分册（2016 修订版）》（中华口腔医学会编著，人民卫生出版社，2016）。牙列中 1 个或数个牙缺失，拔牙后愈合 3 个月以上。年龄 18 岁以上，颌骨已发育成熟。全身健康状况能满足常规牙槽突外科手术要求。口腔软硬组织健康，剩余牙列情况、缺牙间隙大小、龈殆距离、咬合关系、颌骨形态、张口度等均满足种植修复要求。X 线片示拟种植区的牙槽骨量满足种植要求。

（三）治疗方案的选择

根据《临床技术操作规范 · 口腔医学分册（2017 修订版）》（中华口腔医学会编著，人民卫生出版社，2017）。经临床及影像学检查符合上述诊断依据。患者本人要求并自愿接受种植修复治疗。种植修复以单冠修复方式。无手术禁忌证。

（四）临床路径标准治疗次数为≤9 次

术前准备 2 次。种植体植入手术 1 次，二期手术 1 次，术后复查 2 次。种植修复治疗 2～3 次。

（五）进入路径标准

第一诊断必须符合 ICD－10：K08.0、K08.1 牙列缺损疾病编码。当患者同时具有其他疾病诊断，但在门诊治疗期间不需要特殊处理也不影响第一诊断的临床路径流程实施时，可以进入路径。

（六）术前准备

必需的检查项目：血常规、凝血功能、肝肾功能、感染性疾病筛查；全口牙周健康状况、邻牙牙体牙髓状况检查及种植固定义齿修复术及基础治疗；X 线片（曲面体层片、根尖片、锥形束 CT）；双侧颞下颌关节及咬合关系。

（七）抗菌药物选择与使用时机

按照《抗菌药物临床应用指导原则》（卫医发〔2015〕43 号）执行，并根据患者的病情决定抗菌药物的选择与使用时间。建议使用第一代头孢菌素，可加用甲硝唑。使用具有消毒抗菌作用的口腔含漱液，预防性用药时间为术前 30 分钟。

（八）手术日为第 3 次门诊日

麻醉方式：局部麻醉，必要时镇静下治疗。术中用药：局部麻醉药物。输血：无。

（九）术后复查

必须复查的项目：根尖片、曲面体层片或锥形束 CT；术区愈合情况。根据患者当时病情决定其他检查项目。

（十）术后用药

第一代头孢菌素，可加用甲硝唑。应用

具有消毒抗菌作用的口腔含漱液。

(十一)二期手术和修复治疗

二期手术1次。术后种植修复治疗2~3次。

(十二)种植修复成功标准

X线片显示种植体位置、轴向良好,周围无透射区。种植体无动度。种植修复体能正常行使功能。伤口愈合良好。无持续性或不可逆的症状,无需要临床处理的并发症和(或)合并症。

(十三)变异及原因分析

患有全身性疾病者,必要时请相关学科会诊及检查。解剖结构异常。种植术区伴有骨量不足,需要同期行骨增量手术,或先行骨增量手术二期种植。拔牙即刻行种植治疗。需行固定桥和联冠修复。种植后,需种植体支持过渡义齿修复。

二、牙列缺损临床路径表单

适用对象:第一诊断为牙列缺损(ICD-10:K08.0、K08.1)

患者姓名:______ 性别:____ 年龄:____ 病历号:______

初诊日期:____年____月____日 修复完成日期:____年____月____日 疗程____月

日期	诊疗第1次 (初次门诊)	诊疗第2次 (术前准备)	诊疗第3次 (手术日)	诊疗第4次 (术后第1次复查) 术后7~14天	诊疗第5次 (术后第2次复查) 术后30天
主要诊疗工作	□询问病史及体格检查 □完成病历书写 □影像学检查 □牙周检查 □颞下颌关节检查 □留存临床影像资料(视情况而定) □预约会诊(根据病情需要) □向患者交代诊疗过程和注意事项 □取研究模型	□确定手术方案和治疗计划 □术前讨论 □模型分析 □完成必要的相关科室会诊 □签署治疗计划和治疗费用知情同意书 □开术前检查单 □预约手术日期 □牙周治疗	□完成手术 □向患者和(或)家属口头及书面交代术后注意事项 □术者完成手术记录	□观察伤口及术区清洁情况 □检查伤口愈合情况 □拆线	□观察伤口及术区清洁情况 □检查伤口愈合情况
重点医嘱	**临时医嘱** □曲面断层片 □根尖片 □牙科CT	**临时医嘱** □血常规检查、凝血功能 □肝肾功能、感染性疾病筛查 □术前口腔清洁 □牙周治疗	**长期医嘱** □饮食:普通饮食/半流质饮食/流质饮食 □抗菌药物3~5天 □漱口液含漱 □不适随诊 **临时医嘱** □种植术后护理常规 □曲面断层片 □根尖片 □抗菌药物:术前30分钟	**长期医嘱** □术后1个月复查 □不适随诊	**长期医嘱** □术后3个月复查 □不适随诊

日期	诊疗第 1 次 （初次门诊）	诊疗第 2 次 （术前准备）	诊疗第 3 次 （手术日）	诊疗第 4 次 （术后第 1 次复查） 术后 7～14 天	诊疗第 5 次 （术后第 2 次复查） 术后 30 天
主要护理工作	□介绍门诊环境、设施及设备 □指导进行影像学检查 □配合临床操作	□执行医嘱 □晨起空腹静脉取血 □术前注意事项指导	□术前更衣，遵医嘱给药 □口腔清洁 □观察术后病情变化 □观察术后出血情况 □指导术后饮食	□配合临床操作	□配合临床操作
病情变异记录	□无　□有，原因： 1.　　2.	□无　□有，原因： 1.　　2.	□无　□有，原因： 1.　　2.	□无　□有，原因： 1.　　2	□无□有，原因： 1.　　2
护士签名					
医师签名					

日期	诊疗第 6 次（二期手术） 术后 3 个月	诊疗第 7 次 （修复第 1 次）	诊疗第 8 次 （修复第 2 次）	诊疗第 9 次 （修复第 3 次）
主要诊疗工作	□检查种植区愈合情况 □种植体骨结合状况 □完成二期手术 □向患者和（或）家属口头及书面交代术后注意事项 □术者完成手术记录	□取印模 □咬合记录（视情况而定） □面弓转移，上𬌗架（视情况而定） □比色（视情况而定）	□试基底冠 □比色（视情况而定）	□戴修复体 □留存临床影像资料 □曲面断层片（可选） □根尖片（可选） □向患者和（或）家属口头及书面交代术后注意事项 □预约复查时间
重点医嘱	**长期医嘱** □预约修复 □饮食：普通饮食/半流质饮食/流质饮食 □漱口液含漱 □不适随诊 **临时医嘱** □根尖片　□曲面断层片 □术后护理常规	**临时医嘱** □预约下次就诊时间 □不适随诊	**临时医嘱** □预约下次就诊时间 □不适随诊	**长期医嘱** □口腔卫生维护 □咬合力控制 □定期复查 □不适随诊
主要护理工作	□配合临床操作	□配合临床操作 □交接印模、设计单等资料	□配合临床操作 □模型盒保管交接	□配合临床操作 □配合口腔卫生宣教 □配合整理、保管患者相关资料
病情变异记录	□无　□有，原因： 1.　　2.	□无　□有，原因： 1.　　2.	□无　□有，原因： 1.　　2.	□无　□有，原因： 1.　　2.
护士签名				
医师签名				

医学教育

关于公布 2018 年度国家虚拟仿真实验教学项目认定结果的通知

教高函〔2019〕6 号

各省、自治区、直辖市教育厅(教委),新疆生产建设兵团教育局,有关部门(单位)教育司(局),部属各高等学校、部省合建各高等学校:

根据《教育部关于开展国家虚拟仿真实验教学项目建设工作的通知》(教高函〔2018〕5 号)和《教育部办公厅关于开展 2018 年度国家虚拟仿真实验教学项目认定工作的通知》(教高厅函〔2018〕45 号)精神,在各省级教育行政部门推荐基础上,经综合评议和公示,我部决定认定 296 个虚拟仿真实验教学项目为 2018 年度国家虚拟仿真实验教学项目,现予以公布(名单见附件)。

各省级教育行政部门和有关高校要加强对虚拟仿真实验教学项目建设工作的领导,加大建设力度,加快机制创新,推进广泛应用,持续提高实践教学质量,促进高等教育内涵式发展。

国家虚拟仿真实验教学项目相关高校要加大经费投入,继续建设与完善。中央部委所属高校要将“国家虚拟仿真实验教学项目”纳入“十三五”期间中央高校教育教学改革专项的重要内容,予以重点支持。军队和地方所属高校也要采取相应措施予以支持。相关高校要按照《国家虚拟仿真实验教学项目共享服务规范(2018 版)》和《国家虚拟仿真实验教学项目技术接口规范(2018 版)》要求,做好国家虚拟仿真实验教学项目开放共享服务工作,在本文发布 1 个月内实现接口联通,确保项目被认定后 1 年内面向高校和社会免费开放并提供教学服务,1 年后至 3 年内免费开放服务内容不少于 50%,3 年后免费开放服务内容不少于 30%。

我部将依托有关工作网站,对“国家虚拟仿真实验教学项目”的对外联通和服务情况进行持续监管,对每半年联通测试出现 10 次以上不能联通或免费开放服务内容未达标的实验教学项目,经相关高校整改仍无改进的,取消“国家虚拟仿真实验教学项目”称号。

附件:2018 年度国家虚拟仿真实验教学项目名单

中华人民共和国教育部

二〇一九年三月六日

附件略。

表 1 2019 年国家虚拟仿真实验教学项目名单(口腔医学)*

原序号	省份	学校名称	实验教学项目名称	负责人
248	上海市	上海交通大学	3D 数字化根管预备技术及评测	冯希平
252	浙江省	温州医科大学	突面型青少年的正畸虚拟仿真诊疗实验	麻健丰
259	广东省	中山大学	活髓切断术虚拟仿真实验	程 斌
266	重庆市	重庆医科大学	牙拔除术虚拟仿真 - 触反馈 - 多媒体实验教学系统	季 平
267	陕西省	西安交通大学	正畸病例分析诊断及治疗设计虚拟仿真实验	邹 蕊

注:* 摘自教育部教高函[2019]6 号文件之附件。

教育部第五届中国“互联网 +”大学生创新创业大赛

为深入贯彻落实全国教育大会精神，加快培养创新创业人才，持续激发大学生创新创业热情，展示创新创业教育成果，搭建大学生创新创业项目与社会资源对接平台，教育部会同 11 个部委和浙江省人民政府于 2019 年 3 月至 10 月举办了第五届中国“互联网 +”大学生创新创业大赛（以下简称大赛）。大赛全国总决赛于 2019 年 10 月 13 日至 15 日在浙江大学落幕，实现了“更全面、更国际、更中国、更教育、更创新”的办赛目标，打造了一场“百国千校”的世界大学生创新创业盛会。经过大赛专家委员会评审、组织委员会审定，并向社会公示无异议，最终高教主赛道结果如下：省市优秀组织奖 10 个，高校集体奖 21 个，冠军 1 名、亚军 1 名、季军 1 名，单项奖项目 3 个，金奖项目 67 个、银奖项目 140 个、铜奖项目 439 个。其中口腔医学相关项目编录如下：

表 2　第五届中国“互联网 +”大学生创新创业大赛全国总决赛高教主赛道获奖名单（口腔医学）*

参赛项目	省份	学校	负责人	参赛队员	指导教师	奖项
六维数字植牙——中国数字化植牙领导者	浙江省	浙江工业大学	游　嘉	彭文明　阚天舒　项　越　周海霞　武赟钰　王卫彬　陈　超	刘云峰　姜献峰　彭　伟　董星涛	银奖
锌光洁牙——高效无损的柔光牙齿美白系统	江西省	南昌大学	吕中盛	刘　宽　范后友　沈山钰　周欢漪　余　芬　梅路遥　吕思狄　肖扬欣　张楚汐	王小磊　廖　岚　刘耀彬　周杨波　杨维冉	银奖
新型口腔种植体	辽宁省	大连大学	刘冰蕊	宁婉余　黄显晶　陈文菁　朱圣意　江　雯　李晨阳　郭丰嘉　李　丹	张静莹　王谢勇　谭鸿志　黄建萍	铜奖
全球首创以生长因子为核心的口腔溃疡治疗技术——魅洁生物科技	浙江省	温州医科大学	陆　超	陈高帜　陈　珺　黄文婷　蒋必颖　徐　颖　郑诗雨　戚佳雨　李志泉　郭佳丽	李校堃　郑节霞　冯治国	铜奖
广东健泊：口腔健康的引领者	广东省	佛山科学技术学院	许思琪	程　昕　张　东　邓慧芝　危茨靖　冯莹莹　张巧格　刘本哲	潘申权　黄贵平　张常青　阳佑天　谭卓杰	铜奖
必优齿——牙齿隐形矫治智慧方案服务商	四川省	四川大学	蒋福林	蒋　宸　黄振宇　杨　偲　饶思晗　包明哲　朱锦怡　马梓茗　郭雨桐　全淑琪　周逸梅　刘　瑶　刘思沅　缑元彪　李伯运	李　娟　彭　玺	铜奖
兰牙数字化口腔医疗中心	甘肃省	兰州大学	卢纪元	孙正明　许龄丹　黄　轲　张靖翔　张春艳　柴承明	刘　斌　李　屹　陈军麟	铜奖

注：*摘自教高函〔2019〕16 号附件之第五届中国“互联网 +”大学生创新创业大赛全国总决赛高教主赛道获奖名单。

2019 年中华医学会Ⅰ类学分继续医学教育项目

2019 年 1 月 29 日，全国继续医学教育委员会办公室根据《继续医学教育学分授予与管理办法》（全继委发〔2006〕11 号）的有关规定，公布 2019 年中华医学会等六个学会、协会第一批Ⅰ类学分继续医学教育项目，共计 287 项。其中：中华医学会 27 项、中华预防医学会 43 项、中华护理学会 18 项、中华口腔医学会 97 项、中国医院协会 37 项、中国医师协会 65 项。2019 年 7 月 22 日，全国继续医学教育委员会办公室根据《继续医学教育学分授予与管理办法》（全继委发〔2006〕11 号）的有关规定，现公布 2019 年中华医学会等六个学会、协会第二批Ⅰ类学分继续医学教育项目，共计 139 项。其中：中华医学会 25 项、中华预防医学会 29 项、中华护理学会 24 项、中华口腔医学会 31 项、中国医院协会 8 项、中国医师协会 22 项。以上项目在国家卫生健康委员会网站（http://www.nhc.gov.cn）和中华医学会网站（www.cma.org.cn）及六学（协）会Ⅰ类学分项目公布管理系统（http://xhgb.cma.org.cn）发布。

表 3　2019 年中华口腔医学会Ⅰ类学分继续医学教育项目（口腔医学）*

项目编号	项目名称	主办单位	项目负责人	批次
口继教字 2019 - 001	口腔种植规范化培训（中级班）	山东大学口腔医院、中华口腔医学会继教部	徐　欣	第一批
口继教字 2019 - 002	口腔种植美学培训班	陕西省口腔医学会、中华口腔医学会继教部	李德华	第一批
口继教字 2019 - 003	2019 年中华口腔医学会口腔医疗服务分会第十二次全国口腔医院管理学术会议	中华口腔医学会口腔医疗服务分会	凌均棨	第一批
口继教字 2019 - 004	规范化四手操作技术培训班	中华口腔医学会口腔护理专业委员会	徐佑兰	第一批
口继教字 2019 - 005	口腔种植临床规范化技术继续教育培训班——修复专场	中华口腔医学会口腔种植专业委员会	周延民	第一批
口继教字 2019 - 006	2019 年口腔全科理念及技术培训学习班	中华口腔医学会全科口腔医学专业委员会	王　霄	第一批
口继教字 2019 - 007	“PESS”精准微创术的应用与推广	吉林大学口腔医院、中华口腔医学会继教部	周延民	第一批
口继教字 2019 - 008	正畸新技术的临床应用	陕西省口腔医学会、中华口腔医学会继教部	金　钫	第一批
口继教字 2019 - 009	口腔修复学专题讲座	中华口腔医学会	谭建国	第一批
口继教字 2019 - 010	口腔笑气镇静技术培训	中华口腔医学会口腔麻醉学专业委员会	张　惠	第一批
口继教字 2019 - 011	微创无痛技术在儿童口腔治疗中的应用	重庆医科大学附属口腔医院、中华口腔医学会继教部	林居红	第一批

续表

项目编号	项目名称	主办单位	项目负责人	批次
口继教字 2019－012	复杂错殆畸形的多学科联合治疗	陕西省口腔医学会、中华口腔医学会继教部	金作林	第一批
口继教字 2019－013	阻生牙微创拔除术理论与实践精品班	武汉大学口腔医院、中华口腔医学会继教部	赵吉宏	第一批
口继教字 2019－014	中华口腔医学会民营口腔医疗分会西部继续教育活动	中华口腔医学会民营口腔医疗分会	甘宝霞	第一批
口继教字 2019－015	口腔种植学专题讲座	中华口腔医学会	王　兴	第一批
口继教字 2019－016	口腔医学新进展	辽宁省口腔医学会、中华口腔医学会继教部	卢　利	第一批
口继教字 2019－017	数字化技术在口腔种植中的规范应用	滨州医学院附属烟台市口腔医院、中华口腔医学会继教部	柳忠豪	第一批
口继教字 2019－018	四手操作护理配合实践操作培训班	北京大学口腔医院、中华口腔医学会继教部	王春丽	第一批
口继教字 2019－019	口腔护理管理与新技术研修班	北京大学口腔医院、中华口腔医学会继教部	李秀娥	第一批
口继教字 2019－020	牙槽外科规范化培训班	北京大学口腔医院、中华口腔医学会继教部	崔念晖	第一批
口继教字 2019－021	牙周病学专题讲座	中华口腔医学会	欧阳翔英	第一批
口继教字 2019－022	规范化无牙颌种植修复系列培训班	空军军医大学（第四军医大学）第三附属医院、中华口腔医学会继教部	马楚凡	第一批
口继教字 2019－023	实用全口义齿学习班	中华口腔医学会民营口腔医疗分会	郭天文	第一批
口继教字 2019－024	口腔护理质量管理与护理新技术研讨班	西安交通大学口腔医院、中华口腔医学会继教部	黄瑞哲	第一批
口继教字 2019－025	口腔激光临床应用安全规范培训班	中华口腔医学会口腔激光医学专业委员会	赵继志	第一批
口继教字 2019－026	口腔种植修复学习班	中华口腔医学会民营口腔医疗分会	郭　航	第一批
口继教字 2019－027	美学区即刻种植与修复学习班	空军军医大学（第四军医大学）第三附属医院、中华口腔医学会继教部	马楚凡	第一批
口继教字 2019－028	2019 年中华口腔医学会全科口腔医学专业委员会第一次全科口腔高峰论坛	中华口腔医学会全科口腔医学专业委员会	王　霄	第一批
口继教字 2019－029	微创理念下的儿童口腔治疗	四川大学华西口腔医学院、中华口腔医学会继教部	邹　静	第一批

续表

项目编号	项目名称	主办单位	项目负责人	批次
口继教字 2019－030	2019 年中华口腔医学会口腔修复学专业委员会第十三次全国口腔修复学学术会议	中华口腔医学会口腔修复学专业委员会	刘洪臣	第一批
口继教字 2019－031	CBCT 及数字化口腔种植修复学习班	北京大学口腔医院、中华口腔医学会继教部	张祖燕	第一批
口继教字 2019－032	规范化自体牙移植术及其多学科应用	中国人民解放军空军军医大学口腔医院、中华口腔医学会继教部	周宏志	第一批
口继教字 2019－033	牙周技术精品实操班	中华口腔医学会民营口腔医疗分会	毛长河	第一批
口继教字 2019－034	2019 年中华口腔医学会民营口腔医疗分会第十二次民营口腔年会	中华口腔医学会民营口腔医疗分会	贺　周	第一批
口继教字 2019－035	儿童口腔医学新技术	吉林大学口腔医学院、中华口腔医学会继教部	黄　洋	第一批
口继教字 2019－036	婴幼儿龋病防治及颌面部生长发育综合干预学习班	潍坊医学院附属青岛市口腔医院、中华口腔医学会继教部	滕　琦	第一批
口继教字 2019－037	口腔颌面外科专题讲座	中华口腔医学会	王　兴	第一批
口继教字 2019－038	口腔颌面急诊学习班	中华口腔医学会口腔颌面外科专业委员会	刘彦普	第一批
口继教字 2019－039	牙体牙髓病学新技术、新进展	南京医科大学附属口腔医院、中华口腔医学会继教部	于金华	第一批
口继教字 2019－040	牙颌面缺损修复新技术、新进展学习班	中华口腔医学会口腔颌面外科专业委员会	陈伟辉	第一批
口继教字 2019－041	老年人口腔多学科交叉联合诊治策略培训班	中华口腔医学会老年口腔专业委员会	朱琳虹	第一批
口继教字 2019－042	磁性附着体临床应用学习班	北京口腔医学会、中华口腔医学会继教部	牛光良	第一批
口继教字 2019－043	医颌唯美颌面创伤与畸形整复新技术多学科研讨班	中华口腔医学会口腔颌面外科专业委员会	田　磊	第一批
口继教字 2019－044	老年口腔疾病治疗的风险管控和临床进展	中华口腔医学会老年口腔医学专业委员会	梁　燕	第一批
口继教字 2019－045	口腔全科微创治疗精准医护配合学习班	北京大学口腔医院、中华口腔医学会继教部	胡菁颖	第一批
口继教字 2019－046	口腔美学区种植修复技术学习班	中华口腔医学会民营口腔医疗分会	何宝杰	第一批
口继教字 2019－047	牙体牙髓病学专题讲座	中华口腔医学会	岳　林	第一批
口继教字 2019－048	儿童口腔医学专题讲座	中华口腔医学会	秦　满	第一批

续表

项目编号	项目名称	主办单位	项目负责人	批次
口继教字 2019－049	口腔正畸学专题讲座	中华口腔医学会	许天民	第一批
口继教字 2019－050	微创修复治疗新技术培训班	江苏省口腔医学会、中华口腔医学会继教部	金　磊	第一批
口继教字 2019－051	牙周病新分类及牙周手术治疗新进展	武汉大学口腔医学院、中华口腔医学会继教部	曹正国	第一批
口继教字 2019－052	冠根一体化显微根管治疗技术培训班	武汉大学口腔医院、中华口腔医学会继教部	孟柳燕	第一批
口继教字 2019－053	老年人牙体缺损的管理与修复	中华口腔医学会老年口腔医学专业委员会	王雅俐	第一批
口继教字 2019－054	隐形矫治中数字化技术的运用与临床病例实战分析	重庆市口腔医学会、中华口腔医学会继教部	温秀杰	第一批
口继教字 2019－055	2019 年中华口腔医学会口腔急诊专业委员会第四次学术年会暨第一届中国国际牙外伤大会	中华口腔医学会口腔急诊专业委员会	陈永进	第一批
口继教 2019－056	无预备及微预备牙贴面技术学习班	北京大学口腔医院、中华口腔医学会继教部	刘　峰	第一批
口继教字 2019－057	2019 年中华口腔医学会医学信息化管理分会第二次学术年会	中华口腔医学会口腔医学信息化管理分会	曹战强	第一批
口继教字 2019－058	跨学科的咬合重建治疗策略	山东大学口腔医学院、中华口腔医学会继教部	高　旭	第一批
口继教字 2019－059	儿童口腔科护理管理与操作实践培训班	北京大学口腔医院、中华口腔医学会继教部	夏　斌	第一批
口继教字 2019－060	儿童口腔舒适化诊疗规范及护理配合培训班	滨州医学院附属烟台市口腔医院、中华口腔医学会继教部	赵树红	第一批
口继教字 2019－061	多牙基台在牙列缺损及缺失修复中的应用	西安交通大学口腔医院、中华口腔医学会继教部	常晓峰	第一批
口继教字 2019－062	口腔全科医学学术会	四川省口腔医学会、中华口腔医学会继教部	费　伟	第一批
口继教字 2019－063	2019 年中华口腔医学会口腔颌面外科专业委员会第十三次全国口腔颌面－头颈肿瘤内科学术会议	中华口腔医学会口腔颌面外科专业委员会	郭　伟	第一批
口继教字 2019－064	2019 年中华口腔医学会种植专业委员会第十一次全国学术年会	中华口腔医学会口腔种植专业委员会	宿玉成	第一批
口继教字 2019－065	2019 年中华口腔医学会牙周病学专业委员会牙周病新分类学术研讨会	中华口腔医学会牙周病学专业委员会	王勤涛	第一批

续表

项目编号	项目名称	主办单位	项目负责人	批次
口继教字 2019-066	微种植支抗(MIA)在正畸治疗中的临床应用	山东大学口腔医院、中华口腔医学会继教部	郭　泾	第一批
口继教字 2019-067	口腔种植骨增量技术新进展	潍坊医学院附属青岛市口腔医院、中华口腔医学会继教部	邓　悦	第一批
口继教 2019-068	2019 年中华口腔医学会口腔预防医学专业委员会第十九次全国学术年会	中华口腔医学会口腔预防医学专业委员会	台保军	第一批
口继教字 2019-069	牙周种植系列课程学习班	中华口腔医学会民营口腔医疗分会	卢海平	第一批
口继教字 2019-070	牙周再生的新技术和新理论学习班	山东大学口腔医学院、中华口腔医学会继教部	葛少华	第一批
口继教字 2019-071	第十二次全国牙体牙髓病学学术大会	中华口腔医学会牙体牙髓病学专业委员会	边　专	第一批
口继教字 2019-072	第十五次学术会议	中华口腔医学会口腔医学教育专业委员会	郭传瑸	第一批
口继教字 2019-073	数字化种植技术在基层口腔医疗机构中的实现	武汉大学口腔医学院、中华口腔医学会继教部	黄　翠	第一批
口继教字 2019-074	第四次血管瘤及脉管疾病学术研讨会	中华口腔医学会口腔颌面外科专业委员会	范新东	第一批
口继教字 2019-075	第四次学术年会	中华口腔医学会口腔医学科研管理分会	邓旭亮	第一批
口继教字 2019-076	第十三次全国口腔病理学术会议	中华口腔医学会口腔病理学专业委员会	钟　鸣	第一批
口继教字 2019-077	第十二次唇腭裂治疗学术会议	中华口腔医学会唇腭裂专业委员会	石　冰	第一批
口继教字 2019-078	第十六次全国颞下颌关节病学及𬌗学学术研讨会	中华口腔医学会颞下颌关节病学及𬌗学专业委员会	龙　星	第一批
口继教字 2019-079	口腔诊所管理培训班	中华口腔医学会民营口腔医疗分会	李玉超	第一批
口继教字 2019-080	口腔修复工艺学专业委员会学术会议	中华口腔医学会口腔修复工艺学专业委员会	张春宝	第一批
口继教字 2019-081	丝绸之路口腔医学新进展研讨会暨陕西省口腔医学会年会	陕西省口腔医学会、中华口腔医学会继教部	陈永进	第一批
口继教字 2019-082	孕婴童时期的口腔健康管理技术	四川大学华西口腔医院、中华口腔医学会继教部	郑黎薇	第一批
口继教字 2019-083	全周期的个性化儿童口腔综合诊疗技术	四川大学华西口腔医院、中华口腔医学会继教部	郑黎薇	第一批
口继教字 2019-084	第十二次亚洲口腔麻醉学术会议暨 2019 年全国口腔麻醉学术年会	中华口腔医学会口腔麻醉学专业委员会	张　惠	第一批

续表

项目编号	项目名称	主办单位	项目负责人	批次
口继教字 2019-085	颌面整形美容技术继续教育学习班	中华口腔医学会口腔颌面外科专业委员会	雷德林	第一批
口继教字 2019-086	第一届世界口腔激光医学联合会亚太大会暨2019中华口腔医学会口腔激光医学专业委员会第四次全国学术会议	中华口腔医学会口腔激光专业委员会	赵继志	第一批
口继教字 2019-087	口腔颌面头颈部缺损的修复重建	湖北省口腔医学会、中华口腔医学会继教部	尚政军	第一批
口继教字 2019-088	多学科联合正畸治疗临床应用学习班	重庆市口腔医学会、中华口腔医学会继教部	郑雷蕾	第一批
口继教 2019-089	后牙树脂美学修复操作班	武汉大学口腔医学院、中华口腔医学会继教部	陈　智	第一批
口继教字 2019-090	2019年中华口腔医学会微笑列车区域培训	中华口腔医学会	石　冰	第一批
口继教字 2019-091	唇腭裂多学科综合序列治疗继续教育研讨班	中华口腔医学会口腔颌面外科专业委员会	沈国芳	第一批
口继教字 2019-092	全科口腔医学理念与实践	中华口腔医学会民营口腔医疗分会	滕海英	第一批
口继教字 2019-093	现代错殆畸形的诊断及矫治技术	湖北省口腔医学会、中华口腔医学会继教部	贺　红	第一批
口继教字 2019-094	2019年中华口腔医学会镇静镇痛专业委员会第四次全国学术年会	中华口腔医学会镇静镇痛专业委员会	万　阔	第一批
口继教字 2019-095	口腔卫生士在职培训师资培训班	中华口腔医学会医疗事业部	刘宏伟	第一批
口继教字 2019-096	2019年中华口腔医学会种植专业委员会第六次专题研讨会	中华口腔医学会口腔种植专业委员会	宿玉成	第一批
口继教字 2019-097	口腔实用技术新进展学术会	四川省口腔医学会、中华口腔医学会继教部	郭锡久	第一批
口继教字 2019-098	第三届口腔种植新技术研讨班	福建省口腔医学会、中华口腔医学会继教部	吴　东	第二批
口继教字 2019-099	数字化时代无牙颌口腔种植的理论与实践研讨班	福建省口腔医学会、中华口腔医学会继教部	吴　东	第二批
口继教字 2019-100	口腔激光技术应用规范化培训	山东省口腔医学会、中华口腔医学会继教部	马　跃	第二批
口继教字 2019-101	口腔加法修复治疗新技术培训班	江苏省口腔医学会、中华口腔医学会继教部	金　磊	第二批
口继教字 2019-102	口腔美学的基础培训	山东省口腔医学会、中华口腔医学会继教部	高　旭	第二批

续表

项目编号	项目名称	主办单位	项目负责人	批次
口继教字 2019－103	口腔护理专业技能高级研修班	山东省口腔医学会、中华口腔医学会继教部	吕艾芹	第二批
口继教字 2019－104	“两江正畸”系统学正畸学堂第五季	重庆医科大学附属口腔医院、中华口腔医学会继教部	戴红卫	第二批
口继教字 2019－105	重庆－但尼丁口腔医学协同创新研讨会	重庆医科大学附属口腔医院、中华口腔医学会继教部	季　平	第二批
口继教字 2019－106	以口腔种植修复为中心的多学科联合诊疗新技术学习班	江苏省口腔医学会、中华口腔医学会继教部	汤春波	第二批
口继教字 2019－107	正畸－正颌联合矫治颌骨发育畸形培训	山东大学口腔医学院、中华口腔医学会继教部	张风河	第二批
口继教字 2019－108	口腔黏膜疾病中西医结合治疗新进展学习班	青岛大学附属医院、青岛大学口腔医学院、中华口腔医学会继教部	袁昌青	第二批
口继教字 2019－109	舌侧隐形矫治培训班	中国医科大学口腔医学院、中华口腔医学会继教部	侯志明	第二批
口继教字 2019－110	困难气管插管实用新技术培训班	中国医学科学院整形外科医院、中华口腔医学会继教部	邓晓明	第二批
口继教字 2019－111	现代规范化口腔种植学术年会	山东省口腔医学会、中华口腔医学会继教部	徐　欣	第二批
口继教字 2019－112	口腔美学与功能的多学科诊疗培训	烟台市口腔医院、中华口腔医学会继教部	柳忠豪	第二批
口继教字 2019－113	颞下颌关节紊乱综合征专题培训班	山东大学口腔医院、中华口腔医学会继教部	郭　泾	第二批
口继教字 2019－114	骨性错颌畸形的诊断和治疗技术新进展学习班	山东大学口腔医学院、中华口腔医学会继教部	刘东旭	第二批
口继教字 2019－115	2019 中部口腔医学学术会议	湖北省口腔医学会、中华口腔医学会继教部	陈　智	第二批
口继教字 2019－116	口腔即刻种植即刻修复专题学习班	北京大学口腔医院、中华口腔医学会继教部	刘　峰	第二批
口继教字 2019－117	口腔种植理论与实践学习班	北京大学口腔医院、中华口腔医学会继教部	张　晓	第二批
口继教字 2019－118	口腔规范化固定义齿修复学习班	北京大学口腔医院、中华口腔医学会继教部	周团峰	第二批
口继教字 2019－119	口腔种植护理培训班	北京大学口腔医院、中华口腔医学会继教部	杨　悦	第二批
口继教字 2019－120	2019 年中华口腔医学会牙及牙槽外科专业委员会第一次学术年会	中华口腔医学会牙及牙槽外科专业委员会	胡开进	第二批
口继教字 2019－121	口腔健康促进实操班	河南省口腔医学会、中华口腔医学会继教部	曹选平	第二批

续表

项目编号	项目名称	主办单位	项目负责人	批次
口继教字 2019 - 122	无痛牙科治疗及牙科镇静技术培训	绵阳市中医医院、中华口腔医学会继教部	马科院	第二批
口继教字 2019 - 123	牙体牙髓科规范化四手操作技术培训	北京大学口腔医院、中华口腔医学会继教部	王祖华	第二批
口继教字 2019 - 124	精萃美学修复研讨会	中华口腔医学会	陈吉华	第二批
口继教字 2019 - 125	传动直丝弓矫治技术学习班	新疆医科大学第五附属医院、中华口腔医学会继教部	古力巴哈·买买提力	第二批
口继教字 2019 - 126	数字化精准显微根管外科技术在牙体牙髓的应用及进展培训班	南方医科大学口腔医学院、中华口腔医学会继教部	吴补领	第二批
口继教字 2019 - 127	口腔设备技术保障能力建设与发展培训	中华口腔医学会口腔医学设备器材分会	郭传瑸	第二批
口继教字 2019 - 128	口腔颌面部锥形束 CT 的实操、影像诊断及鉴别诊断	武汉大学口腔医院、中华口腔医学会继教部	程　勇	第二批

注：* 摘自 2019 年中华口腔医学会Ⅰ类学分继续医学教育项目(第一批)(网上公布)、2019 年中华口腔医学会Ⅰ类学分继续医学教育项目(第二批)(网上公布)。

教育部关于公布 2019 年度普通高等学校本科专业备案和审批结果的通知

教高函〔2020〕2 号

各省、自治区、直辖市教育厅(教委),新疆生产建设兵团教育局,有关部门(单位)教育司(局),部属各高等学校、部省合建各高等学校:

根据《普通高等学校本科专业设置管理规定》(教高〔2012〕9 号),我部组织开展了 2019 年度普通高等学校本科专业设置和调整工作。经申报、公示、审核等程序,根据普通高等学校专业设置与教学指导委员会评议结果,并征求有关部门意见,确定了同意设置的备案专业、国家控制布点专业和新增目录外专业点名单。本年度各高校新增备案专业 1 672 个、审批专业 181 个(含 130 个国家控制布点专业和 51 个目录外新专业),调整学位授予门类或修业年限专业 47 个,撤销专业 367 个。

现将 2019 年度普通高等学校本科专业备案和审批结果予以公布(见附件 1)。同时,在《普通高等学校本科专业目录(2012 年)》基础上,增补了近年来批准增设的目录外新专业,形成了最新的《普通高等学校本科专业目录(2020 年版)》(见附件 2),一并予以公布。

请各地各高校认真做好新设专业的建设工作,坚持需求导向、标准导向、特色导向,把按社会需求办专业作为专业设置和调整的前提条件,把落实国家标准作为专业建设的底线要求。要根据社会需求变化情况,动态调整招生规模,持续改进和提升专业内涵。要健全质量保障,加强对新设专业的检查,促进人才培养与经济社会发展紧密结合。

附件:

1. 2019 年度普通高等学校本科专业备案和审批结果

2. 普通高等学校本科专业目录(2020 年版)

中华人民共和国教育部
二〇二〇年二月二十一日

附件略。

表 4　2019 年度普通高等学校新增备案本科专业名单*

学校名称	专业代码	专业名称	修业年限	学位授予门类
辽宁中医药大学杏林学院	101006	口腔医学技术	四年	理学
广东医科大学	101006	口腔医学技术	四年	理学

注:*摘自教育部教高函〔2020〕2 号文件之附件。

表 5　2019 年度普通高等学校新增审批本科专业名单*

学校名称	专业代码	专业名称	修业年限	学位授予门类
复旦大学	100301K	口腔医学	五年	医学
承德医学院	100301K	口腔医学	五年	医学

注:*摘自教育部教高函〔2020〕2 号文件之附件。

教育部关于公布 2019 年高等职业教育专业设置备案和审批结果的通知

教职成函〔2019〕1 号

各省、自治区、直辖市教育厅(教委),新疆生产建设兵团教育局:

根据《普通高等学校高等职业教育(专科)专业设置管理办法》(教职成[2015]10 号),我部对 2019 年经各省级教育行政部门备案的高等职业教育(以下简称高职)专业设置情况进行了汇总,并依法组织对申请 2019 年新设的国家控制高职专业进行审批。现将汇总备案结果和审批结果予以公布。

2019 年,经各省级教育行政部门备案的高职专业和我部审批同意新设的国家控制高职专业共计 744 个,专业点 58 085 个。

经各省级教育行政部门备案的非国家控制高职专业点 57 860 个,备案结果数据库已与招生来源计划管理系统相衔接,数据共享。汇总备案结果可在全国职业院校专业设置管理与公共信息服务平台(网址:www. zyyxzy. cn)查询。专业名称、代码及修业年限以平台公布的内容为准。

截至 2018 年 11 月 1 日,我部共受理 2019 年拟新设的国家控制高职专业点申请 469 个。经过专家评议和公安部、司法部、卫生健康委、中医药局等行业主管部门审核,同意 2019 年新设的国家控制高职专业点 225 个,自 2019 年起可以招生,其专业名称、专业代码、修业年限等均以本通知公布的内容为准。不同意 2019 年新设的国家控制高职专业点 244 个。

请各省级教育行政部门严格按照本通知公布的备案和审批结果合理安排高职招生计划。

附件:2019 年新设的国家控制高职专业审批结果

中华人民共和国教育部
二〇一九年一月十日

附件略。

表 6　2019 年国家控制的高职专业审批同意设置的国家控制专业点——口腔医学*

原序号	省份	学校名称	专业代码	专业名称	修业年限
5	内蒙古	通辽职业学院	620102K	口腔医学	三年
10	安徽	安徽中医药高等专科学校	620102K	口腔医学	三年
18	河南	郑州澍青医学高等专科学校	620102K	口腔医学	三年
30	重庆	重庆医药高等专科学校	620102K	口腔医学	三年
34	云南	云南医药健康职业学院	620102K	口腔医学	三年

注：* 摘自教育部教职成函[2019]1 号文件之附件。

中国高等学校口腔医学专业招生和培养简况

资料由我国高等学校口腔医学院系提供（尚有部分院系未提供），中国香港、澳门特别行政区和台湾省口腔医学专业招生培养简况未统计在内。统计时限从 2019 年 1 月至 2019 年 12 月。

表 7　2019 年度中国口腔医学本科生招生培养简况

单位	在校生人数			招生人数			毕业人数		
	8 年制	7 年制（5+3）*	5 年制	8 年制	7 年制（5+3）*	5 年制	8 年制	7 年制	5 年制
四川大学华西口腔医学院	239	119	973	30	–	184	29	–	148
北京大学口腔医学院	196	–	61	43	–	43	51	–	35
上海交通大学口腔医学院	103	84	146	31	–	40	–	25	12
空军军医大学口腔医学院	120	–	137	20	–	45	5	–	22
武汉大学口腔医学院	148	85	198	25	20	29	4	–	56
首都医科大学口腔医学院	–	193	93	–	29	22	–	15	19
南开大学口腔医学院	–	–	130	–	–	31	–	–	16
天津医科大学口腔医学院	–	333	3	–	50	–	–	–	–
河北医科大学口腔医学院	–	–	372	–	–	70	–	–	58
华北理工大学口腔医学院	–	–	330	–	–	60	–	–	58
河北北方学院	–	–	323	–	–	60	–	–	64
山西医科大学口腔医学院	–	–	448	–	–	100	–	–	68
赤峰学院	–	–	395	–	–	80	–	–	84
中国医科大学口腔医学院	–	–	318	–	–	61	–	–	63
大连医科大学口腔医学院	–	–	223	–	–	67	–	–	69
大连大学医学院	–	–	300	–	–	60	–	–	59
吉林大学口腔医学院	–	196	217	–	40	40	–	26	35
北华大学口腔医学院	–	–	637	–	–	188	–	–	147
佳木斯大学口腔医学院	–	–	304	–	–	61	–	–	60
哈尔滨医科大学口腔医学院	–	–	144	–	–	49	–	–	47

续表

单位	在校生人数			招生人数			毕业人数		
	8 年制	7 年制（5+3）*	5 年制	8 年制	7 年制（5+3）*	5 年制	8 年制	7 年制	5 年制
牡丹江医学院	–	–	305	–	–	59	–	–	34
同济大学口腔医学院	–	–	168	–	–	–	–	–	38
南京大学口腔医学院	15	55	57	5	–	20	–	8	–
南京医科大学口腔医学院	–	164	345	–	40	60	–	4	65
浙江大学口腔医学院	–	258	–	–	50	–	–	37	–
浙江中医药大学口腔医学院	–	–	497	–	–	90	–	–	94
温州医科大学口腔医学院	–	–	276	–	–	56	–	–	34
湖州师范学院医学院	–	–	221	–	–	–	–	–	49
安徽医科大学口腔医学院	–	–	307	–	–	61	–	–	62
皖南医学院	–	–	677	–	–	150	–	–	93
福建医科大学口腔医学院	–	–	534	–	–	120	–	–	100
厦门医学院	–	–	255	–	–	64	–	–	–
南昌大学口腔医学院	–	–	258	–	–	50	–	–	40
井冈山大学口腔医学院	–	–	313	–	–	59	–	–	74
山东大学口腔医学院	–	149	264	–	30	55	–	26	50
包头医学院口腔医学院	–	–	200	–	–	30	–	–	26
青岛大学口腔医学院	–	–	220	–	–	45	–	–	35
潍坊医学院	–	–	527	–	–	99	–	–	98
滨州医学院	–	–	743	–	–	149	–	–	89
郑州大学口腔医学院	–	–	441	–	–	75	–	–	90
华中科技大学口腔医学院	–	–	147	–	–	23	–	–	26
江汉大学医学院	–	–	111	–	–	97	–	–	–
湖北科技学院	–	–	534	–	–	73	–	–	110
中南大学湘雅口腔医学院	–	200	157	–	49	21	–	–	67
湖南中医药大学口腔医学院	–	–	540	–	–	85	–	–	121
中山大学口腔医学院	–	282	335	–	50	56	–	30	57
暨南大学口腔医学院	–	–	331	–	–	75	–	–	50
深圳大学医学院	–	–	62	–	–	30	–	–	–
汕头大学医学院	–	–	155	–	–	33	–	–	–
佛山科学技术学院	–	–	431	–	–	25	–	–	80
广西医科大学口腔医学院	–	–	224	–	–	48	–	–	40
桂林医学院	–	–	329	–	–	78	–	–	55
右江民族医学院	–	–	269	–	–	50	–	–	54
海南医学院	–	–	396	–	–	84	–	–	69
重庆医科大学口腔医学院	–	–	398	–	–	79	–	–	82
西南医科大学口腔医学院	–	–	457	–	–	87	–	–	78
川北医学院	–	–	703	–	–	159	–	–	84

续表

单位	在校生人数			招生人数			毕业人数		
	8 年制	7 年制（5+3）*	5 年制	8 年制	7 年制（5+3）*	5 年制	8 年制	7 年制	5 年制
贵州医科大学口腔医学院	–	–	895	–	–	150	–	–	102
遵义医科大学口腔医学院	–	–	664	–	–	163	–	–	103
昆明医科大学口腔医学院	–	–	394	–	–	125	–	–	74
大理大学	–	–	40	–	–	40	–	–	–
西安交通大学口腔医学院	–	40	252	–	–	–	–	14	64
西安医学院	–	–	504	–	–	104	–	–	115
兰州大学口腔医学院	–	–	410	–	–	82	–	–	86
西北民族大学口腔医学院	–	–	414	–	–	90	–	–	78
宁夏医科大学口腔医学院	–	–	370	–	–	60	–	–	52
石河子大学口腔医学院	–	–	342	–	–	62	–	–	70
新疆医科大学口腔医学院	–	–	403	–	–	84	–	–	72

注：* 表示因政策指导，从 2015 年开始全国不再招生 7 年制口腔医学生，故 7 年制下备注“（5+3）”，特指过渡阶段的招生状态。

表 8　2018 年度中国口腔医学硕士研究生（不含 7 年制）招生培养简况

硕士学位授予单位	学科专业	指导教师人数	在读硕士生人数	招生人数	毕业人数
四川大学					
	口腔基础医学	16	34	16	6
	口腔临床医学	54	569	200	119
北京大学					
	口腔基础医学	2	5	2	–
	口腔临床医学	65	184	65	28
上海交通大学					
	口腔基础医学	5	11	3	–
	口腔临床医学	43	181	51	50
	麻醉学*	1	2	–	1
	药学*	1	2	–	2
空军军医大学					
	口腔基础医学	10	4	2	2
	口腔临床医学	47	23	10	12
	口腔医学	73	47	17	12
武汉大学					
	口腔基础医学	1	4	3	1
	口腔临床医学	48	64	23	17
	口腔医学	69	210	61	60
首都医科大学					
	口腔基础医学	7	11	7	5

续表

硕士学位授予单位	学科专业	指导教师人数	在读硕士生人数	招生人数	毕业人数
	口腔临床医学	54	58	31	27
解放军医学院					
	口腔临床医学	11	11	11	–
复旦大学					
	口腔临床医学	4	15	6	–
南开大学					
	口腔医学	25	60	16	6
	口腔临床医学	20	4	1	2
天津医科大学					
	口腔基础医学	2	3	–	3
	口腔临床医学	32	177	57	57
	口腔医学	7	28	8	5
河北医科大学					
	口腔基础医学	3	3	1	1
	口腔临床医学	25	17	7	6
华北理工大学					
	口腔临床医学	22	78	19	40
山西医科大学					
	口腔临床医学	13	48	17	12
	口腔医学	32	142	51	38
中国医科大学					
	口腔基础医学	9	9	1	4
	口腔临床医学	52	265	77	58
大连医科大学					
	口腔基础医学	5	27	10	6
	口腔临床医学	8	40	13	13
	口腔医学	40	218	67	77
大连大学					
	口腔临床医学	41	42	11	20
吉林大学					
	口腔基础医学	2	7	2	1
	口腔临床医学	27	83	19	22
	口腔医学	9	261	73	52
佳木斯大学					
	口腔基础医学	–	69	30	28
	口腔医学	–	–	–	45
哈尔滨医科大学					
	口腔基础医学	1	3	–	–
	口腔临床医学	2	10	2	3
	口腔医学	14	127	22	40

续表

硕士学位授予单位	学科专业	指导教师人数	在读硕士生人数	招生人数	毕业人数
哈尔滨医科大学附四院					
	口腔基础医学	4	2	3	–
	口腔临床医学	4	20	1	10
同济大学					
	口腔基础医学	2	11	3	4
	口腔临床医学	14	77	26	25
	口腔医学	12	22	9	6
南京大学					
	口腔临床医学	46	197	61	40
南京医科大学					
	口腔基础医学	2	2	1	–
	口腔临床医学	41	35	19	1
	口腔医学	65	135	75	–
浙江大学					
	口腔基础医学	3	2	2	–
	口腔临床医学	24	48	13	16
浙江中医药大学					
	口腔临床医学	10	53	21	8
温州医科大学					
	口腔医学	20	66	26	18
安徽医科大学					
	口腔基础医学	6	9	3	2
	口腔临床医学	33	45	17	17
	口腔医学	38	44	30	22
皖南医学院					
	口腔医学	9	34	10	20
福建医科大学					
	口腔临床医学	21	68	23	27
	口腔医学	36	96	33	25
南昌大学					
	口腔基础医学	–	3	1	1
	口腔临床医学	–	97	33	28
山东大学					
	口腔基础医学	3	9	4	–
	口腔临床医学	23	49	15	20
包头医学院					
	口腔临床医学	70	34	6	9
青岛大学					
	口腔临床医学	29	139	44	45

续表

硕士学位授予单位	学科专业	指导教师人数	在读硕士生人数	招生人数	毕业人数
潍坊医学院					
	口腔基础医学	15	1	10	8
	口腔临床医学	29	72	15	12
滨州医学院					
	口腔临床医学	19	54	23	12
郑州大学					
	口腔基础医学	2	2	–	–
	口腔临床医学	7	16	1	5
	口腔医学	46	106	47	44
华中科技大学					
	口腔临床医学	16	34	12	9
江汉大学					
	口腔基础医学	1	1	1	–
中南大学					
	口腔基础医学	5	39	4	3
	口腔临床医学	24	152	40	38
中南大学湘雅医院					
	口腔临床医学	7	51	14	8
湖南中医药大学					
	口腔临床医学	16	23	5	9
中山大学					
	口腔基础医学	15	10	6	–
	口腔临床医学	150	231	83	60
暨南大学					
	口腔医学	38	122	33	21
南方医科大学					
	口腔临床医学	31	52	21	6
广西医科大学					
	口腔基础医学	3	5	4	2
	口腔临床医学	20	80	21	39
	口腔医学	14	41	17	2
右江民族医学院					
	口腔临床医学	8	27	12	5
海南医学院					
	口腔临床医学	6	6	6	–
重庆医科大学					
	口腔基础医学	53	–	–	–
	口腔临床医学	59	75	25	15
	口腔医学	57	157	29	47
西南医科大学					

续表

硕士学位授予单位	学科专业	指导教师人数	在读硕士生人数	招生人数	毕业人数
	口腔临床医学	16	60	20	22
	口腔医学		50	18	15
川北医学院					
	口腔临床医学	3	7	1	2
	口腔医学	14	14	14	–
贵州医科大学					
	口腔基础医学	1	2	–	–
	口腔临床医学	13	10	4	6
	口腔医学	19	49	15	16
遵义医学院					
	口腔基础医学	5	8	4	1
	口腔临床医学	38	125	43	38
昆明医科大学					
	口腔基础医学	1	2	1	2
	口腔临床医学	31	128	46	31
西安交通大学					
	口腔基础医学	5	3	2	–
	口腔临床医学	8	7	2	12
	口腔医学	19	50	15	10
兰州大学					
	口腔临床医学	25	72	23	26
	口腔医学	25	72	23	26
宁夏医科大学					
	口腔临床医学	25	56	25	17
石河子大学					
	口腔临床医学	8	29	10	–
新疆医科大学					
	口腔基础医学	5	5	3	–
	口腔临床医学	16	129	42	37

注：* 均为口腔医学专业教师挂靠有关博士学科点招生。

表 9　2019 年度中国口腔医学博士研究生(不含 8 年制)招生培养简况

博士学位授予单位	学科专业	指导教师人数	在读博士生人数	招生人数	毕业人数
四川大学					
	口腔临床医学	5	20	4	9
	口腔基础医学	58	241	101	53
北京大学					
	口腔基础医学	2	5	2	1

续表

博士学位授予单位	学科专业	指导教师人数	在读博士生人数	招生人数	毕业人数
	口腔临床医学	66	186	64	31
上海交通大学					
	口腔基础医学	5	11	3	2
	口腔临床医学	46	99	32	19
	影像医学与核医学	1	2	–	–
	麻醉学*	1	2	–	–
	药学*	1	1	–	–
空军军医大学					
	口腔基础医学	5	5	2	3
	口腔临床医学	26	15	5	9
	口腔医学	23	24	5	11
武汉大学					
	口腔基础医学	2	4	2	–
	口腔临床医学	13	36	10	11
	口腔颌面外科学	3	24	9	8
	牙体牙髓病学	9	27	8	9
	口腔医学	3	3	–	–
首都医科大学					
	口腔基础医学	6	5	7	–
	口腔临床医学	21	28	15	6
解放军医学院					
	口腔临床医学	3	3	3	–
复旦大学					
	口腔临床医学	2	4	3	–
天津医科大学					
	口腔临床医学	7	14	7	2
河北医科大学					
	病理学与病理生物学*	1	3	–	1
中国医科大学					
	口腔基础医学	3	5	–	2
	口腔临床医学	13	56	20	8
吉林大学					
	口腔临床医学	14	43	6	14
	口腔医学	14	15	10	1
哈尔滨医科大学					
	口腔临床医学	3	9	–	5
	口腔医学	3	8	4	–
哈尔滨医科大学附四院					

续表

博士学位授予单位	学科专业	指导教师人数	在读博士生人数	招生人数	毕业人数
	口腔基础医学	1	12	1	1
	口腔临床医学	1	2	2	–
同济大学					
	口腔基础医学	2	9	2	2
	口腔临床医学	5	35	10	7
	口腔医学	3	4	1	3
南京大学					
	口腔临床医学	7	26	10	5
南京医科大学					
	口腔基础医学	1	1	1	–
	口腔临床医学	10	5	2	2
	口腔医学	14	27	20	22
浙江大学					
	口腔基础医学	1	3	1	–
	口腔临床医学	10	13	7	5
温州医科大学					
	外科学*	4	2	1	–
安徽医科大学					
	整形外科学*	2	–	–	–
	临床医学*	4	1	–	–
福建医科大学					
	口腔基础医学	3	2	2	–
	口腔临床医学	11	14	7	2
	口腔医学	12	13	8	–
南昌大学					
	口腔基础医学	1	2	1	–
	口腔临床医学	5	–	–	–
山东大学					
	口腔基础医学	2	5	1	1
	口腔临床医学	4	16	3	3
青岛大学					
	口腔临床医学	8	7	7	–
郑州大学					
	口腔临床医学	4	6	–	2
华中科技大学					
	口腔临床医学	5	9	3	4
中南大学					
	口腔基础医学	1	2	–	–
	口腔整形美容学	1	18	6	1
	整形外科学*	2	2	–	1

续表

博士学位授予单位	学科专业	指导教师人数	在读博士生人数	招生人数	毕业人数
	肿瘤学*	2	4	1	–
中南大学湘雅医院					
	整形外科学*	1	1	–	–
	肿瘤学*	2	4	1	–
湖南中医药大学					
	口腔临床医学	2	–	1	–
中山大学					
	口腔基础医学	9	6	1	2
	口腔临床医学	38	85	36	19
南方医科大学					
	口腔临床医学	4	14	–	1
广西医科大学					
	口腔基础医学	2	2	2	–
	口腔临床医学	7	17	6	2
	口腔医学	6	10	10	–
重庆医科大学					
	口腔基础医学	8	–	–	–
	口腔临床医学	10	7	6	–
	口腔医学	13	5	5	–
遵义医科大学					
	外科学*	2	2	2	–
昆明医科大学					
	耳鼻咽喉科学*	5	9	5	3
西安交通大学					
	口腔生物医学	5	12	1	–
	外科学*	5	8	3	1
新疆医科大学					
	外科学*	5	15	6	2

注：*均为口腔医学专业教师挂靠有关博士学科点招生。

表 10　2018 年度中国口腔医学博士研究生(不含 8 年制)毕业生一览表

博士学位授予单位	姓名	性别	出生年月	获学位年月	所授学位专业	指导教师	毕业论文题目
四川大学							
	周辛璇	女	1992.07	2019.06	口腔基础医学	周学东	基于口腔微生物组的口腔鳞癌诊断的研究
	邱　伟	男	1989.04	2019.06	微生物学	周学东	新型脂联素受体激动剂 AdipoAI 抑制炎症反应的研究

续表

博士学位授予单位	姓名	性别	出生年月	获学位年月	所授学位专业	指导教师	毕业论文题目
	江宇辰	女	1980.06	2019.06	口腔基础医学	陈谦明	GPR39 异常表达在 YAP 介导的口腔鳞癌恶性进展中的作用研究
	刘　江	男	1992.03	2019.06	口腔基础医学	陈谦明	抗单纯疱疹病毒核苷类似物的设计合成及活性初探
	邵晓茹	男	1991.12	2019.06	口腔基础医学	林云锋	DNA 四面体纳米结构对细胞生物学行为影响的相关研究
	邓　凌	男	1993.03	2019.06	口腔基础医学	李　伟	伏立康唑阻断白色念珠菌对粘性放线菌
	张　波	男	1981.07	2019.06	口腔基础医学	李　燕	EB 病毒调控 ATR 通路对肿瘤进展和微环境的作用及机制研究
	张　俊	女	1988.01	2019.06	生物化学与分子生物学	张　平	甲状旁腺激素治疗颞下颌关节骨关节炎的研究
	贾小玥	女	1988.04	2019.06	牙体牙髓病学	周学东	黄连素调控肠道菌群影响牙周炎牙槽骨吸收的研究
	蒙明梅	女	1990.03	2019.06	牙体牙髓病学	周学东	白细胞介素 -1α 调节牙萌出的研究
	徐若诗	女	1991.02	2019.06	牙体牙髓病学	周学东	$G\alpha s$ 调控胚胎发育期颅颌面膜内成骨的研究
	陈　典	女	1990.07	2019.06	牙体牙髓病学	叶　玲	SIRT6 调控间充质细胞成牙/骨向分化的机制研究
	娄　锋	男	1988.07	2019.06	牙体牙髓病学	叶　玲	Numb/Numbl 调控成骨细胞功能及骨稳态机制研究
	尹　贝	女	1990.02	2019.06	牙体牙髓病学	叶　玲	Ash1l 调控间充质干细胞命运选择的作用机制初探
	李宗擘	女	1990.01	2019.06	牙体牙髓病学	李继遥	GntR 家族转录因子 StsR 在变异链球菌糖代谢中的作用及机制研究
	谭学莲	女	1991.12	2019.06	牙体牙髓病学	黄定明	铁介导的巨噬细胞和多发性骨髓瘤细胞相互作用的机制初探
	王　琨	女	1988.06	2019.06	牙体牙髓病学	张凌琳	烟酰胺核糖对 DC 细胞 DNA 损伤修复和线粒体功能的调控机制研究
	郑赛男	女	1989.09	2019.06	牙体牙髓病学	张凌琳	自组装釉原蛋白功能多肽引导牙釉质仿生矿化的实验研究
	葛　阳	女	1990.01	2019.06	牙体牙髓病学	程　磊	新型复合体防治口腔菌斑性疾病的研究
	沈妍欣	女	1990.01	2019.06	牙周病学	吴亚菲	高糖环境下 CaMKII 促进骨吸收的相关研究
	冯　慧	女	1989.09	2019.06	口腔黏膜病学	陈谦明	集载体与药效双功能核苷水凝胶的构建及在 OSCC 中应用初探

续表

博士学位授予单位	姓名	性别	出生年月	获学位年月	所授学位专业	指导教师	毕业论文题目
	张雪峰	男	1990.11	2019.06	口腔黏膜病学	陈谦明	口腔鳞癌细胞对 mTOR 抑制剂的耐药机制与去耐药治疗新策略研究
	王翔剑	男	1989.12	2019.06	口腔黏膜病学	周红梅	FEN1 基因沉默对头颈部鳞癌细胞免疫表型的影响效应及分子机制研究
	刘佳佳	女	1990.01	2019.06	口腔黏膜病学	曾　昕	miR－302b 靶向 FZD6 抑制口腔鳞状细胞癌侵袭与迁移的研究
	陈　畅	男	1991.12	2019.06	口腔颌面外科学	田卫东	DMOG 对缺血微环境下脂肪干细胞活力影响及其机制研究
	程　旭	女	1991.07	2019.06	口腔颌面外科学	石　冰	Wnt7a 扩增腭帆提肌的效果及机制研究
	罗祥友	男	1989.07	2019.06	口腔颌面外科学	石　冰	Nell－1 对颅颌面骨骼生长发育的影响
	张卓远	男	1988.02	2019.06	口腔颌面外科学	李龙江	口腔鳞癌与成纤维细胞之间能量代谢转化及药物耐受的研究
	梁　燕	女	1987.12	2019.06	口腔颌面外科学	李龙江	Carfilzomib(CFZ)上调 DR5 促进头颈癌细胞凋亡及其相关机制的研究
	胡　沛	男	1989.04	2019.06	口腔颌面外科学	胡　静 罗　恩	探究 I 型糖尿病对 Akita 转基因鼠骨表型及骨折愈合的影响
	李章澳	女	1990.03	2019.12	口腔颌面外科学	唐休发	免疫调节蛋白 B7－H3 调节口腔鳞状细胞癌糖代谢及其机制研究
	刘寅冬	男	1988.12	2019.09	口腔颌面外科学	包崇云	WNT3A 促进骨质疏松牙槽骨创伤愈合及其机制研究
	连俊翔	女	1989.01	2019.09	口腔颌面外科学	潘　剑	MiR－335－5p 调控破骨细胞分化及炎症的机制
	刘　瑶	女	1989.07	2019.06	口腔颌面外科学	罗　恩	同轴静电纺丝短纤维作为载药系统应用于肿瘤局部治疗
	陈　瞰	男	1979.01	2019.06	口腔颌面外科学	祝颂松	NF－κB 信号通路调控 TNF－α 对髁突软骨干细胞性状影响的研究
	黄　倩	女	1988.01	2019.06	口腔颌面外科学	林云锋	功能化石墨相氮化碳纳米片在肿瘤治疗领域的应用研究
	陈昭昭	女	1990.05	2019.06	口腔修复学	于海洋	即刻种植中拔牙窝形态对植体位置决策及植入精度的影响研究
	李俊颖	男	1990.05	2019.06	口腔修复学	于海洋	软组织塌陷对美学区种植穿龈轮廓数字化印模精度的影响研究
	刘蓓蕾	女	1990.05	2019.06	口腔修复学	于海洋	HMGB1 对糖尿病条件下牙种植体骨结合的影响及机制研究

续表

博士学位授予单位	姓名	性别	出生年月	获学位年月	所授学位专业	指导教师	毕业论文题目
	闵　婕	女	1989.08	2019.06	口腔修复学	于海洋	牙种植体－基台界面微动金属磨屑的产生机制及生物学评价研究
	黄　波	男	1988.08	2019.06	口腔修复学	宫　苹	氨磷汀调节放射对已形成种植体骨结合的研究
	赵　巍	女	1989.11	2019.06	口腔修复学	王　敏	AKT 对 NLRP3 炎症小体激活的调控机制研究
	薛丽丽	女	1983.03	2019.06	口腔修复学	王　敏	机械应力刺激下 YAP 促进牙周组织炎症的分子机制研究
	张艺馨	女	1991.12	2019.06	口腔修复学	朱智敏	FoxO1 调控小鼠种植体骨结合及骨缺损修复的作用及机制研究
	郭雨晨	男	1990.07	2019.06	口腔修复学	袁　泉	泛素特异性酶 34 调控骨髓间充质干细胞成骨分化的研究
	秦　汉	男	1989.09	2019.06	口腔修复学	万乾炳	氧化石墨烯增强型壳聚糖基凝胶膜的制备及其评价
	谢　强	女	1989.01	2019.06	口腔修复学	莫安春	PRF 结合 Nano－BCP 促进口腔软硬组织再生的动物实验研究
	陈河林	男	1990.05	2019.06	口腔修复学	王　航	高糖基化终末产物饮食对牙周炎牙槽骨吸收的影响及机制初探
	邓梦昭	女	1987.08	2019.06	口腔正畸学	赵志河	适中前部联合切除术后舌周颌骨的应力变化研究
	申　玉	女	1989.05	2019.06	口腔正畸学	赵志河	AKT 在细胞外基质硬度诱导 hBMSC 成骨分化中的作用研究
	薛超然	男	1990.11	2019.06	口腔正畸学	白　丁	骨性Ⅲ类不对称畸形三维特征评估及准确手术实施的初步研究
	朱亚芬	女	1988.09	2019.09	口腔正畸学	赖文莉	DNA 甲基化在大鼠实验性牙移动疼痛中的作用研究
	陈卢璐	女	1990.03	2019.06	口腔正畸学	赖文莉	氨基糖影响变异链球菌与口腔共生链球菌相互作用的研究
	胥　杨	男	1990.02	2019.06	口腔正畸学	邹淑娟	间歇性甲状旁腺激素促进牙骨质形成的机制研究
	胡芝爱	女	1988.11	2019.06	口腔正畸学	邹淑娟	负载 IL－4 的肝素化明胶纳米纤维微球对糖尿病骨再生影响的研究
	张家玮	女	1990.05	2019.06	口腔正畸学	邹淑娟	牙发育和萌出过程中甲状旁腺激素相关蛋白调控骨稳态的作用及机制研究
	伊亚婷	女	1990.01	2019.06	口腔正畸学	王　军	牙槽骨愈合及种植体骨整合干细胞体内来源及调控机制的探究
北京大学							

续表

博士学位授予单位	姓名	性别	出生年月	获学位年月	所授学位专业	指导教师	毕业论文题目
	陈 帅	男	1988.10	2020.01	口腔基础医学	李铁军	基于外显子组测序的舌鳞癌相关miRNA的筛选及功能鉴定
	杨聪翀	女	1987.02	2019.07	牙体牙髓病学	王晓燕	羟乙基壳聚糖/海藻酸钠双网络水凝胶中三维共培养VECs和BM-MSCs促成血管分化的作用机制
	刘 娟	女	1986.08	2019.07	牙周病学	孟焕新	细菌代谢产物丁酸破坏牙龈上皮屏障的机制研究
	刘 佳	女	1989.11	2019.07	牙周病学	栾庆先	p53参与人牙龈成纤维细胞中LPS诱导的炎症反应
	饶南荃	女	1990.01	2019.12	儿童口腔医学	葛立宏	脱落乳牙牙髓干细胞改善糖尿病肾病预后的研究
	方滕姣子	女	1989.11	2019.07	儿童口腔医学	葛立宏	改性微球递送脱落乳牙干细胞和骨形态蛋白-2促血管化骨组织再生的研究
	李文文	女	1991.07	2019.07	口腔黏膜病学	刘宏伟	间充质干细胞来源外泌体对口腔癌前病变的作用
	佟佩远	女	1988.01	2019.07	口腔预防医学	郑树国	慢性肾脏病唾液多肽生物学标志物的初步研究
	杨 爽	女	1988.03	2019.07	口腔颌面外科学	俞光岩	口腔鳞状细胞癌患者下颌下腺受累的临床病理研究
	赵 璐	女	1990.11	2019.12	口腔颌面外科学	张 益	巨噬细胞在创伤性颞下颌关节强直骨痂形成中的作用及机制研究
	臧晓龙	男	1988.12	2019.07	口腔颌面外科学	张 益	脂肪干细胞通过TGF-β1介导干预双膦酸盐骨坏死发生的研究
	刘 梦	女	1988.02	2019.07	口腔颌面外科学	张 益	儿童髁突骨折愈合与改建相关因素及TRPV1影响骨折愈合的机制研究
	王 威	男	1986.02	2019.07	口腔颌面外科学	蔡志刚	腓骨瓣修复下颌骨缺损相关临床问题的初步探讨
	许 宁	男	1989.11	2019.07	口腔颌面外科学	许 宁	125I粒子植入治疗侵犯颅底区的腺样囊性癌
	韩泽文	男	1989.11	2019.07	口腔颌面外科学	郭传瑸	氯硝柳胺用于头颈部鳞癌治疗的机制研究
	王天骄	女	1990.10	2019.07	口腔颌面外科学	郭传瑸	口腔白斑癌变风险预测模型的建立与验证
	许 晓	女	1990.07	2019.07	口腔颌面外科学	魏世成	基于脂质体控释小分子的聚醚醚酮植入物表面改性研究
	梁雅婧	女	1990.05	2019.07	口腔颌面外科学	傅开元	高脂饮食致小鼠痛觉敏化的脊髓机制

续表

博士学位授予单位	姓名	性别	出生年月	获学位年月	所授学位专业	指导教师	毕业论文题目
	郭小龙	男	1988.08	2019.07	口腔颌面医学影像学	李　刚	口腔颌面锥形束 CT 诊断牙根纵裂的参数最优化研究
	雷　蕾	女	1991.08	2019.07	口腔修复学	姜　婷	缓释 microRNA222 促进神经化骨组织工程构建的研究
	李伟伟	女	1989.07	2019.07	口腔修复学	谢秋菲	无牙颌颌位关系数字确定与记录方法的研究
	陈　思	女	1992.04	2019.07	口腔修复学	周永胜	miR - 375 在骨再生修复中的作用机制及应用研究
	马小涵	女	1987.09	2019.07	口腔修复学	周永胜	miR - 137 对人脂肪干细胞成骨的影响及机制研究
	白云洋	男	1989.09	2019.07	口腔修复学	邓旭亮	$BaTiO_3$/P(VDF - TrFE)电活性纳米复合膜调控骨髓间充质干细胞行为及促进骨再生研究
	吕　岩	男	1986.07	2020.01	口腔修复学	邓旭亮	miR - 193a - 3p 在材料表面拓扑形貌诱导骨髓间充质干细胞成骨分化中的作用研究
	孙仕晨	男	1988.08	2019.07	口腔修复学	冯海兰	IKBKG 基因突变导致综合征型先天缺牙的功能机制研究
	余　淼	女	1989.08	2019.07	口腔修复学	冯海兰	Wnt10a 在牙根发育和骨重建过程中的作用及机制研究
	燕伯希	男	1991.01	2019.07	口腔正畸学	周彦恒	多功能调节因子瘦素影响正畸牙齿移动的研究
	滕　飞	男	1989.03	2019.12	口腔正畸学	许天民	上颌前磨牙拔除后邻牙生理性漂移的三维移动规律及其影响因素分析
	赵华翔	男	1991.04	2019.07	口腔正畸学	林久祥	两个唇腭裂家系致病基因的鉴定及机制研究
	屈凌寒	女	1991.01	暂未获	口腔颌面外科学	俞光岩	补体 C1q/肿瘤坏死因子相关蛋白 3/6 在唾液腺表达及功能研究
	陈楚雯	女	1991.04	暂未获	口腔颌面外科学	李盛林	长链非编码 RNA MRPL23 - AS1 促进唾液腺腺样囊性癌肺转移
上海交通大学							
	于玢玢	女	1989.12	2019.06	口腔基础医学	陈万涛	CAFs 源性 POSTN 通过 PTK7 影响口腔鳞癌生长和转移的研究
	秦　星	男	1988.08	2019.06	口腔基础医学	陈万涛	CAFs 源性 IL - 6 诱导的骨桥蛋白调控口腔鳞癌生长和转移
	张哲谌	男	1984.01	2019.06	口腔临床医学	沈　刚	基于数字化的托槽直接粘结导板的研发

续表

博士学位授予单位	姓名	性别	出生年月	获学位年月	所授学位专业	指导教师	毕业论文题目
	刘　璐	女	1990.12	2019.06	口腔临床医学	房　兵	成血管分化过程中掺锂生物活性玻璃陶瓷的促进作用及其机制研究
	焦德龙	男	1990.03	2019.06	口腔临床医学	蒋欣泉	功能化石墨烯/光凝胶复合载药体系用于骨组织再生修复研究
	吴建楠	男	1989.09	2019.06	口腔临床医学	蒋欣泉	基于功能多肽修饰的丝蛋白静电纺丝纤维支架表面改性及其在骨组织修复中的应用
	胡龙威	男	1991.09	2019.06	口腔临床医学	张陈平	ARC 调控骨髓基质干细胞在防治 BRONJ 中的研究
	张士剑	男	1985.06	2019.06	口腔临床医学	张陈平	IL – 17 – STAT3 通路调控口腔鳞癌侵袭力及临床相关性研究
	卢　浩	男	1990.03	2019.06	口腔临床医学	杨雯君	MUC1 对唾液腺 AdCC 和 MEC 生物学行为的影响及机制研究
	唐天弘	男	1990.08	2019.06	口腔临床医学	张修银	数字化配准测量种植体植入精度的方法及其应用的研究
	周　榕	男	1989.09	2019.06	口腔临床医学	张志愿	OMM 遗传学特征揭示及其临床意义的研究
	朱　婷	女	1990.10	2019.06	口腔临床医学	周国瑜	铁死亡诱导剂联合光动力治疗口腔癌的研究
	江莉婷	女	1982.08	2019.06	口腔医学	蒋欣泉	PTH(1 – 34)对老年大鼠血管化骨再生以及骨整合影响的实验研究
	忻贤贞	女	1986.09	2019.06	口腔医学	蒋欣泉	掺锶或鸢尾素两种活性材料促进口腔颌面部骨再生的研究
	周　琴	女	1982.01	2019.12	口腔医学	郑家伟	TLR2 基因修饰的 BMSCs 在牙周炎骨组织再生中的应用
	聂　萍	女	1984.10	2019.12	口腔医学	房　兵	达沙替尼在关节软骨缺损修复的实验研究
	杜观环	女	1984.02	2019.06	口腔医学	唐国瑶	口腔扁平苔藓表面菌群分析及其促上皮细胞炎症性免疫应答的研究
	沈　佩	女	1987.01	2019.12	口腔医学	杨　驰	胚胎干细胞经外胚层向髁突软骨干细胞定向分化及其软骨损伤修复应用研究
	孙朋朋*	男	1985.07	2019.06	影像医学与核医学	陶晓峰	头颈鳞癌磁共振 – 光学双模态成像的实验研究
	尹林玲*	女	1981.01	2019.06	口腔医学	邹德荣	新型钛纳米管复合涂层的抗菌和成骨活性研究

续表

博士学位授予单位	姓名	性别	出生年月	获学位年月	所授学位专业	指导教师	毕业论文题目
	吴锦阳	男	1986.11	暂未获	口腔医学	沈国芳	基于力反馈的导航控制颅颌面外科智能机器人的系统样机建立及关键技术研究
	曹宁宁	男	1991.05	暂未获	口腔临床医学	俞创奇	IgG4 唾液腺炎的诊治和纤维化机制的初步研究
空军军医大学							
	杨鸿旭	男	1989.05	2019.06	口腔基础医学	王美青	异常咬合所致颞下颌关节软骨退变中 MTORC1 和 Ihh/PTHrP 分子作用机制研究
	张虹云	女	1989.11	2019.06	口腔基础医学	王美青	外周血白细胞对 UAC 所致大鼠 TMJ 和咀嚼肌微小创伤的分子响应的研究
	隋秉东	男	1989.06	2019.06	口腔基础医学	金　岩	骨髓间充质干细胞通过胞外囊泡调控二型糖尿病发生和逆转的作用与机制研究
	毕春升	男	1987.02	2019.06	口腔临床医学	陈发明	$CD4^+$ T 细胞极化在牙周炎发生发展和转归过程中对 RANKL 表达的调节作用
	马　超	男	1989.10	2019.06	口腔临床医学	孙沫逸	自主神经促进涎腺腺样囊性癌嗜神经侵袭及其机制研究
	杨子桧	男	1988.11	2019.06	口腔临床医学	胡开进	CCL2/CCR2 分子轴在涎腺腺样囊性癌嗜神经侵袭中的作用及机制研究
	张　力	女	1989.02	2019.06	口腔临床医学	赵铱民	双功能化氧化石墨烯载体应用于种植体表面 siRNA 修饰的研究
	刘　欢	女	1989.04	2019.06	口腔临床医学	赵铱民	miR－34a 在放疗区骨缺损修复的作用及应用研究
	文　艺	女	1989.09	2019.06	口腔临床医学	金作林	组织特异性细胞外基质中 COL4A2 对牙周膜干细胞成骨分化的影响
	张　青	女	1989.12	2019.06	口腔临床医学	金　钫	乳牙牙髓干细胞聚合体来源外泌体在牙髓再生中的作用研究
	孟祥忠	男	1980.04	2019.06	麻醉学	徐礼鲜	高氧富氢林格液对大鼠失血性休克与复苏引起的急性肺损伤的保护作用
	吴瑞鑫	女	1990.11	2019.06	口腔临床医学	陈发明	细胞外基质衍生生物材料物理性能对巨噬细胞的调节及其对组织再生的影响

续表

博士学位授予单位	姓名	性别	出生年月	获学位年月	所授学位专业	指导教师	毕业论文题目
	孙　红	女	1968.07	2019.06	口腔临床医学	何黎升	骨性III类双颌手术颞下颌关节变化和正颌患者生存质量的研究
	肖　敏	女	1988.12	2019.06	口腔医学	余　擎	SDF－1α 联合 BMP－2 双控释在根尖牙乳头干细胞牙源性分化中作用的初步研究
	戴太强	男	1989.03	2019.06	口腔医学	刘彦普	基于大鼠颌下腺脱细胞支架的组织工程涎腺构建初步研究
	简　波	男	1979.12	2019.06	口腔医学	宋应亮	PGS 聚酯材料在糖尿病兔 GBR 模型中诱导成骨效果及机制研究
	雒　静	女	1982.08	2019.06	口腔医学	张玉梅	微纳米形貌调控小鼠巨噬细胞 M2 极化促进种植体表面成骨分化的机制及应用研究
	刁晓鸥	女	1990.02	2019.06	口腔医学	辛海涛	种植体周围骨组织冲击损伤特征及其功能性改建中硬骨素的表达变化
	秦　文	男	1988.09	2019.06	口腔医学	金作林	长链非编码 RNA LINC00638 在牵张力作用下影响炎症来源牙周膜干细胞成骨分化作用的研究
	陈宇江	男	1987.08	2019.12	口腔临床医学	王小竞	机械应力作用下 PDLSCs 在乳牙生理性牙根吸收过程中的作用
	程百祥	男	1987.07	2019.12	口腔临床医学	陈永进	ANTXR1 在压力促 BMSCs 成软骨响应中的作用及力学信号转导机制研究
	刘　芬	女	1987.07	2019.12	口腔临床医学	陈发明	组织蛋白酶 K 在人牙周膜干细胞成牙骨质分化中的作用和机制研究
	王　涛	男	1978.12	2019.12	口腔临床医学	刘彦普	c－myc 通过增强 GLS 和 GS 活性促进口腔鳞状细胞癌增殖和迁移作用的研究
	许方方	男	1988.10	2019.12	口腔医学	刘彦普	EPCs/BMSCs 复合 3D 打印个性化生物玻璃陶瓷(AP40mod)修复兔下颌骨极限缺损的研究
武汉大学							
	杜明远	男	1991.04	2019.06	口腔临床医学	贺　红	白介素－1 beta 对 MMP－9 的表达及成牙骨质细胞介导的胶原降解的影响

续表

博士学位授予单位	姓名	性别	出生年月	获学位年月	所授学位专业	指导教师	毕业论文题目
	刘川子	女	1990.04	2019.06	口腔临床医学	王贻宁	咬合垂直距离的三维头影测量 & 聚丙烯酸/碳酸锶/二氧化硅复合物在牙本质敏感中的应用
	张　爽	男	1988.09	2019.06	口腔临床医学	王贻宁	新型载药基台和 TNFR1 – PLAD 在种植体周围炎症防治中的作用研究
	唐翠竹	女	1990.02	2019.12	口腔临床医学	张玉峰	生物矿化前体的形成机制及促成骨作用的研究
	王宇蓝	女	1992.02	2019.12	口腔临床医学	张玉峰	功能化材料 – 细胞界面设计及其在组织再生中的应用研究
	杨解纲	男	1991.06	2019.12	口腔临床医学	张玉峰	淋巴毒素与病理性淋巴管生成及血管生成的关系
	廖海清	女	1989.09	2019.06	口腔临床医学	曹正国	miR – 361 – 3p 靶向转录因子 Nfat5 调控成牙骨质细胞分化的机制研究
	杨　凯	男	1989.11	2019.06	牙体牙髓病学	边　专	Semaphorin 3A 在骨质疏松靶向治疗及牙周炎发生中的作用机制研究
	毕永莉	女	1990.04	2019.12	牙体牙髓病学	樊明文	Chitosan 与 Pam3CSK4、MPL 联合应用增强防龋疫苗 PAc 的防龋免疫保护作用
	刘忠芳	女	1986.01	2019.06	牙体牙髓病学	樊明文	FimH 及其突变体的黏膜佐剂效应研究
	陶皇恒	女	1990.02	2019.06	牙体牙髓病学	陈　智	组蛋白乙酰化与 KLF4 互作调控成牙本质细胞分化
	孙喆轶	男	1989.04	2019.06	牙体牙髓病学	陈　智	Bmp2 缺失所致牙本质发育缺陷的分子机制及甲基化调控
	李妍韵	女	1990.12	2019.06	牙体牙髓病学	范　兵	PLGA 亚微米颗粒用于根管感染控制的实验研究
	赵　瑜	男	1977.04	2019.06	牙体牙髓病学	范　兵	C 形根管器械预备和冲洗效果的显微 CT 研究
	王艳青	女	1990.07	2019.06	牙体牙髓病学	彭　彬	CypA 在根尖周炎中的表达及作用研究
	刘明文	男	1980.12	2019.06	牙体牙髓病学	彭　彬	iRoot BP Plus 生物学作用体内观察及相关机制研究
	曹品银	男	1989.02	2019.06	口腔颌面外科学	龙　星	MiR – 15b 调控髁突肥大髁突软骨细胞增殖和凋亡的机制研究

续表

博士学位授予单位	姓名	性别	出生年月	获学位年月	所授学位专业	指导教师	毕业论文题目
	满其文	男	1990.03	2019.06	口腔颌面外科学	赵怡芳	牙源性角化囊肿上皮细胞增殖活性及囊液微囊泡的研究
	NYIMI BUSHABU FIDELE	男	1977.03	2019.06	口腔颌面外科学	赵怡芳	牙源性角化囊肿的回顾性临床研究
	周小程	男	1990.11	2019.06	口腔颌面外科学	尚政军	外泌体介导黑色素瘤相关成纤维细胞促血管生成转变的分子机制研究
	ASSOU MANE ALM AMIDOU	男	1975.01	2019.06	口腔颌面外科学	尚政军	旋髂深动脉瓣和/或腓骨瓣修复重建下颌骨缺损：243 例经验谈及个案报告和病历报告
	于光涛	男	1986.02	2019.06	口腔颌面外科学	张文峰	基于髓源性抑制细胞膜的多功能纳米颗粒在肿瘤诊疗中的应用
	邓伟伟	男	1991.09	2019.06	口腔颌面外科学	张文峰	靶向 LAG－3 增强头颈鳞状细胞癌抗肿瘤免疫的研究
	黄　璟	男	1991.11	2019.06	口腔临床医学	黄　翠	巨噬细胞在预诱导软骨块成骨过程中的作用探究
	郭景梅	女	1988.06	2019.06	口腔临床医学	黄　翠	MMP－8 响应性可注射凝胶用于口腔药物控释和骨组织缺损修复的实验研究
	朱　肖	男	1988.01	2019.06	口腔临床医学	黄　翠	种植体周围炎抗菌模型的建立及抗菌肽 GL13K 在 GBR 手术中的潜在应用
	彭　巧	女	1989.05	2019.06	口腔临床医学	周　刚	循环外泌体在口腔扁平苔藓 T 细胞免疫炎性反应中的作用及机制研究
	谭雅芹	女	1988.10	2019.06	口腔临床医学	周　刚	T 细胞自噬在口腔扁平苔藓中的免疫调控作用研究
	章　靖	男	1987.07	2019.06	口腔颌面外科学	李祖兵	尼古丁抑制骨髓间充质干细胞募集和促进 IL－22 分泌影响骨折愈合的研究
	尹程程	女	1990.04	2019.06	口腔颌面外科	李祖兵	功能性纳米材料复合 B－MBG 支架的骨修复再生及机制研究
首都医科大学							
	张　婧	女	1988.08	2019.07	口腔颌面外科学	王松灵	利用 CRISPR/Cas9 系统建立致死性基因 SLC17A5/VRIMA 二细胞胚胎敲除小鼠模型的表型分析及功能研究

续表

博士学位授予单位	姓名	性别	出生年月	获学位年月	所授学位专业	指导教师	毕业论文题目
	马琳莎	女	1991.02	2019.07	口腔颌面外科学	王松灵	牙髓干细胞通过抵抗衰老微环境促进牙周再生及无机硝酸盐通过调节小鼠肠道菌群预防肥胖
	李　艳	女	1986.12	2019.07	口腔颌面外科学	王松灵	小型猪磨牙远中序列发育中牙板的三维构象及表达模式研究
	李向春	男	1981.11	2019.07	口腔颌面外科学	王松灵	不同状态牙髓组织形态及细胞自噬特点的研究
	阴旭斌	男	1981.07	2019.12	口腔颌面外科学	王松灵	口腔鳞状细胞癌细胞自噬表达和 mTOR 通路活性相关性研究
	曹　丽	女	1988.10	2019.07	口腔正畸学	白玉兴	改性聚甲基丙烯酸甲酯抗菌、抗蛋白附着性能的研究
	王　琳	女	1985.05	2019.07	口腔内科学	孙　正	载有 miR－185 的间充质干细胞外泌体对实验性口腔癌的阻断作用研究
	樊鲁娜	女	1983.06	2019.07	口腔内科学	侯本祥	DR75_RS11090 基因对粪肠球菌生物膜形成的作用
	史瑞棠	女	1978.04	2019.07	口腔内科学	侯本祥	低氧对牙髓干细胞增殖和定向分化影响的分子机制研究
	张建鹏	女	1979.05	2019.12	口腔内科学	侯本祥	PRDM9 对牙周膜干细胞功能的影响及机制研究
	格根塔娜	女	1977.03	2019.12	口腔内科学	侯本祥	IL－33 在慢性根尖周炎骨病损中的作用研究
	陈　慧	女	1991.07	2019.07	口腔临床医学	汤晓飞	天然成分漏芦和嘧菌酯对口腔癌的化学预防作用及机制研究
解放军医学院							
	董溪溪	男	1989.02	2019.06	口腔医学	郭　斌	镁黄长石生物活性陶瓷对人诱导多能干细胞在体外三维支架及体内成血管和成骨分化的影响研究
	王欢欢	女	1988.12	2019.06	口腔医学	温　宁	智能纳米双载药水凝胶的构建及在头颈部鳞癌光化治疗中的应用
	王培欢	男	1984.11	2019.06	口腔医学	刘洪臣	自噬在钽纳米颗粒对小鼠成骨细胞 MC3T3－E1 细胞毒性中的作用

续表

博士学位授予单位	姓名	性别	出生年月	获学位年月	所授学位专业	指导教师	毕业论文题目
	董　伟	男	1981.10	2019.06	口腔医学	刘洪臣	双膦酸盐通过腺苷酸活化蛋白激酶通路调控糖尿病性骨质疏松的分子机制研究
天津医科大学							
	刘子豪	男	1990.03	2019.06	口腔医学	高　平	构建新型融合肽预防种植体周围炎的研究
	宋云嘉	男	1990.10	2019.06	口腔医学	李长义	负载淫羊藿苷的钛表面改性对骨质疏松条件下种植体骨结合的影响
河北医科大学							
	王菲菲	女	1982.10	2019.06	病理学与病理生理学	王　洁	组织工程牙髓修复龋坏死牙髓的实验研究
中国医科大学							
	丁振江	男	1982.01	2019.07	口腔基础医学	钟　鸣	miR－424－5p 介导 eIF3a 调控成釉细胞瘤生物学性能的机制研究
	康媛媛	女	1982.12	2019.07	口腔基础医学	钟　鸣	MicroRNA－300 通过靶向骨膜蛋白参与成釉细胞瘤骨质破坏的研究
	王　嵩	女	1982.09	2019.07	口腔临床医学	孙长伏	Hsa－let－7e－5p 通过打靶趋化因子受体 7 抑制头颈鳞癌增殖、迁移和侵袭
	常春荣	女	1976.01	2019.07	口腔临床医学	潘亚萍	牙龈卟啉单胞菌通过 miR－21/PDCD4/ AP－1 负反馈环路提高 cyclin D1 表达促口腔鳞癌增殖
	薛　楠	女	1985.01	2019.07	口腔临床医学	张　扬	miR－125b/NKIRAS2/NF－κB 信号通路在人牙周膜细胞成骨分化过程中的作用及机制研究
	庞　湃	女	1990.01	2019.07	口腔临床医学	孙长伏	SP1/miR－92b 信号反馈通路通过 CCR7 分子参与头颈鳞癌侵袭迁移的研究
	李雪雯	女	1987.07	2019.07	口腔临床医学	王绪凯	双缓释 PDGF－bb、BMP－6 nHA/ Gel－GMS 支架复合 BMMSCs 修复大鼠颅骨临界骨缺损的实验研究

续表

博士学位授予单位	姓名	性别	出生年月	获学位年月	所授学位专业	指导教师	毕业论文题目
	许云鹤	女	1983.08	2019.07	口腔临床医学	刘　奕	银纳米粒子对人牙周膜成纤维细胞成骨分化作用机制研究
	莘晓陶	女	1980.11	2019.07	口腔临床医学	王绪凯	噻吗洛尔联合普萘洛尔对血管瘤内皮细胞增殖影响的实验研究
	孙海燕	女	1983.11	2019.07	口腔临床医学	仇丽鸿	组蛋白去甲基化酶 Jmjd3 对 TNF-α 诱导外源性成骨细胞凋亡的作用机制研究
吉林大学							
	张一迪	女	1991.01	2019.06	口腔临床医学	周延民	低温 3D 打印可降解支架材料制备与生物活性评价
	徐文洲	男	1980.09	2019.06	口腔临床医学	周延民	负载纳米 Au 粒子二氧化钛纳米管的生物学特性研究
	张　艳	女	1984.11	2019.06	口腔临床医学	周延民	可降解稀土改性镁合金及其羟基磷灰石涂层在骨再生的应用研究
	段蒙娜	女	1983.11	2019.06	口腔临床医学	周延民	短肽链修饰的羟基磷灰石涂层改性钛骨表面的实验研究
	张赐童	男	1989.05	2019.12	口腔临床医学	周延民	软骨细胞通过转录因子 FoxO1 促进骨折愈合中血管的形成
	蔡　青	女	1984.04	2019.12	口腔临床医学	周延民	载活性肽微球复合水凝胶促骨再生作用的研究
	张天首	男	1988.12	2019.12	口腔临床医学	周延民	基于二氢卟吩 e6 抗菌光动力疗法抑制种植体周围炎相关致病菌的研究
	MAHMOUD J.M. MUDALAL	男	1985.12	2019.12	口腔临床医学	周延民	富白细胞-血小板纤维蛋白对软组织愈合及炎症调节的研究
	李雨桐	女	1991.02	2019.06	口腔临床医学	胡　敏	桃叶珊瑚苷通过 Nrf2/Keap1 信号通路促进成骨细胞分化抑制骨质疏松作用的研究
	布文奂	男	1991.07	2019.06	口腔临床医学	孙宏晨	双硫仑抑制口腔鳞状细胞癌上皮间充质转化作用及机制的研究
	倪世磊	男	1984.05	2019.06	口腔临床医学	孙宏晨	基于牙本质小管和牙本质无机成分的牙髓干细胞分化与极化研究
	冯　丹	女	1989.09	2019.06	口腔临床医学	朱　松	耐老化低收缩光固化复合树脂的合成与应用性能研究

续表

博士学位授予单位	姓名	性别	出生年月	获学位年月	所授学位专业	指导教师	毕业论文题目
	宫海环	女	1988.06	2019.06	口腔临床医学	朱 松	光/湿双固化聚氨酯牙本质粘接剂的制备与应用研究
	袁 豪	男	1987.06	2019.06	口腔医学	张志民	let-7c-5p 对牙髓炎症条件下 DPSCs 分化能力的影响及机制研究
	王玉琢	女	1991.05	2019.12	口腔临床医学	胡 敏	白介素 1β 对成牙骨质细胞分化的作用及机制研究
哈尔滨医科大学							
	任丽萍	女	1983.08	2019.07	口腔内科学	牛玉梅	载阿司匹林氧化石墨烯涂层的金属钛的生物活性研究
	李艳萍	女	1976.06	2019.07	口腔内科学	牛玉梅	钙磷硅-锶对人牙髓细胞迁移、增殖及成牙本质向分化的影响
	李 季	女	1984.02	2019.07	口腔内科学	牛玉梅	丹皮酚对大鼠牙周炎的作用及机制研究
	李延武	男	1975.04	2019.07	口腔颌面外科学	毛立民	尼古丁导致鼠牙周组织损伤及梓醇干预治疗的研究
	高雨蔚	女	1988.09	2019.07	口腔颌面外科学	焦晓辉	非综合征性唇腭裂外周血中 miRNA、lncRNA 的差异表达及相关调控网络分析
	孟 琰	女	1982.06	2019.06	口腔医学	毕良佳	Nodal 在口腔鳞癌血管生成拟态形成中的作用研究
同济大学							
	张欣然	女	1990.05	2019.06	口腔基础医学	林开利	锶掺杂/微纳形貌通过自噬调控骨质疏松性成骨作用的研究
	薛 徽	男	1982.07	2019.06	口腔基础医学	孙 瑶	牙本质基质蛋白 1 糖基化形式在骨折后软骨内成骨中的作用及机制研究
	罗 远	男	1981.09	2019.06	口腔临床医学	黄远亮	Runx1 在骨骼发育和相关疾病模型中的作用
	宁浩然	女	1990.03	2019.06	口腔临床医学	苏俭生	结冷胶-半纤维素复合水凝胶负载脂肪间充质干细胞用于治疗 MRONJ 的实验研究
	张晨洋	女	1986.04	2019.06	口腔临床医学	孙 瑶	细胞纤毛转运蛋白 IFT140 在长骨中的表达及其对 BMMSC 骨向分化的影响
	王愉惠	女	1991.06	2019.06	口腔临床医学	刘月华	腺相关病毒介导 Gα13、Cbfβ 过表达对牙周炎以及牙槽骨量影响的研究

续表

博士学位授予单位	姓名	性别	出生年月	获学位年月	所授学位专业	指导教师	毕业论文题目
	朱梦娇	女	1991.10	2019.06	口腔医学	陈凤山	基于人源性 FGF23 基因 C35A 突变 knock – in 小鼠研究下颌前突的致病机制
	孙榕榕	女	1988.09	2019.06	口腔医学	陈凤山	下颌前突易感基因 MYO1H 的发现及其在斑马鱼中的功能分析
	熊雪妍	女	1988.01	2019.06	口腔医学	陈凤山	下颌前突易感基因 ACAN 的发现及其在大鼠髁突软骨细胞中的功能分析
	岳广娜	女	1986.04	2019.09	口腔临床医学	王佐林	纯钛表面无定型碳涂层及氧化石墨烯涂层对 rBMSCs 分化影响的实验研究
	孙睿男	女	1991.02	2019.09	口腔临床医学	王佐林	机械应力对牙槽骨改建作用的相关机制实验研究
	徐华兴	男	1983.01	2019.09	口腔临床医学	张　旗	消退素 E1 促进牙髓炎炎症消退的作用及相关机制研究
南京大学							
	倪　璨	女	1992.06	2019.06	口腔临床医学	闫福华	基于骨免疫学探讨金纳米颗粒对炎症微环境下的牙周再生的作用
	陈　斌	女	1984.01	2019.06	口腔临床医学	闫福华	巨噬细胞在间充质干细胞促进牙周再生中的作用及其机制初探
	任双双	女	1991.02	2019.06	口腔临床医学	孙卫斌	人工重建牙周骨及韧带组织结构的初步研究
	王玉凤	女	1992.10	2019.06	口腔临床医学	胡勤刚	多功能纳米粒子靶向口腔鳞癌近红外成像和光热治疗的实验研究
	王育新	男	1975.07	2019.12	口腔临床医学	胡勤刚	基于吲哚菁绿荧光分子的口腔鳞癌外科安全切缘评估及纳米光化学协同治疗的研究
南京医科大学							
	单　婧	女	1989.01	2019.06	口腔医学	范　媛	SLC3A2 在口腔潜在恶性病变与口腔鳞状细胞癌中的表达及临床意义研究
	娄佳宁	男	1975.03	2019.06	口腔医学	范　媛	口腔潜在恶性病变与糖尿病相关性研究初探

续表

博士学位授予单位	姓名	性别	出生年月	获学位年月	所授学位专业	指导教师	毕业论文题目
	方家祥	男	1979.11	2019.06	口腔医学	范　媛	CXCL10/CXCR3 轴在口腔扁平苔藓发病机制中作用的初步研究
	吴锦涛	男	1980.10	2019.06	口腔医学	范　媛 周作民	牙本质衍生无机物诱导人牙髓干细胞增殖及牙/骨向分化的机制研究
	俞　艳	女	1983.12	2019.06	口腔医学	于金华	rno - let - 7b/TGF - βR1/p - Smad3 轴调控大鼠牙胚间充质干细胞成牙/成骨分化的机制研究
	梅幼敏	女	1985.04	2019.12	口腔医学	徐　艳	自噬在晚期糖基化终产物介导人牙周膜成纤维细胞凋亡中的作用
	朱丽芳	女	1983.12	2019.12	口腔医学	徐　艳	巨噬细胞极化在牙周炎骨破坏中的作用机制研究
	张红闻	男	1976.10	2019.06	口腔医学	吴煜农	口腔鳞癌患者术前血清学肝功能指标与临床病理及预后的关系
	傅　瑜	女	1986.05	2019.06	口腔医学	江宏兵	CREB1 - miR - 181a 环路调节 BMSCs 生物学特征及其在骨纤维异常增殖症发病中的机制研究
	徐荣耀	男	1990.09	2019.06	口腔临床医学	江宏兵	ERβ - miR143/145 - Satb2 轴调控骨髓基质细胞干性、衰老和成骨分化的机制研究
	司亚萌	男	1975.06	2019.06	口腔医学	江宏兵	Tie2 - AKT - FOXO1 介导血管内皮细胞与平滑肌细胞“交互对话”参与静脉畸形发病的机制研究
	沈　想	男	1984.06	2019.06	口腔医学	江宏兵	巨噬细胞极化异常在Ⅱ型糖尿病拔牙创延迟愈合中的作用与机制
	杨笑晗	女	1983.01	2019.06	口腔医学	苗登顺 陈　宁	P53 基因缺失对小鼠拔牙创愈合的影响及其机制研究
	唐　庭	男	1983.06	2019.06	口腔医学	陈　宁	新型钆基磁共振诊疗剂的构建及其在体内外的实验研究
	蒋　蕾	女	1975.01	2019.06	口腔医学	杨建荣	CDK7 在口腔鳞状细胞癌中的表达与生物学作用
	周　晨	男	1986.04	2019.06	口腔医学	杨建荣	基于肿瘤浸润免疫细胞的口腔鳞癌预后预测新方法

续表

博士学位授予单位	姓名	性别	出生年月	获学位年月	所授学位专业	指导教师	毕业论文题目
	周　猛	男	1987.01	2019.06	口腔医学	杨建荣	R－sponidn1/Lgr4 调控牙源性干细胞的成牙向分化研究
	陈　刚	男	1985.07	2019.06	口腔医学	章非敏	预血管化 PLGA 微球/纤维蛋白凝胶/细胞复合支架对牙槽骨修复的影响
	孙　莲	女	1990.07	2019.06	口腔临床医学	王　林	负载 BFP－1 的等离子体表面改性的多孔 PLGA 支架在颅骨组织再生修复中的作用
	张　元	女	1990.01	2019.06	口腔医学	王　林	非综合征型单侧唇腭裂患者颌骨发育及上气道的研究
	谷　妍	女	1986.01	2019.06	口腔医学	王　林	不同骨性畸形患者第一磨牙横向关系的锥形束 CT 研究
	张渊岫	女	1986.08	2019.06	口腔医学	王　林	颞下颌关节紊乱患者和疼痛模型口颌面疼痛和功能的研究
	张　阳	女	1988.01	2019.12	口腔医学	王　林	鸟嘌呤核苷酸结合蛋白 3 通过 JNK 和 ERK 信号通路促进根尖牙乳头干细胞的成牙/成骨分化
	汤根兄	女	1982.03	2019.06	口腔医学	范　媛 冯振卿	TROP2 对口腔鳞癌恶性生物学行为的影响及分子机制研究
	王　琛	女	1986.11	2019.12	口腔医学	陈亚明	菌斑性牙龈炎患者的定量感觉测试研究
	刘　堃	男	1980.08	2019.12	口腔医学	汤春波	含钙纳米涂层修饰的 SLA 钛表面构建及其对间充质干细胞行为影响的实验研究
浙江大学							
	王　喆	女	1984.01	2019.06	口腔临床医学	傅柏平	矿化贴膜和荧光矿化粘结剂仿生矿化研究
	徐　磊	男	1960.06	2019.06	口腔临床医学	李晓东	学龄前乳牙列儿童唾液微生物群落分析
	汪　飒	女	1991.03	2019.06	口腔临床医学	王慧明	口腔龋病微生态：宏观菌群结构分析及微观致龋细菌功能研究
	黄廷贲	男	1990.11	2019.06	口腔临床医学	王慧明	掺锂种植体表面调控 β－catenin/RANKL /OPG 信号轴在种植体骨结合形成中的作用及机制
	周　川	女	1989.12	2019.09	口腔临床医学	何福明	水热法制备掺锶微纳米多孔钛表面促进干细胞归巢和大鼠种植体骨整合的研究
福建医科大学							

续表

博士学位授予单位	姓名	性别	出生年月	获学位年月	所授学位专业	指导教师	毕业论文题目
	苏杰华	男	1981.08	暂未获	口腔医学	陈　江	纯钛表面氧化石墨烯涂层促成骨作用的研究
	张　剑	女	1976.07	暂未获	口腔医学	陈　江	BMP信号在颌面肌肉早期发育和附着建立中的作用及FGF信号在颞下颌关节早期发育中的作用
山东大学							
	王　威	男	1985.12	2019.06	口腔基础医学	李敏启	犬瘟热病毒糖蛋白通过依赖和非依赖NF-κB信号通路促进Paget样破骨细胞生成的机制研究
	曾学敏	女	1988.01	2019.06	口腔临床医学	王春玲	纳米银/PLGA(聚乳酸-羟基乙酸共聚物)在钛种植体表面增强抗菌性和骨诱导性的研究
	姬雅雯	女	1989.08	2019.06	口腔临床医学	徐　欣	Hippo通路介导桑色素对口腔鳞癌细胞生物学行为调控作用的研究
	张云鹏	男	1989.04	2019.06	口腔临床医学	徐　欣	基于骨再生应用的间充质干细胞比较及成骨分化相关lncRNAs筛选
郑州大学							
	乔义强	男	1975.06	2019.12	医　学	曹选平	以胶原为基础的碳量子点制备及其生物医学应用的研究
	付　坤	男	1981.07	2019.07	医　学	邱蔚六	成骨多肽复合仿生矿化纳米纤维支架对腭黏膜干细胞增殖和成果分化的影响
华中科技大学							
	周　鑫	女	1991.07	2019.06	外科学	陈莉莉	BMAL1缺失通过上调MMP3促进下颌骨发育不良
	曹　岑	男	1991.11	2019.06	外科学	陈莉莉	ephrinB2/Ephs近分泌双向信号在MSCs/ECs相互调控过程中的作用研究
	青　莹	女	1989.11	2019.06	外科学	曹颖光	miRNA-342-3p通过Hedgehog信号通路促成骨分化的机制研究
	石　鑫	男	1989.11	2019.06	外科学	毛　靖	去甲二氢愈创木酸对脱矿牙本质基质生物改性的研究
中南大学							
	顾立群	女	1989.05	2019.06	临床医学	唐瞻贵	槟榔碱抑制HaCaT细胞增殖的机制研究

续表

博士学位授予单位	姓名	性别	出生年月	获学位年月	所授学位专业	指导教师	毕业论文题目
	范　辉	男	1979.06	2019.12	口腔整形美容学	徐　普	Aberrant Kank1 expressionregulates YAP to promote apoptosis and inhibit proliferation in OSCC
中山大学							
	王艺羲	女	1991.06	2019.12	口腔临床医学	程　斌	牙龈卟啉单胞菌对抑郁样表型的诱发作用及其机制研究
	杨　博	男	1991.11	2019.06	口腔临床医学	程　斌	AKAPs 在 AID 调控和头颈鳞状上皮恶性转化中的作用与机制研究
	胡钦朝	男	1991.01	2019.06	口腔临床医学	程　斌	CDK4/6 抑制剂联合二甲双胍协同抑制口腔鳞癌的作用与机制研究
	贾益群	男	1991.01	2019.06	口腔临床医学	程　斌	牙龈卟啉单胞菌促进结直肠癌进展的作用及机制研究
	王　茜	女	1990.09	2019.06	口腔临床医学	王　智	牙龈卟啉单胞菌通过激活 Nlrp3 通路改变肿瘤免疫微环境促进结肠癌发生的机制研究
	房　娟	女	1988.03	2019.06	口腔临床医学	王　智	Pik3ip1 阻断性抗体的制备与功能验证及其配体鉴定初探
	冯智慧	女	1991.10	2019.06	口腔临床医学	徐　琼	RNA 甲基化酶 METTL3 对 LPS 诱导人牙髓细胞炎症反应的作用研究
	刘润恒	男	1990.06	2019.06	口腔临床医学	陈卓凡	调控免疫微环境影响种植相关软硬组织修复的实验研究
	刘　鑫	女	1988.03	2019.06	口腔医学	陶　谦	BMSCs/AM 细胞相互作用上调 IL-8 和 activin A 调控破骨细胞分化及功能
	杨　乐	男	1991.04	2019.12	口腔临床医学	廖贵清	TEX 调控口腔癌发生发展的作用机制
	余　梅	女	1978.01	2019.06	口腔临床医学	汪　华	新型细胞穿透肽 KRP 在实体瘤靶向药中的应用及基础研究
	陈冬茹	女	1990.07	2019.06	口腔临床医学	林焕彩	变异链球菌表面淀粉样纤维在生物膜形成中的作用及其肽抑制剂的研究
	陈晓川	男	1989.11	2019.06	口腔临床医学	韦　曦	牙囊干细胞旁分泌促进炎症牙髓修复的作用机制
	官晨雨	女	1989.07	2019.06	口腔基础医学	廖贵清	基质金属蛋白酶 MMP12 生物学功能分析及其在头颈肿瘤中的分子机制研究

续表

博士学位授予单位	姓名	性别	出生年月	获学位年月	所授学位专业	指导教师	毕业论文题目
	贺　媛	女	1989.11	2019.06	口腔临床医学	夏　娟	二甲双胍联合 4SC－202 抑制口腔鳞癌发生发展的作用研究
	高现灵	女	1985.05	2019.06	口腔临床医学	林正梅	PDD－ALN 复合体在牙周缺损修复中作用与机制研究
	曾秉辉	男	1990.05	2019.06	口腔临床医学	余东升	先天缺牙多基因突变检测与新致病基因 KDF1 的研究
	廖文婷	女	1991.11	2019.06	口腔临床医学	张志光	HDACs 在 IL－1β 抑制颞下颌关节滑膜干细胞成软骨分化中的调控机制
南方医科大学							
	李剑波	男	1985.10	2019.06	临床医学	章锦才	广东省居民牙体健康状况流行病学调查
广西医科大学							
	雍翔智	男	1990.04	2019.06	口腔临床医学	陶人川	异基因造血干细胞移植后患者外周血差异表达 miRNA 与口腔 cGVHD 关系的研究
	白什尔	男	1982.08	暂未获	口腔临床医学	陈文霞	SDF－1/CXCR4 轴在再生性牙髓治疗中的作用及机制研究
昆明医科大学							
	李伟豪	男	1988.01	2019.05	耳鼻咽喉科学	李　松	炎症微环境下 miR－140－5p 靶向作用 Smad3 影响软骨细胞生物学特性的机制研究
	王　伟	男	1984.09	2019.12	耳鼻咽喉科学	李　松	小鼠 ATDC5 细胞成软骨分化中长链非编码 RNA 的差异表达谱及功能研究
	史聪翀	女	1982.10	2019.12	耳鼻咽喉科学	李　松	BMP 信号通路调节间充质干细胞对维持小鼠切牙内稳态机制的研究
西安交通大学							
	刘　岩	女	1989.10	2019.12.	医　学	阮建平	Lin28/let－7a/IGF2BP2 促进人牙髓细胞增殖的分子机制研究
新疆医科大学							
	张婉婷	女	1990.03	2019.06	外科学	赵　今	博州地区三民族不同龋敏感 3－5 岁儿童口腔微生物群落的宏基因组学研究

表 11　2018 年度中国口腔医学 8 年制毕业生一览表

博士学位授予单位	姓名	性别	出生年月	获学位年月	所授学位专业	指导教师	毕业论文题目
四川大学							
	白明茹	女	1992. 05	2019. 06	牙体牙髓病学	叶　玲	微环境硬度调节牙乳头细胞成牙向分化的机制初探
	曾福磊	男	1993. 02	2019. 09	牙体牙髓病学	吴红崑	可替宁在被动吸烟大鼠口腔硬组织中的分布研究
	李颉颃	女	1992. 10	2019. 06	牙体牙髓病学	李继遥	硼酸盐生物活性玻璃修复 BRONJ 的成骨机制研究
	谢宗鑫	男	1993. 01	2019. 06	牙体牙髓病学	黄定明	微创开髓洞型对上颌第一磨牙生物力学性能影响的有限元分析
	覃媛冬	女	1992. 12	2019. 06	牙体牙髓病学	胡　涛	AMPK 介导代谢重编程调控修复性牙本质形成的作用和机制研究
	李浩然	男	1993. 12	2019. 06	牙体牙髓病学	张凌琳	新型改良抗菌肽 GH12 – HA 防龋作用研究
	于金钊	男	1992. 02	2019. 06	牙体牙髓病学	程　磊	季铵盐抗菌渗透树脂防龋作用的研究
	吴越琳	女	1993. 09	2019. 06	牙周病学	吴亚菲	掌跖角化 – 牙周破坏综合征致病机制的生物信息学分析及验证
	张馨月	女	1992. 10	2019. 06	口腔黏膜病学	周红梅	基于转录组学和病理图像数据构建口腔鳞癌辅助诊断和预测模型
	闫恺潇	男	1994. 07	2019. 06	口腔颌面外科学	李龙江	舌鳞癌分子标志物的筛选及其与临床相关性的研究
	刘楚娴	女	1992. 10	2019. 06	口腔颌面外科学	郑　谦	腭裂术后腭咽闭合效果影响因素分析
	郭　婷	女	1992. 08	2019. 06	口腔颌面外科学	潘　剑	S1P 信号通路在唑来膦酸影响骨代谢中的作用
	陶俊臣	男	1993. 10	2019. 06	口腔颌面外科学	汤　炜	基于 Web 的数字化颅颌面外科云平台的初步搭建及其应用
	梅　杰	男	1992. 09	2019. 06	口腔颌面外科学	祝颂松	下颌髁突软骨干细胞修复大鼠软骨缺损的实验研究
	张骁捷	男	1993. 01	2019. 06	口腔颌面外科学	龙　洁	优化设计的 3D 数字外科导板在颌面部骨折治疗中的应用
	贾文远	男	1993. 05	2019. 09	口腔颌面外科学	李继华	数字化辅助导航下外科治疗半面短小畸形的效果评价

续表

博士学位授予单位	姓名	性别	出生年月	获学位年月	所授学位专业	指导教师	毕业论文题目
	王美洁	女	1993.01	2019.06	口腔修复学	于海洋	牙种植术后疼痛的影响因素及预测模型研究
	辛　娜	女	1993.06	2019.06	口腔修复学	宫　苹	α－降钙素基因相关肽对 BMSCs
	尹无为	女	1993.05	2019.06	口腔修复学	王　敏	组织蛋白酶 K 在牙周炎伴发关节炎疾病中的功能研究
	王梦媛	女	1992.09	2019.06	口腔修复学	袁　泉	泛素特异性蛋白酶 34 通过 BMP2 信号通路调控骨再生的研究
	陈　成	男	1993.02	2019.09	口腔修复学	梁　星	聚丙交酯乙交酯/磷酸三钙复合材料的动物实验研究
	康　健	男	1993.08	2019.06	口腔修复学	王　航	根盾技术中剩余牙根片的高度和厚度对狗下颌颊侧骨吸收的影响
	李沛霖	女	1994.03	2019.06	口腔正畸学	赵志河	人工神经网络在正畸治疗方案制定中的应用初探
	王曼怡	女	1992.12	2019.06	口腔正畸学	白　丁	LncRNA NEAT1 介导 LPS 诱导的人成骨细胞炎症反应的机制研究
	郭　睿	女	1992.11	2019.06	口腔正畸学	赖文莉	大鼠实验性牙移动疼痛中 NGF 与 CCL19 关系研究
	宿晨曦	女	1992.11	2019.06	口腔正畸学	邹淑娟	间歇性 PTH(1－34)对去势大鼠牙移动和牙根吸收的影响及机制研究
	谢　添	男	1992.10	2019.06	口腔正畸学	王　军	周细胞介导的 PDGFR 信号通路对皮肤创伤愈合的影响以及机制探究
	杨毓芝	女	1993.07	2019.06	口腔正畸学	郭维华	SOD1 敲除诱发 ROS 聚集对颌骨形成的影响
北京大学							
	陈文新	女	1993.01	2019.07	牙体牙髓病学	岳　林	影响树脂基材料表面氧阻聚层形成因素的研究
	李　强	男	1992.08	2019.07	牙体牙髓病学	岳　林	终末冲洗对感染根管壁清理效果的研究
	戚房源	女	1992.04	2019.07	牙体牙髓病学	梁宇红	牙齿根管扫频光学相干断层扫描(SS－OCT)探测系统的研究
	彭　俐	女	1992.02	2019.07	牙体牙髓病学	梁宇红	数字化根尖手术导板的体外研究
	黄丽东	女	1992.12	2019.07	牙体牙髓病学	董艳梅	低能量激光协同生物活性玻璃促进骨再生作用的研究

续表

博士学位授予单位	姓名	性别	出生年月	获学位年月	所授学位专业	指导教师	毕业论文题目
	张倩莉	女	1994.02	2019.07	牙体牙髓病学	王晓燕	胶原超细纤维多孔支架的构建及对 hDPCs 增殖、分化的影响
	靳东思奇	男	1992.10	2019.07	牙周病学	孟焕新	药物辅助牙周机械治疗对高血糖牙周炎患者口腔微生物群和血糖的影响
	王　琪	女	1992.12	2019.07	牙周病学	孟焕新	植体周角化组织宽度的影响因素及两种增量术的临床观察
	刘颖君	女	1992.08	2019.07	牙周病学	欧阳翔英	Gas6 在 Pg - LPS 诱导内皮细胞黏附分子及趋化因子中的作用
	范可昂	女	1993.06	2019.07	牙周病学	欧阳翔英	VISTA 和 T - CAST 治疗 Miller Ⅰ、Ⅱ度单牙牙龈退缩的研究
	靖无迪	女	1993.07	2019.07	牙周病学	徐　莉	牙周组织再生结合骨皮质切开术在骨性安氏 Ⅲ 类患者中的应用
	曾佳骏	男	1993.04	2019.07	牙周病学	栾庆先	表没食子儿茶素没食子酸酯的稳定性及对慢性牙周炎治疗效果的初步研究
	张　波	男	1991.07	2019.07	牙周病学	胡文杰	基于锥形束 CT 分析牙周炎导致牙槽骨吸收的上颌磨牙对应上颌窦黏膜厚度特点及变化的初步研究
	李　金	女	1994.06	2019.07	口腔黏膜病学	华　红	口腔癌中国流行病学趋势及口腔白斑癌变危险因素分析
	程梦琳	女	1993.08	2019.07	口腔预防医学	徐　韬	我国成年人口腔疾病经济负担及公平性分析
	唐　菡	女	1993.03	2019.07	口腔预防医学	郑树国	应用 MALDI - TOF MS 检测牙周疾病中唾液、龈沟液、血清多肽标志物的研究
	杜　晴	女	1993.08	2019.07	儿童口腔医学	葛立宏	铒钇铝石榴石激光对细菌感染牙本质作用研究
	朱宁馨	女	1992.12	2019.07	儿童口腔医学	秦　满	含银生物陶瓷/壳聚糖水凝胶对炎症反应性牙髓修复作用及机制的研究
	张子一	女	1993.05	2019.07	儿童口腔医学	夏　斌	儿童口腔治疗方式方法的卫生经济学评估

续表

博士学位授予单位	姓名	性别	出生年月	获学位年月	所授学位专业	指导教师	毕业论文题目
	粟申平	女	1992.10	2020.01	儿童口腔医学	赵玉鸣	菌群及其代谢产物短链脂肪酸对小鼠切牙牙本质形成及牙髓干细胞性能的影响
	宿　骞	男	1988.05	2019.07	口腔颌面外科学	俞光岩	唾液腺黏膜相关淋巴组织淋巴瘤的临床病理研究
	蔡天怡	女	1993.05	2019.07	口腔颌面外科学	彭　歆	头颈部游离组织瓣移植术后预防性气管切开预测模型的建立
	杨　榕	女	1993.11	2019.07	口腔颌面外科学	郭传瑸	多模态影像融合技术在颅底－颞下区肿瘤诊断和治疗中的应用研究
	邱天成	男	1993.08	2019.07	口腔颌面外科学	王　兴	面部表情可重复性的三维动态评价研究
	康一帆	男	1993.01	2019.07	口腔颌面外科学	蔡志刚	游离腓骨瓣行上颌骨重建后腓骨改建情况的初步研究
	郑亚峰	男	1993.09	2019.07	口腔颌面外科学	马　莲	第一、二鳃弓综合征腮腺表型的研究
	吴志远	男	1993.07	2019.07	口腔颌面外科学	张建国	手术联合I－125放射性粒子组织间植入治疗腮腺原发黏液表皮样癌的回顾性研究
	魏冬豪	男	1992.11	2019.07	口腔颌面外科学	林　野	上切牙单牙即刻种植修复后唇侧软组织形态三维变化的定量研究
	陈　鹏	男	1993.10	2019.07	口腔颌面外科	张建国	125I粒子近距离治疗儿少期颅底恶性肿瘤
	姚保成	男	1993.12	2019.07	口腔颌面外科学	张　益	跨中线双侧面中部骨折及缺损数字设计参照数据获取方式的研究及初步临床应用
	孙　儒	男	1994.05	2019.07	口腔颌面医学影像学	李　刚	半侧下颌骨肥大相关颌面畸形的影像研究
	孟　圆	女	1992.09	2019.07	口腔颌面医学影像学	李　刚	常见上颌良性低密度病变的x线三维影像学特点分析
	王　皓	女	1992.11	2019.07	口腔修复学	冯海兰	BMP4、BMP2基因突变在先天性缺牙患者中的检测和功能分析

续表

博士学位授予单位	姓名	性别	出生年月	获学位年月	所授学位专业	指导教师	毕业论文题目
	王睿捷	女	1992. 12	2019. 07	口腔修复学	冯海兰	加工方式及材料对部分贴面边缘形貌、适合性、应力分布及半透明性影响
	詹凌璐	女	1994. 08	2019. 07	口腔修复学	谭建国	大气压冷等离子体提高氧化锆粘接性能的研究
	李　博	男	1993. 02	2019. 07	口腔修复学	吕培军	双喷头协调三维生物打印水凝胶/聚己内酯支架及其生物学性能的研究
	孙　瑶	女	1993. 01	2019. 07	口腔修复学	谢秋菲	椅旁熔融沉积成形 3D 打印种植导板的精度研究
	王思雯	女	1993. 08	2019. 07	口腔修复学	王新知	复层猪小肠黏膜下层用于犬拔牙窝和种植体周围骨缺损成骨的实验研究
	白向松	男	1992. 10	2019. 07	口腔修复学	周永胜	TRIB3 基因调控人脂肪间充质干细胞成骨分化的研究
	刘雪楠	女	1993. 03	2019. 12	口腔修复学	周永胜	氟芬那酸对人间充质干细胞成骨向分化的影响及其在骨质疏松治疗中的应用
	闫树东	男	1992. 08	2019. 07	口腔修复学	谢秋菲	大鼠抗阻训练对咬肌机械痛敏和海马 miRNA 表达的影响
	程明轩	女	1992. 04	2019. 07	口腔修复学	姜　婷	利用 3D 打印诊断义齿获得功能性咬合面形态及数字化咬合分析
	张斐然	女	1993. 02	2019. 07	口腔正畸学	李巍然	低能量激光治疗对单侧完全性唇腭裂患者牙槽突植骨疗效的影响
	李晓蓓	女	1993. 06	2019. 07	口腔正畸学	李巍然	环状 RNA CDR1as 调控人牙周膜干细胞成骨分化的作用及机制研究
	刘若曦	女	1992. 10	2019. 07	口腔正畸学	林久祥	镍钛弓丝超疏水改性抗菌及抗镍离子渗出
	刘之宇	女	1993. 09	2019. 07	口腔正畸学	许天民	成年人唇部软组织三维形态与颌面部硬组织形态相关关系的研究
	沈琳慧	女	1991. 11	2019. 07	口腔正畸学	许天民	上颌稳定解剖结构的 CBCT 体素重叠研究
	韩高峰	男	1993. 02	2019. 07	口腔正畸学	周彦恒	下颌数字化模型重叠方法的初步研究

续表

博士学位授予单位	姓名	性别	出生年月	获学位年月	所授学位专业	指导教师	毕业论文题目
	孟沛琦	女	1993.04	2019.07	口腔正畸学	林久祥	非综合征型唇腭裂散发病例易感位点及家系致病基因的研究
	程　喆	男	1994.01	暂未获	口腔黏膜病学	刘宏伟	口腔黏膜天疱疮诊治的临床研究
	张吉昊	男	1993.06	暂未获	口腔修复学	邓旭亮	取向的 P(VDF－TrFE)带电静电纺丝新型敷料的制备及对小鼠单核巨噬细胞分化的影响
空军军医大学							
	许荣宸	男	1992.12	2019.06	口腔医学	陈吉华	牙本质反应性单体的合成及性能研究
	武　韬	男	1993.05	2019.06	口腔医学	陈吉华	光敏剂－壳聚糖纳米粒复合体的构建及对脱矿牙本质生物改性的基础研究
	徐新月	女	1993.07	2019.06	口腔医学	陈发明	P2X7 受体介导炎症微环境中牙周膜干细胞性能改变及其机制研究
	张正瑞	男	1992.06	2019.06	口腔医学	刘彦普	模型融合配准精度对双颌畸形最终虚拟手术方案影响的研究
	丁　锋	男	1993.05	2019.06	口腔医学	宋应亮	活动型 RPI 动物模型建立及其炎症组织中相关因子表达的研究
武汉大学							
	朱元静	女	1992.11	2019.06	口腔医学	黄　翠	载乙酰半胱氨酸 PLGA 缓释电纺系统的制备及性能研究 & 临床病例报告
	王富市	男	1993.09	2019.06	口腔医学	王贻宁	电沉积法构建载乙酰水杨酸局部缓释复合涂层的结构及性能研究 & 临床病例报告
	王　灿	女	1993.09	2019.06	口腔医学	张玉峰	预处理巨噬细胞膜包被金纳米笼用于细 菌感染的治疗 & 病例报告
	孙筱月	女	1993.05	2019.12	口腔医学	彭　彬	负载异甘草素的介孔硅纳米粒子制备及其抑制破骨细胞功能的研究 & 病例报告

（本文编辑　吴婷）

科学研究

2019年度国家科学技术奖励大会

中共中央、国务院于2020年1月10日在北京举行国家科学技术奖励大会。习近平、李克强、王沪宁、韩正等党和国家领导人出席大会并为获奖代表颁奖。李克强代表党中央、国务院在大会上讲话。韩正主持大会。

2019年度国家科学技术奖共评选出296个项目和12名科技专家。其中,国家最高科学技术奖2人;国家自然科学奖46项,其中一等奖1项、二等奖45项;国家技术发明奖65项,其中一等奖3项、二等奖62项;国家科学技术进步奖185项,其中特等奖3项、一等奖22项、二等奖160项;授予10名外籍专家中华人民共和国国际科学技术合作奖。其中口腔医学获奖项目见表1。

表1　2019年度国家科学技术进步奖(二等奖)*

编号	项目名称	主要完成人	主要完成单位
J-253-2-01	颌骨缺损功能重建的技术创新与推广应用	张陈平　孙　坚　陈晓军　韩正学　吴轶群　季　彤　白石柱　曲行舟　刘剑楠　杨　溪	上海交通大学医学院附属第九人民医院、上海交通大学、首都医科大学附属北京口腔医院、中国人民解放军空军军医大学第三附属医院

注:*摘自国务院关于2019年度国家科学技术奖励的决定国发〔2020〕2号、科技日报。

教育部关于2019年度高等学校科学研究优秀成果奖(科学技术)奖励的决定

教技〔2019〕4号

为深入学习贯彻习近平新时代中国特色社会主义思想和党的十九大精神,大力实施科教兴国战略、人才强国战略和创新驱动发展战略,促进高等学校科技创新,支撑高质量人才培养,根据《高等学校科学研究优秀成果奖(科学技术)奖励办法》,我部组织开展了2019年度高等学校科学研究优秀成果奖(科学技术)评审工作。

经评审委员会评审、奖励委员会审定和教育部批准,决定授予"活细胞化学反应工具的开发与应用"等40项成果自然科学奖一等奖,授予"我国大气气溶胶的来源反演解析及物化特性研究"等80项成果自然科学奖二等奖;授予"面向典型器件的体硅MEMS加工平台及其应用"等27项成果技术发明奖一等奖,授予"大视角密集视点裸眼3D光显示关键技术及应用"等22项成果技术发明奖二等奖;授予"烟气多污染物深度治理关键技术及其在非电行业应用"1项成果科学技术进步奖特等奖,授予"人机协同的智能微创医疗装备系统关键技术及应用”等 49 项成果科学技术进步奖一等奖，授予“提高辅助生殖技术治疗安全性及有效性策略研究”等 85 项成果科学技术进步奖二等奖；授予“《身在中医——走进中医的世界》”1 项成果科学技术进步奖（科普类）二等奖。

决定授予伍晖、赵珺、赵俊、王健、李丹、李武华、王双印、杜兰、伊廷华、刘庄等 10 位同志青年科学奖。

全国高校科学技术工作者要向全体获奖者学习，不忘初心、牢记使命，继续发扬胸怀祖国、服务人民的爱国精神，勇攀高峰、敢为人先的创新精神，追求真理、严谨治学的求实精神，淡泊名利、潜心研究的奉献精神，集智攻关、团结协作的协同精神，甘为人梯、奖掖后学的育人精神，积极投身创新驱动发展战略，坚定不移走中国特色自主创新道路，为加快建设世界科技强国、夺取新时代中国特色社会主义伟大胜利做出新的更大贡献。

附件：2019 年度高等学校科学研究优秀成果奖（科学技术）授奖项目

中华人民共和国教育部

二〇一九年十二月十日

附件略。

表 2 2019 年度高等学校科学研究优秀成果奖（科学技术）授奖项目（口腔医学）*

证书编号	奖种	获奖等级	项目名称/获奖人	主要完成人	主要完成单位/工作单位
074	自然科学奖	2	非编码 RNA 调控口腔鳞癌恶性进展的机制及其应用价值	陈万涛 张建军 徐 骎 郭海艳 王 旭 秦 星 余靖爽 严 明 宋晓萌 吴祥冰 吕中静	上海交通大学
206	科学技术进步奖	1	微创导向种植牙功能整复的研究和应用	宫 苹 袁 泉 满 毅 莫安春 姚 洋 伍颖颖 杨醒眉 班 宇 唐 华 熊 毅 欧国敏 谭 震 魏 娜 康 宁 向 琳	四川大学
212	科学技术进步奖	2	数字化技术在颅底－颞下区肿瘤诊断和治疗的研究与应用	郭传瑸 鲍圣德 郭玉兴 刘筱菁 朱建华 王 晶 张 雷 伊志强 杨 榕 李庆祥	北京大学
279	科学技术进步奖	2	炎－癌转化调控网络在口腔黏膜潜在恶性疾患诊疗中的转化研究	程 斌 夏 娟 陶小安 吴 桐 汪 华 王 娟 李春阳 洪 筠 黄宇蕾 杨灵澜 戴耀晖	中山大学

注：*摘自教育部教技［2019］4 号文件之附件。

关于下达中国科技期刊卓越行动计划入选项目的通知

各有关单位：

根据中国科学技术协会、财政部、教育部、科技部、国家新闻出版署、中国科学院、中国工程院《关于组织实施中国科技期刊卓越行动计划有关项目申报的通知》及《中国科技期刊卓越行动计划评审细则》有关规定，经公开申报、资格审查、陈述答辩、专家委员会复核、结果公示，确定中国科技期刊卓越行动计划入选项目共计 285 项,现予以公布。

请领军期刊、重点期刊、梯队期刊、集群化试点入选项目承担单位于本通知下发之日起 5 个工作日内,登录中国科学技术协会科技期刊项目管理平台(http://kjqkxm.castscs.org.cn/egrantweb/),根据入选类别和资助额度,填报 2019 年度项目任务书,经系统内审核通过后,打印纸质版盖章,一式 4 份,于 2019 年 12 月 3 日前报送项目办公室。请高起点新刊入选项目按照有关政策法规及时办理期刊创办有关事项,待取得国内统一连续出版物号后,及时报项目办公室备案,履行经费拨付手续。

附件:中国科技期刊卓越行动计划入选项目

中国科技期刊卓越行动计划办公室
(中国科学技术协会学会学术部 代章)
二〇一九年十一月二十二日

附件略。

表 3　中国科技期刊卓越行动计划入选项目——口腔医学

原序号	中文刊名	主办单位	主管单位	资助额度(万元)	项目
4	国际口腔科学杂志(英文版)	四川大学	教育部	120	领军期刊类
52	华西口腔医学杂志	四川大学	教育部	40	梯队期刊类

2018 年中国高被引学者榜单(口腔医学)

2019 年 1 月 17 日,学术出版业巨头爱思唯尔(Elsevier)正式发布了 2018 年中国高被引学者(Chinese Most Cited Researchers)榜单,本次国内共有来自 229 个高校/科研单位/企业的 1 899 位学者入选。中国科学院拥有最多的高被引学者,共 282 位。其中学者单位为高校类别中,清华大学共有 126 位,位居第一,北京大学共有 100 位,位居第二。第三名为浙江大学 91 位,第四、第五位分别为上海交通大学 81 位,复旦大学 57 位。中山大学拥有 49 位高被引学者,位居第六,中国科学技术大学拥有 43 位排名第七,华中科技大学、南京大学和同济大学各有 33 位,并列第八名。口腔医学类高被引学者榜单如下:

牙医学

王松灵　首都医科大学
凌均棨　中山大学
周学东　四川大学
彭　彬　武汉大学
王美青　第四军医大学
程　磊　四川大学
范　兵　武汉大学
古丽莎　中山大学
赖红昌　上海交通大学
谢秋菲　北京大学
林焕彩　中山大学
杜民权　武汉大学

医学

胡　静　四川大学
张志愿　上海交通大学
李铁军　北京大学
田卫东　四川大学

中国医学科学院首设口腔学部

2019 年 8 月，在国家卫生健康委党组的领导下，经中国医学科学院北京协和医学院充分酝酿和调研，决定成立中国医学科学院学术咨询委员会和执行委员会，下设六个学部，首设口腔学部。委员会聘请 199 位在我国医药卫生领域取得杰出成就，享有卓越声誉的专家为学部委员，他们将作为高端智库专家为国家医学科学与技术发展提供战略咨询，张志愿院士荣任中国医学科学院学部委员，并担任口腔学部主任。

张志愿院士代表口腔学部发言，表示医科院首次设立口腔学部，体现国家在健康中国战略背景下对口腔健康的重视。当选中国医学科学院学部委员并担任口腔学部主任责任重大，使命光荣。后期将围绕建设国家医学科技创新体系核心基地和世界一流医学院校的目标，充分发挥学部委员作用，扩大在医学科学领域的影响力和示范作用，为健康中国、为医学科技发展的智库建设做出贡献。

2019 年 9 月，中国医学科学院对外公布了 2019 年第二批中国医学科学院创新单元。其中，上海交通大学医学院附属第九人民医院口腔颌面再生医学入选，聘任张志愿院士为创新单元主任。中国医学科学院为了加快创新体系建设，在医学相关研究领域甄选国内领衔、具有国际竞争力的先进要素，联合共建院外创新单元，构建体系完备、布局合理的医学科技创新战略体系。依托这次创新单元建设为契机，整个学科将以口腔医学科学前沿和国家发展重大需求为突破口，进一步加快口腔学科在创新能力、基础研究、临床转化、人才培养等方面的全面提升。

关于公布中国博士后科学基金第 65 批面上资助获资助人员名单的通知

中博基字〔2019〕2 号

各有关博士后设站单位：

根据《2019 年度中国博士后科学基金资助指南》，中国博士后科学基金对第 65 批面上资助专家评审结果进行了公示。公示期间，有 3 位博士后研究人员退站，不予资助。本批次共资助 3 981 人，其中一等资助 285 人，二等资助 3 596 人，“西部地区博士后人才资助计划”资助 100 人。现对北京大学张忻怿等获资助人员名单予以公布（见附件）。军队系统获资助人员名单另行公布。

附件：

1. 第 65 批面上资助获资助人员名单

2. 第 65 批面上资助西部地区博士后人才资助计划获资助人员名单

中国博士后科学基金会

二〇一九年五月七日

附件略。

表 4　中国博士后科学基金第 65 批面上资助获资助人员名单*

资助编号	省 市	姓 名	博士后编号	设站单位	一级学科	资助等级
2019M650239	重庆市	张曦木	225816	重庆医科大学	口腔医学	一等
2019M650247	四川省	神应强	218127	四川大学	口腔医学	一等
2019M650390	北京市	王甲一	212076	北京大学医学部	口腔医学	二等
2019M651174	辽宁省	于雅琼	215861	中国医科大学	口腔医学	二等
2019M651537	上海市	于西佼	219333	上海交通大学医学院	口腔医学	二等
2019M651538	上海市	张茂林	221826	上海交通大学医学院	口腔医学	二等
2019M651789	江苏省	丁　亮	213325	南京大学	口腔医学	二等
2019M652407	山东省	李　青	207930	山东大学	口腔医学	二等
2019M652408	山东省	马　川	218744	山东大学	口腔医学	二等
2019M652409	山东省	邵金龙	226577	山东大学	口腔医学	二等
2019M652861	广东省	杨　扬	221828	广州医科大学	口腔医学	二等
2019M652979	广东省	贾　搏	226319	南方医科大学	口腔医学	二等
2019M652980	广东省	张　超	221257	南方医科大学	口腔医学	二等
2019M653231	广东省	陈晰娟	214487	中山大学	口腔医学	二等
2019M653232	广东省	贾筱诗	214376	中山大学	口腔医学	二等
2019M653233	广东省	杨　涛	214824	中山大学	口腔医学	二等
2019M653234	广东省	于晓琳	205830	中山大学	口腔医学	二等
2019M653355	重庆市	许　杰	220812	重庆医科大学	口腔医学	二等
2019M653439	四川省	罗晶晶	218117	四川大学	口腔医学	二等
2019M653440	四川省	周陈晨	218964	四川大学	口腔医学	二等
2019M653441	四川省	宋东哲	199704	四川大学	口腔医学	二等
2019M653442	四川省	熊　毅	218222	四川大学	口腔医学	二等
2019M653443	四川省	张士文	218124	四川大学	口腔医学	二等

注：*摘自 2019 年 5 月 7 日中国博士后科学基金第 65 批面上资助名单公布附件，军队系统获资助人员名单略。

表 5　中国博士后科学基金第 66 批面上资助获资助人员名单*

资助编号	省 市	姓 名	博士后编号	设站单位	一级学科	资助等级
2019M660010	北京市	牛宇霆	225810	北京大学医学部	口腔医学	一等
2019M660240	四川省	刘　江	237349	四川大学	口腔医学	一等
2019M661177	辽宁省	布文奂	232756	中国医科大学	口腔医学	二等
2019M661564	上海市	李　岩	219713	上海交通大学医学院	口腔医学	二等
2019M661565	上海市	姚艳丽	232082	上海交通大学医学院	口腔医学	二等
2019M661566	上海市	俞　彬	231442	上海交通大学医学院	口腔医学	二等
2019M662371	山东省	刘世岳	232153	山东大学	口腔医学	二等
2019M663008	广东省	张晨光	212912	南方医科大学	口腔医学	二等
2019M663009	广东省	邱　伟	236158	南方医科大学	口腔医学	二等
2019M663315	广东省	曹昊天	214148	中山大学	口腔医学	二等
2019M663316	广东省	李启梦	214485	中山大学	口腔医学	二等
2019M663317	广东省	刘湘奇	214380	中山大学	口腔医学	二等

续表

资助编号	省 市	姓 名	博士后编号	设站单位	一级学科	资助等级
2019M663318	广东省	田俊	216559	中山大学	口腔医学	二等
2019M663319	广东省	王毓佳	214154	中山大学	口腔医学	二等
2019M663525	四川省	白明茹	239971	四川大学	口腔医学	二等
2019M663526	四川省	杜文	218119	四川大学	口腔医学	二等
2019M663527	四川省	刘蔚晴	218966	四川大学	口腔医学	二等
2019M663528	四川省	徐珏	225276	四川大学	口腔医学	二等
2019M663529	四川省	杨佼佼	229509	四川大学	口腔医学	二等
2019M663530	四川省	岑啸	218201	四川大学	口腔医学	二等

注：*摘自2019年11月15日中国博士后科学基金第66批面上资助名单公布附件，军队系统获资助人员名单略。

关于公布2019年度国家自然科学基金项目评审结果的通告

2019年3月1日至3月20日国家自然科学基金项目申请集中接收期间，国家自然科学基金委员会(以下简称自然科学基金委)共接收项目申请240 711项，经初审和复审后共受理236 998项。

根据《国家自然科学基金条例》、国家自然科学基金相关项目管理办法以及专家评审意见，自然科学基金委决定资助面上项目18 995项、重点项目743项、重点国际(地区)合作研究项目103项、青年科学基金项目17 966项、优秀青年科学基金项目600项、创新研究群体项目45项、海外及港澳学者合作研究基金项目(延续资助)23项、地区科学基金项目2 960项、部分联合基金项目(NSAF联合基金、天文联合基金、大科学装置科学研究联合基金、民航联合研究基金和钢铁联合研究基金)235项、国家重大科研仪器研制项目(自由申请)82项，合计41 752项。其余项目正在评审过程中。

依托单位科学基金管理人员和申请人可于8月16日以后登录科学基金网络信息系统(https://isisn. nsfc. gov. cn)查询相关申请项目评审结果。自然科学基金委将向相关依托单位寄发纸质项目资助结果通知，并附资助项目清单和不予资助项目清单；还将以电子邮件形式向申请人发送申请项目批准资助通知、不予资助通知以及专家评审意见，发送使用的电子邮箱地址为report@ pro. nsfc. gov. cn。

请申请人务必确保提供的电子邮箱畅通有效，以便及时接收相关信息，否则由此产生的相关法律责任由申请人自行承担。申请人如对不予资助决定有异议，并有明确的理由，可向自然科学基金委提出不予资助项目复审申请，相关注意事项详见附件。欢迎各依托单位和科研人员对国家自然科学基金项目评审工作提出意见和建议。

附件：2019年度国家自然科学基金不予资助项目复审工作注意事项

国家自然科学基金委员会

二〇一九年八月十六日

附件略。

中国高等院校口腔医学院和口腔医院科技成果获奖及获科研基金资助简况

本栏目收录范围主要为中华人民共和国名部委、省(自治区)、直辖市和中国人民解放军军级以上单位授予的口腔医学科技成果奖及资助的非涉密科研基金项目,市级、校级以及立项无资助的项目均未统计。收录时限为 2019 年度,部分增补 2018 年度。涉密项目暂未收录。

表 6　2019 年度中国高等院校口腔医学院(系)和口腔医院科技成果获奖一览表

获奖项目名称	主要完成单位	获奖人员	奖励名称与等级	授奖部门
数字化技术在颅底－颞下区肿瘤诊断和治疗的研究与应用	北京大学	郭传瑸　鲍圣德　郭玉兴　刘筱菁　朱建华　王　晶　张　雷　伊志强　杨　榕　李庆祥	高等学校科学研究优秀成果奖科学技术进步二等奖	中华人民共和国教育部
基于牙源性干细胞的口腔组织再生及系统性疾病治疗的研究	北京大学口腔医院	葛立宏　秦　满　赵玉鸣　王媛媛　杨　媛　杨　杰　贾维茜　余　湜	中华医学科技奖医学科学技术三等奖	中华医学会
咬合疾病致口面痛的外周和中枢机制、对颅颌系统的影响及防治研究	北京大学口腔医学院	谢秋菲　姜　婷　曹　烨　李　健　杨广聚　徐啸翔　傅开元　甘业华　易小松	北京市科学技术奖二等奖	北京市人民政府
遗传性牙齿发育异常致病新基因的确认及分子机制研究	北京大学口腔医学院、北京大学、首都医科大学附属北京口腔医院	冯海兰　韩　冬　王衣祥　刘浩辰　刘　洋　宋书娟　赵红珊　白保晶　张振庭　赵　娜　等	北京市科学技术奖三等奖	北京市人民政府
颌骨缺损功能重建的技术创新与推广应用	上海交通大学医学院附属第九人民医院	张陈平　孙　坚　陈晓军　韩正学　吴逸群　季　彤　白石柱　曲行舟　刘剑楠　杨　溪	国家科学技术进步奖二等奖	中华人民共和国科技部
非编码 RNA 调控口腔鳞癌恶性进展的机制及其应用价值	上海交通大学医学院附属第九人民医院	陈万涛　张建军　徐　骎　郭海艳　王　旭　秦　星　余婧爽　严　明　宋晓萌　吴祥冰　等	教育部自然科学奖二等奖	中华人民共和国教育部
颞下颌关节外科创新技术与实践	上海交通大学医学院附属第九人民医院	杨　驰　陈敏洁　张善勇　何冬梅　房　兵　蔡协艺　白　果　郑吉驷　马志贵　沈　佩　等	上海市科学技术进步奖一等奖	上海市科学技术委员会

续表

获奖项目名称	主要完成单位	获奖人员	奖励名称与等级	授奖部门
功能性数字化上颌骨缺损赝复技术的基础与临床研究	上海交通大学医学院附属第九人民医院	焦婷 孙健 顾晓宇 熊耀阳 钱玉梅 董岘 杜易敏 甘宁 阮雅烨 苏庭舒	上海市口腔医学科技奖二等奖	上海市口腔医学会
牙种植关键技术的构建与应用	上海交通大学医学院附属第九人民医院	赖红昌 顾迎新 史俊宇 钱姝娇 王凤 莫嘉骥 张枭 张晓梦 乔士冲 黄卓砾	上海市口腔医学科技奖三等奖	上海市口腔医学会
牙周炎病因的免疫学机制研究	上海交通大学医学院附属第九人民医院	束蓉 宋忠臣 谢玉峰 孙梦君 董家辰 葛琳华 夏一如 周薇 吴一凡 陈慧文	上海市口腔医学科技奖三等奖	上海市口腔医学会
针对口腔致病菌及其生物膜的新型纳米抗菌材料研究	上海交通大学医学院附属第九人民医院	唐子圣	上海市口腔医学科技奖三等奖	上海市口腔医学会
牙周再生治疗临床系列技术的建立和应用	空军军医大学第三附属医院、西安交通大学口腔医院	陈发明 李昂 吴礼安 贺小涛 马志伟 许杰 安莹 田蓓敏 吴织芬	陕西省科技进步一等奖	陕西省科技厅
新学科新课程——口腔遗传病学课程的创立和实践	空军军医大学第三附属医院	段小红 张燕丽 杨少青 朱庆林 刘青 吴元明 秦鸿雁	陕西省高等教育教学成果奖一等奖	陕西省教育厅
口腔癌分子机制及靶向治疗策略研究	武汉大学口腔医院	孙志军 张露 卜琳琳 邓伟伟 于光涛	湖北省自然科学奖二等奖	湖北省科技厅
可钳除及吸引异物的硬管电子内窥镜	解放军总医院	张海钟	国家级发明创业奖	中国发明协会
口腔种植界面材料的基础与临床研究	天津医科大学口腔医院	李长义 张旭 张溪 李莺 隋磊 刘子豪 马士卿 高平	天津市科技进步二等奖	天津市人民政府
天然产物壳聚糖、柠檬精油在龋病防治中的研发与应用	天津医科大学口腔医院	张旭 张向宇 陈阵 刘颖 阙克华	天津市科技进步三等奖	天津市人民政府
下颌偏斜对兔颞下颌关节影响的三维微型 CT 分析	河北医科大学口腔医院、河北科技大学	赵琛 胡弢	河北省医学科技奖一等奖	河北省医学会
微种植体-直丝弓双槽沟舌侧托槽正畸矫治系统的分析及应用	山西医科大学	武秀萍 李冰 荆璇 许凡宇 龙惠青	山西省高等学校优秀成果奖	山西省教育厅
计算机引导技术在“以修复为导向”的全口种植固定修复中的应用	赤峰学院附属医院、赤峰学院口腔医学院	韩小梅 吕广辉 齐长娥 郭鹏女 俎威 王一夫 雷博程	内蒙古口腔医学会科技进步三等奖	内蒙古口腔医学会

续表

获奖项目名称	主要完成单位	获奖人员	奖励名称与等级	授奖部门
复杂血管瘤与脉管畸形治疗技术的创新与临床应用	中国医科大学附属口腔医院	王绪凯 薛 雷 白晓峰 席善龙 田 雨 佟 爽 张明慧	辽宁省科技进步三等奖	辽宁省科技厅
中国北方人群先天性唇腭裂母体基因、环境因素及其交互作用的研究	哈尔滨医科大学口腔医学院	焦晓辉 王 丽 米 娜	黑龙江省科技进步一等奖	黑龙江省人民政府
种植钉隧道牵引法牵拉埋伏牙微正畸技术	哈尔滨医科大学附属第四医院	王梦溪 王翠萍 高丽丽 毕良佳 李 新	黑龙江省新技术应用二等奖	黑龙江省卫生健康委员会
赝复体术中即刻修复 Brown II 类颌骨缺损的数字化流程技术	南京市口腔医院	王育新 杨旭东 王 洋	江苏省医学新技术引进二等奖	江苏省卫生健康委员会
利用 3D 打印技术辅助正畸疑难病症的精准治疗	南京市口腔医院	马巧玲 闫 翔 韩 磊	江苏省医学新技术引进二等奖	江苏省卫生健康委员会
口腔鳞癌精准防治的分子基础与临床关键技术研究	南京医科大学附属口腔医院	江宏兵 刘来奎 程 杰 范 媛 宋晓萌 袁 华 吴煜农 叶金海 杨建荣	江苏省科学技术奖二等奖	江苏省人民政府
加速正畸骨改建新技术的机制研究与临床应用	南京医科大学附属口腔医院	汤春波 邱 憬 路萌萌	江苏省医学新技术引进奖一等奖	江苏省卫生健康委员会
加速正畸骨改建新技术的机制研究与临床应用	南京医科大学附属口腔医院	张卫兵 王 华 赵春洋	江苏省医学新技术引进奖二等奖	江苏省卫生健康委员会
下肢穿支皮瓣在口腔颌面－头颈肿瘤术后组织缺损修复中的临床应用	南京医科大学附属口腔医院	叶金海 宋晓萌 吴煜农	江苏省医学新技术引进奖二等奖	江苏省卫生健康委员会
无牙颌种植即刻负重的临床应用与相关基础研究	南京医科大学附属口腔医院	汤春波 邱 憬 路萌萌 李 明 王瑞霞 朱志军 张晓真 吴沂蓁	江苏省医学科技奖三等奖	江苏省医学会
种植体软硬组织界面改性的系列研究	福建医科大学附属口腔医院	陈 江 吴 东 黄文秀 周 麟 赖颖真 许志强 周 勇 雷 群	福建省科学技术进步奖三等奖	福建省人民政府
口腔正畸骨改建的机制及临床研究	山东大学	魏福兰 刘东旭 刘 毅 王春玲 郭 杰 杨双艳	山东省科学技术进步奖二等奖	山东省人民政府
牙周组织再生治疗策略的建立和应用	山东大学	葛少华 杨丕山 马保金 张 珊 刘红蕊 韩 菁	山东省科学技术进步奖二等奖	山东省人民政府
口腔骨改建和骨整合关键技术的基础与应用研究	山东大学	刘 毅 刘东旭 姜新义 魏福兰 郭 杰 王春玲	山东医学科技奖科技创新成果奖二等奖	山东医学科技奖奖励委员会
个性化舌侧隐形矫治的临床应用及生物力学研究	郑州大学	张月兰 蔡留意 林久祥 荣起国 王 林 谢天会 刘小东 刘彩凤 王晨曦 陈 畅	河南省医学科技奖二等奖	河南省医学会

续表

获奖项目名称	主要完成单位	获奖人员	奖励名称与等级	授奖部门
上皮－间质转化和间质－上皮转化在口腔干细胞癌变中的作用	郑州大学	方　政　乔　彬　贺宝霞　赵军方　谢卫红　李新明　高　宁	河南省医学科技奖二等奖	河南省医学会
颌面部缺损修复重建外科关键技术的创新与应用	中南大学湘雅医院	蒋灿华　李　宁　翦新春　梁　烨　陈　洁　郭　峰　黄　龙　汪伟明	湖南省科技进步二等奖	湖南省人民政府
口腔疣状癌的基础与临床研究	中南大学湘雅口腔医院	唐瞻贵　王月红　刘欧胜　全宏志　方小丹　邓智元　罗骏思	湖南医学科技奖三等奖	湖南省医学科学会
炎－癌转化调控网络在口腔黏膜潜在恶性疾患诊疗中的转化研究	中山大学附属口腔医院	程　斌　夏　娟　陶小安　吴　桐　汪　华　王　娟　李春阳　洪　筠　黄宇蕾　杨灵澜　等	高等学校科学研究优秀成果奖科学技术进步奖二等奖	中华人民共和国教育部
玻璃渗透功能梯度氧化锆陶瓷材料的研发	南方医科大学口腔医院	邵龙泉　胡　琛　陈　栋　刘　琦　张艳丽　冯晓黎	广东医学科技奖二等奖	广东省医学会
突面畸形矫治的基础探索与临床转化	广西医科大学	莫水学　郑　怡　唐　敏　康　娜　南　澜　周　诺　李松泽　麦文佳　廖　妮　朱瑞珠	自治区科学技术进步奖二等奖	广西壮族自治区人民政府
牙槽骨再生和改建相关研究及其临床应用	西南医科大学附属口腔医院	何　芸　肖金刚　陈俊良　李明霞　王忠朝　张齐梅　张　力	四川省医学科技二等奖	四川省医学会
隐形矫治技术治疗复杂错颌畸形的关键技术体系建立及临床应用	昆明医科大学	胡江天　李　松　刘亚丽　许艳华　杨禾丰　尹　康　高国杰　胡　瑜　彭　艺	云南省科学技术进步奖一等奖	云南省人民政府
颞下颌关节疾病手术治疗探索及推广应用	昆明医科大学附属口腔医院	许　彪　王卫红　朱　瑾　许艳华　夏　斌　刘　屿　施延安	云南省科学技术进步奖二等奖	云南省人民政府
游离腓骨瓣修复颌骨缺损的改良及推广应用	昆明医科大学附属口腔医院	王卫红　许　彪　朱　瑾　杨　聪　夏　斌	云南省科学技术进步奖三等奖	云南省人民政府
种植支抗后牵引上颌骨的关键技术及临床应用	昆明医科大学附属口腔医院	张晓蓉　姚　激　谢　涛　黄家昕　邓　婕　史聪翀　陈　诚　邓　怡　沈绍莹　余　蕾　等	云南省科学技术进步奖三等奖	云南省人民政府
非综合征型唇腭裂易感基因筛查、检测及环境因素相关研究	宁夏医科大学总医院口腔医院	黄永清　马　坚　于丽丽　周忠伟　翟　堃　朱晋芳　王怡瑞　杜雪飞　马丽娟	云南省科学技术进步二奖	宁夏回族自治区人民政府
无机材料复合 BMP－2 基因修饰的间充质细胞组织工程化骨在增加种植体周围骨量中的应用研究	宁夏医科大学总医院口腔医院	孙小娟　曹　昆　乔光伟　周忠伟　胡　晨　康佳楠　刘乃彬　姜　靓　翟　堃	云南省科学技术进步二奖	宁夏回族自治区人民政府

续表

获奖项目名称	主要完成单位	获奖人员	奖励名称与等级	授奖部门
基于肿瘤标志物检测口腔鳞癌临床诊断和预后判断的实验基础及应用研究	石河子大学医学院、石河子大学医学院第一附属医院	曾　妍　徐　江　郑　军　周　政　袁武梅　赵　娟　张　杰　余芯乐　郑志红　沈玉凤	云南省科学技术进步二等奖	新疆生产建设兵团办公厅
乳牙牙髓干细胞诱导生物牙根形成的研究	新疆医科大学口腔医学院	刘奕杉　李伯琦　刘　佳　孙大磊　张瑞涵　王丽萍　别力克孜·卡德尔	新疆维吾尔自治区科学技术进步奖三等奖	新疆维吾尔自治区人民政府
基于干细胞的牙再生研究	四川大学	田卫东　郭维华　陈国庆　谢　利　杨　波　郭淑娟	四川省科学技术进步奖自然科学类一等奖	四川省人民政府
微创导向种植牙功能整复的研究和应用	四川大学	宫　苹　袁　泉　满　毅　莫安春　姚　洋　伍颖颖　杨醒眉　班　宇　唐　华　熊　毅　等	高等学校科学研究优秀成果奖科技进步一等奖	中华人民共和国教育部

国家级获奖项目简介

张陈平教授团队项目
——颌骨缺损功能重建的技术创新与推广应用

该项目荣获国家科学技术进步奖二等奖。主要完成人:张陈平,孙坚,陈晓军,韩正学,吴轶群,季彤,白石柱,曲行舟,刘剑楠,杨溪。

颌骨缺损影响多种生理功能。如何实现功能性颌骨重建是世界性难题。项目组历经20余年研究攻关,建立了完整的颌骨功能重建技术体系,取得系列创新成果。通过对东方人群颌骨形态大样本数据库的分析,首次提出“四段式”颌骨重建策略,解决了大型失位性颌骨缺损功能重建的临床难题;首创牙种植牵引技术,将显微外科、牵引成骨与牙种植技术融为一体,实现了从“框架修复”到“功能重建”的重大突破;通过“医工交叉”建立了颌骨重建的“一站式”数字化平台,打破国际垄断,实现功能性颌骨重建。

第一完成人张陈平教授是国际口腔颌面外科医师协会和英国爱丁堡皇家外科学院颌面肿瘤与修复重建培训中心的主任,中华口腔医学会口腔颌面－头颈肿瘤专业委员会主任委员,中国抗癌协会头颈肿瘤专业委员会候任主委。项目组在国外举办相关专题学习班12次及手术示教24次,国内举办国家级继教班83次,培养了医生2 280名,包括来自美国、英国、德国、西班牙及日本等国家的专科医师87名。发表相关论文181篇,其中SCI收录97篇,总影响因子226.4分,总引用1 606次,获授权专利21项,其中发明专利12项,主编专著5部。项目成果在26省市45家医院推广应用,累计受益患者6万余例,取得了显著的社会及经济效益。该项目成果进一步确立了我国在颌骨重建领域的国际引领地位。

省部级获奖项目简介

宫苹教授科研团队项目
——微创导向种植牙功能整复的研究和应用

该项目荣获高等学校科学研究优秀成果奖科技进步一等奖。主要完成人:宫苹,袁泉,满毅,莫安春,姚洋,伍颖颖,杨醒眉,班宇,唐华,熊毅等。

牙缺失是口腔常见疾病,它不仅影响口腔功能,还对全身健康产生影响。随着人类寿命的延长,8020 国际标准(80 岁拥有 20 颗健康牙)给口腔医疗工作者提出了明确的目标。安全、舒适、功能良好的种植牙被誉为人类的第三副牙,成为当今缺牙修复的首选治疗方式。但是在牙缺失人群中伴随局部骨量不足的比率高达 50%,常需开辟第二手术区进行自体骨移植或采用骨替代材料进行骨增量手术,增加了手术风险和创伤,延长了治疗周期。寻求安全、微创、有效的牙种植手术方法,扩大适应证,实现稳定的牙缺失功能整复是口腔医学的重要课题。

项目组自 2007 年以来,在国家自然科学基金资助下,围绕"种植牙的微创治疗与功能整复"这一核心科学问题开展系统、深入的基础和临床应用研究,主要创新研究成果如下。

(1)丰富了牙种植体功能整复的研究手段,拓展了骨感知、骨再生理论。围绕精准调控种植体周微环境中骨感知的内在机制,探究其对功能整复的影响,研制发明了仿生三维流体切应力细胞培养装置及其切应力加载方法,获国家发明专利授权;建立了骨内种植体周围血管观测模型,揭示了种植体周神经结构与骨组织的关系,丰富了种植体骨感知理论,获 3 项国家自然科学基金资助;系统地阐述了机械力对骨再生的调控机理;发现富血小板血浆和脂肪干细胞联合应用 具有良好的促血管生成和促成骨能力。

(2)发现了促进骨质疏松、糖尿病等疾病状态下种植牙功能整复的新方法。揭示了骨质疏松状态下种植治疗的新靶点:GDF11 通过激活 TGF - β 通路促进破骨吸收,抑制成骨分化;发现 VitD3 改善糖尿病骨代谢和种植体骨结合的新机制,在 Bone 等权威杂志发表 SCI 论文 2 篇;发现 HMGB1 和基因疗法可能是治疗牙周炎和种植体周围炎的潜在靶点和有效手段。

(3)建立了上颌窦底提升骨增量的新技术。发明"嵌入式上颌窦底提升技术"、新型上颌窦底冲顶器,实现了微创骨增量治疗。"上颌窦底冲顶器"获国家发明专利,在全国得到广泛应用。

(4)开创了种植术区软硬组织精准调控技术。开创"腭侧半厚瓣卷入技术"、"带蒂软组织信封技术"、"U 型骨劈开技术"进行软硬组织微创精准调控,有效解决了种植区唇侧软组织塌陷和骨宽度不足的问题。

综上,项目组在种植牙的微创与功能整复研究和应用上获发明专利 2 项,发表 SCI 论文 60 篇,包括 *Nature Communications*,*Biomaterials* 等权威杂志,累计他引 647 次。主编专著 3 部。培养了博士 32 人,硕士 26 人。在国内外学术会议作特邀报告 23 次,举办全国学习班 26 次,培训学员近万人次。相关成果在首都医科大学附属北京口腔医院等十余家单位推广应用,辐射云贵川藏等地区,推动了口腔种植的发展。

陈万涛教授科研团队项目
——非编码 RNA 调控口腔鳞癌恶性进展的机制及其应用价值

该项目荣获教育部自然科学奖二等奖。主要完成人：陈万涛，张建军，徐骎，郭海艳，王旭，秦星，余靖爽，严明，宋晓萌，吴祥冰等。

本成果聚焦占口腔癌 90% 以上的口腔鳞癌为研究对象，综合利用多组学和生物信息学技术、结合临床标本和信息，确证口腔鳞癌功能非编码 RNA 及靶基因，阐明主要的调控分子和信号通路，经过患者临床组织样本的验证，发现对口腔鳞癌诊治有重要价值的候选靶点。

（1）揭示了多个非编码 RNAs，如 miR－143 和 miR－145、mR－300、miR－144 及 miR－451 等，广泛参与口腔鳞癌发生发展的生物学效应、作用模式及其与临床恶性表型和放化疗效果的相关性，为非编码 RNAs 的临床应用提供了可靠的实验依据。

（2）阐明了口腔鳞癌发生及进展过程中非编码 RNAs 调控的异常信号通路。从口腔鳞癌生长转移、放化疗耐受等多个角度，确证了上游调控分子、效应蛋白等诊治分子靶标。

（3）发现阿司匹林是通过 lncRNA OLA1P2－STAT3 发挥抗癌转移作用；证实靶向 lncRNA OLA1P2 －STAT3 通路是抑制癌转移有效途径

（4）首次应用鼠源性口腔鳞癌高转移体内外模型，阐明肿瘤微环境调控癌生长和转移的作用和机制。

（5）成果筛选并确证了多个针对口腔鳞癌转移、预后判断和诊治新技术开发的有效候选分子靶标。率先证实 miR－144，miR－451，Twist，ADAMs 是口腔鳞癌转移预测和治疗的候选靶点；证实 Notch1，TGM3 和 PTHrP 是口腔鳞癌患者预后判断的独立预测因子。本研究成果为进一步对口腔癌实施精准诊疗提供了有效的分子靶标。代表性成果分别发表在 Genome Biology，Clinical Cancer Research 等国际著名杂志，多名国际专家对成果创新性、意义和潜在应用价值给予了高度评价。

杨驰教授科研团队项目
——颞下颌关节外科创新技术与实践

该项目荣获上海市科学技术进步奖一等奖。主要完成人：杨驰，陈敏洁、张善勇、何冬梅、房兵、蔡协艺、白果、郑吉驷、马志贵、沈佩等。

颞下颌关节是颅颌面唯一可动关节，主导下颌骨运动，参与语言、咀嚼、呼吸及表情等重要功能。该关节疾病除影响上述功能，还可继发牙颌面畸形。项目组经 30 年提出“关节－颌骨－咬合联合诊治模式”新理念，创建关键技术体系并推广应用，核心成果如下。

（1）颞下颌关节－颌骨－咬合联合诊治模式的构建与实践：系统规划手术和正畸计划，将关节与正颌手术同期完成，配合正畸实现三者的形态和功能重建。经 15 年 3 万余例临床实践，疗效优异。

（2）关节盘复位固定技术的研发与应用：对有保存价值的移位关节盘，根据复位的难易程度，分别开发关节镜盘复位缝合技术和开放性锚固技术及器械研发，经一万多例临床和 MRI 验证，成功率 95% 以上。

(3)创用颞下颌关节－颅底联合重建技术:当关节病变波及颅底,手术难度大、风险高,是国际公认的“手术禁区”。项目组研发关节－颅底联合重建技术,经 162 例近 10 年随访,成功率超过 97%。

(4)数字化技术平台:创建颞下颌关节外科数字化诊疗平台,设计手术方案,制造多种数字化导板指导手术。经 1 352 例 8 年应用,显著提高手术精确性。

本项目技术成果:共诊治患者 4.3 万例;获批国际发明专利 3 项,国内发明专利 8 项;编著国内外专著 20 本;发表论文 137 篇,SCI 81 篇(他引 329 次);④主办国际会议 3 次;⑤技术成果在国内外 69 家单位应用;⑥国际手术演示 10 国 14 次,国际来访学者 65 人次。该成果提高了该领域整体诊治水平,被国际专家誉为“独一无二享誉全球的 21 世纪里程碑式技术”。

田卫东教授科研团队项目
——基于干细胞的牙再生研究

该项目荣获四川省科学技术进步奖自然科学类一等奖。主要完成人:田卫东、郭维华、陈国庆、谢利、杨波、郭淑娟。

牙病是人类发病率最高的三大非传染性疾病之一,直接危害人类全身健康。目前的牙病治疗仍以非生理性治疗为主,无法实现组织生理性再生。自 1991 年以来,本团队系统研究牙发育过程中干细胞分化与组织再生关系;构建了成牙诱导微环境;从牙组织缺损与缺失相关疾病治疗角度出发,构建 3 种牙功能组织模块,成功实现生理性牙再生。主要科学发现如下。

(1)开拓基于干细胞的牙发育研究新模式。发现牙周膜干细胞与其前体细胞——牙囊细胞(DFCs)差异分化及皮根鞘细胞(HERS)与 DFCs 转分化调控组织发育与再生新机制,开创利用干细胞作为牙组织器官发育研究模型的新思路,为牙再生研究策略的确立提供重要参考。

(2)构建基于干细胞的成牙诱导新体系。国际上首次利用牙发育过程中牙本质基质(TDM)对干细胞成牙分化的调控构建成牙诱导微环境。在此基础上,结合细胞膜片技术进一步形成完整的牙再生诱导新体系。

(3)创建牙组织器官再生的功能模块构建新方法。首次发现 DFCs 是牙再生的理想种子细胞,成功实现牙髓、牙周与牙根 3 种功能组织模块的构建,成功实现利用功能组织模块再生组织器官的新策略。

上述研究在相关领域发表 SCI 论文 247 篇,8 篇代表作共被他引 198 次,包括 *Cell Stem Cell*(IF 23.29)、*Nature Reviews Materials*(IF 51.941)、*Nature Reviews Drug Discovery*(IF 50.167)等权威杂志的引用和评述。受邀在国际上特邀报告 3 次,获批发明专利 8 项。培养教授 15 名,副教授 10 名。教育部新世纪优秀人才 5 名,培养研究生 131 名,全国百篇优秀博士学位论文获得者 1 名。

陈发明教授团队项目
——牙周再生治疗临床系列技术的建立和应用

该项目荣获 2019 年陕西省科技进步一等奖。由空军军医大学陈发明教授主导完成。

13 年来,该项目在国科金等 10 余项课题支持下(累计经费超过 500 万元),瞄准国际前沿,探索生长因子控释、生物材料仿生、干细胞移植促进牙周再生治疗的新方法,建立系列技术体系并用于牙周病治疗研究。

(1)建立生长因子缓控释技术用于牙周再生的基础和应用研究。研制具有不同药物释放效能的缓、控释系统,实现药物载体与组织工程支架一体化,建立了双因子协调控释技术和生长因子智能化控释技术,大大减少了生长因子临床应用的剂量和浓度,节约了成本,提高了治疗效果。

(2)首次将内源性再生理念引入牙周病治疗。聚焦生物材料仿生设计,探索实现牙周自我修复与再生的方法,项目组研制的细胞募集性生物材料,具有激活机体内源性再生系统、募集内源性干细胞、修复牙周组织缺损的效能。

(3)制定干细胞治疗牙周病临床试验技术流程。世界范围内率先开展了利用"自体来源牙周膜干细胞治疗牙周炎所致骨下袋牙周缺损"的临床试验。

该项目共发表 SCI 论文 40 篇;发表中文论文 57 篇,授权国家授权专利 6 项;参编国内外教材 4 部。建立了结构合理、年富力强的牙周组织工程与再生团队,2017 年获批"陕西省重点科技创新团队"。举办国家级继续教育学习班 12 期、省级学习班 6 期,在国内 5 家口腔医院开展应用研究,未发现不良反应,取得良好社会效益。

段小红教授团队项目
——口腔遗传病学课程的创立和实践

该项目荣获 2019 年陕西省高等教育教学成果奖一等奖。由空军军医大学段小红教授主导完成。

该项目针对我国口腔遗传病教育"无教材、无教学团队、更无教学方法"的"三无"现状,自 2004 年开始,15 年砥砺求索,化"三无"为"三有",重塑我国口腔医学生培养课程体系。该项目成果包括:

(1)创立了口腔遗传病学课程。段小红教授先后主编了首部《口腔遗传病学》线下教材和首部慕课规划课程《口腔遗传病学》线上教材,搭建了以器官组织为中心的口腔遗传病学课程体系,打造了一支具有多学科知识背景的教学团队,形成了系列教学策略和教学特色。

(2)创立了口腔遗传病学学科。段小红教授首次提出口腔遗传病学作为一个独立新学科的概念,先后培养了口腔遗传病学研究生专业人才,创立了口腔罕见病与遗传病门诊、中华口腔医学会口腔遗传病与罕见病专业委员会,拓展了口腔遗传病学的学科内涵与影响力,以临床和学术反哺教学实践。

该项目自实践以来,线下指导本科生、研究生与住院医师规范化培训生 1 000 余人,线上授课学员达 8 000 余人,并荣获 2019 年陕西省精品在线开放课程,获得了良好的教学效果。指导本科生发表口腔遗传病学论文 9 篇,指导硕士、博士 20 余名,发表口腔遗传病学论文 50 余篇,1 人获陕西省优博论文,1 人获陕西省优秀科技论文,多人毕业后从事口腔遗传病诊疗与教研工作,成为我国口腔遗传病学医教研的中坚力量。

表 7　2019 年度中国高等院校口腔医学院(系)和口腔医院获科研基金资助一览表

项目名称	项目负责人	单位	基金或资助项目	批准号或编号	资助金额(万元)
牙周稳态维持与重塑机制	陈谦明	四川大学	国家自然科学基金重大项目	81991500	1 793.40
原位再生智能化生物材料理论基础及机制验证	林云锋	四川大学	国家重点研发计划课题	2019YFA-0110601	950.00
冬奥会冻伤及颌面创伤综合防治及关键技术研究	彭　歆	北京大学	国家重点研发计划	2019YFF-0302400	1 978.00
冻伤及颌面创伤移动式智能化诊疗平台的研发	贺　洋	北京大学	国家重点研发计划	2019YFF-0302401	986.00
中国人口腔基础数据和健康状况科学调查	徐明明	北京大学	国家重点研发计划	2018FY-101000	800.00
口腔颌面部肿瘤精准病理诊断	李斌斌 李铁军	北京大学	医学与健康科技创新工程创新单元	2019RU034	500.00
具有感知功能生物活性牙种植体的技术研究	王佐林	同济大学	国家重点研发计划	–	1155.00
口腔颌面骨组织再生与功能修复	蒋欣泉	上海交通大学	国家自然科学基金创新研究群体	81921002	1 000.00
颅底及面侧深区穿刺诊疗机器人实用系统开发及示范应用	张海钟	解放军总医院	科技部重大项目	2017YFB-1304300	1 236.00
口腔白斑病光动力治疗中氧化应激相关生长调控分子的疗效预判价值与机制研究	曾　昕	四川大学	国家自然科学基金区域创新发展基金	U19A2005	247.00
牙结石细菌启迪的牙体硬组织原位修复材料的设计与应用	杨佼佼	四川大学	国家自然科学基金青年科学基金	51903169	26.00
儿童龋病风险评估模型构建及儿童龋病预防策略研究	瞿　星	四川大学	国家自然科学基金青年科学基金	71904136	20.00
CALM2 介导 YAP/TAZ 调控牙上皮短暂扩增细胞命运的机制研究	杜　玮	四川大学	国家自然科学基金青年科学基金	81900965	19.00
内源性 GDF11 调控牙源性干细胞分化影响牙发育及损伤修复的机制研究	刘蔚晴	四川大学	国家自然科学基金青年科学基金	81900967	21.00
circPOMT1 靶向 hsa – miR – 6881 – 3p 调控人脂肪干细胞成骨向分化的作用机制	岑　啸	四川大学	国家自然科学基金青年科学基金	81900981	21.00
甜味受体 T1R2/T1R3 可变剪接参与调控甜味感知及龋病风险的分子机制研究	郑　欣	四川大学	国家自然科学基金青年科学基金	81900995	21.00
LncRNA DLX6 – AS1 介导 BMP9/MAPK 信号轴调控牙髓干细胞成牙本质分化的机制研究	宋东哲	四川大学	国家自然科学基金青年科学基金	81900996	20.00
耐季铵盐戈登链球菌对牙菌斑微生态影响及耐药机制研究	王浩浩	四川大学	国家自然科学基金青年科学基金	81900998	21.00
功能化 PVA/PAAm 仿生关节盘靶向调控髁突软骨干细胞修复骨关节炎软骨破坏的机制研究	姜　楠	四川大学	国家自然科学基金青年科学基金	81901026	21.00

续表

项目名称	项目负责人	单位	基金或资助项目	批准号或编号	资助金额（万元）
AFF4 调控牙根发育及牙本质修复的机制研究	周陈晨	四川大学	国家自然科学基金青年科学基金	81901040	21.00
颅颌骨缝牵张成骨中 Gli1 + 间充质干细胞时空效应的透明化观察及调控机制研究	经　典	四川大学	国家自然科学基金青年科学基金	81901041	21.00
LepR 阳性干细胞在种植体骨结合中的作用及机制研究	张士文	四川大学	国家自然科学基金青年科学基金	81901042	21.00
P3HB4HB 与 GO/VRGO 复合生物膜在牙槽窝骨缺损修复中的研究	李　果	四川大学	国家自然科学基金青年科学基金	81901059	21.00
基于贻贝湿粘接特性的 ZIF – 8 仿生骨胶水优化 GBR 骨增量技术及其成骨机制研究	陈俊宇	四川大学	国家自然科学基金青年科学基金	81901060	21.00
共刺激分子 B7 – H3 通过促进口腔鳞癌糖代谢调控肿瘤免疫微环境的机制研究	阙　林	四川大学	国家自然科学基金青年科学基金	81902775	20.00
NLRX1 通过 I 型干扰素通路协同 PD – L1 效应促进口腔鳞癌发展的研究	罗小波	四川大学	国家自然科学基金青年科学基金	81902782	20.00
线粒体融合/分裂的动力学平衡耦合代谢重编程在口腔鳞癌细胞干性获得中的作用及机制研究	神应强	四川大学	国家自然科学基金青年科学基金	81902784	20.00
基于 Connexin43 介导的缝隙连接细胞间通讯的乳腺癌溶骨性骨转移机制研究	李　鑫	四川大学	国家自然科学基金青年科学基金	81903033	20.00
口腔黏膜病毒感染相关潜在恶性疾患防治新方法与机制研究	赵　行	四川大学	国家自然科学基金优秀青年科学基金	81922020	120.00
Mettl3 介导 RNA m6A 修饰调控颌骨骨膜干细胞命运和损伤修复的研究	袁　泉	四川大学	国家自然科学基金面上项目	81970913	57.00
DNA 四面体纳米材料（TDN）在骨关节炎治疗中的研究	林云锋	四川大学	国家自然科学基金面上项目	81970916	55.00
APNr/SIRT1/Wnt 通路调控 BMSCs 成骨 – 成脂分化平衡促进老年骨质疏松骨折愈合的研究	罗　恩	四川大学	国家自然科学基金面上项目	81970917	55.00
仿生功能多肽/生物活性玻璃复合体的构建及其仿生修复牙本质龋损的应用基础研究	张凌琳	四川大学	国家自然科学基金面上项目	81970931	55.00
P. gingivalis LPS 通过 SDF – 1α/CXCR4/CXCR7 调控干细胞迁移影响牙髓再生的机制研究	黄定明	四川大学	国家自然科学基金面上项目	81970936	55.00
核酸清道夫靶向调控牙周病相关性 cfDNA 对动脉粥样硬化的影响及机制研究	赵　蕾	四川大学	国家自然科学基金面上项目	81970944	52.00
Caspase – 4/ – 5/ – 11 非经典炎性体通路引发高水平焦亡在牙周炎中的作用及机制研究	程　然	四川大学	国家自然科学基金面上项目	81970948	55.00

续表

项目名称	项目负责人	单位	基金或资助项目	批准号或编号	资助金额（万元）
YAP－SOX2 信号轴驱动口腔白斑起始与复发的作用及机制研究	赵　行	四川大学	国家自然科学基金面上项目	81970950	55.00
YAP 与 Notch 通路信号交联介导种植体周原位骨膜成骨的作用及机制研究	满　毅	四川大学	国家自然科学基金面上项目	81970965	57.00
FOXO1/mTORC1 调控的自噬效应在老龄化进程种植体骨结合中的作用研究	伍颖颖	四川大学	国家自然科学基金面上项目	81970966	55.00
靶向调控周细胞 PDGFR－β 信号通路对拔牙正畸牙槽骨－血管重塑的影响及机制研究	王　军	四川大学	国家自然科学基金面上项目	81970967	55.00
TiO_2－x/rGO/Alginate 溶胶的构建及用于光催化清除种植体表面有机残留物的研究	谢　利	四川大学	国家自然科学基金面上项目	81970968	55.00
基于骨微环境设计的 ZIF－8/SIM 组织工程支架对于颌骨缺损的修复作用及其机制研究	万乾炳	四川大学	国家自然科学基金面上项目	81970984	55.00
仿贻贝湿粘接特性口腔贴膜的构建及其释药和黏附机制研究	王　剑	四川大学	国家自然科学基金面上项目	81970985	55.00
基于 TDN－KLT 多肽复合纳米材料的组织工程血管化研究	蔡潇潇	四川大学	国家自然科学基金面上项目	81970986	55.00
蛋白激酶 A 在骨纤维结构不良发病中的作用及靶向治疗价值研究	赵雪峰	四川大学	国家自然科学基金面上项目	81970989	57.00
HIF－1α/VEGF－A 轴调控老龄 BMSCs 成 H 型血管促进骨愈合的研究	敬　伟	四川大学	国家自然科学基金面上项目	81971319	55.00
肿瘤微环境中 A20 调控肿瘤相关巨噬细胞极化促进肿瘤生长的机制研究	邵　彬	四川大学	国家自然科学基金面上项目	81972193	55.00
长链非编码 RNA AC012181.2 通过调控细胞内信号网络影响口腔癌增殖、凋亡及侵袭转移的机制研究	李龙江	四川大学	国家自然科学基金面上项目	81972538	55.00
DEC1/DEC2 介导的肿瘤休眠细胞与循环肿瘤相关成纤维细胞相互作用调控涎腺腺样囊性癌转移的分子机制	汤亚玲	四川大学	国家自然科学基金面上项目	81972542	55.00
肿瘤细胞外泌体中非编码 RNA 介导传递性内质网应激在恶病质骨骼肌萎缩中的发病机制研究	李　一	四川大学	国家自然科学基金面上项目	81972546	55.00
基于多组学技术的肿瘤浸润 T 淋巴细胞在头颈鳞癌发生发展中的动态转化与机制研究	李太文	四川大学	国家自然科学基金面上项目	81972551	54.00
利用白蛋白变性－复性过程构建长循环及靶向递药系统的研究	彭　强	四川大学	国家自然科学基金面上项目	81973261	55.00
卫星细胞非对称性扩增调控颅颌面肌肉再生的应用及机制研究	石　冰	四川大学	国家自然科学基金面上项目	81974147	55.00

续表

项目名称	项目负责人	单位	基金或资助项目	批准号或编号	资助金额（万元）
VicRK 与 CovR 信号系统相互作用机制及其调控变异链球菌糖代谢途径选择性的研究	杨英明	四川大学	国家自然科学基金面上项目	31971196	58.00
应力微环境下细胞骨架－核骨架张力调控单细胞水平 MSCs 定向分化的机制研究	李　娟	四川大学	国家自然科学基金面上项目	31971240	58.00
功能矫形力学微环境中 PTHrP 调控下颌髁突软骨生长的作用及应用基础研究	李　宇	四川大学	国家自然科学基金面上项目	31971247	58.00
氧化应激状态下 PPARγ 介导 RANKL/RANK/OPG 调控成骨/破骨对基于 xTDM－aDFCSs 构建生物牙根影响的相关研究	郭维华	四川大学	国家自然科学基金面上项目	31971281	59.00
载 ICG 和钙磷纳米花的可注射自愈合 LysAAm/CSMA 复合水凝胶对骨肉瘤术后光热治疗及骨再生的研究	廖金凤	四川大学	国家自然科学基金面上项目	31972925	57.00
低龄儿童龋发病机制和防治新技术的研究	邹　静	四川大学	四川省国际科技创新合作项目	2019YFH00-25	50.00
EGCG 交联猪小肠黏膜下层引导骨再生的研究	王　航	四川大学	四川省国际科技创新合作项目	2019YFH01-53	20.00
生物材料 PAMAM－QAMs 防治老年人根面龋合作项目	韩　琪	四川大学	四川省国际科技创新合作项目	2019YFH00-24	20.00
口腔鳞癌放疗术后肿瘤转移的潜在因素及机制研究	罗晶晶	四川大学	四川省国际科技创新合作项目	2019YFH00-82	20.00
牙髓组织再生新材料及新技术研究	叶　玲	四川大学	四川省重点研发项目	2019YFS00-35	100.00
关于颅神经嵴细胞和区域外胚层上皮在腭初始发育中优势地位的探讨及异源重组尝试重启腭发育的研究	石　冰	四川大学	四川省重点研发项目	2019YFS03-54	20.00
舌癌淋巴道转移靶向分子 Angiopoietin－like4 的关键信号通路研究	张　壮	四川大学	四川省重点研发项目	2019YFS03-62	20.00
基于牙种植区软硬组织一体化修复的 MOFs/多巴胺改性复合支架的构建及生物活性研究	陈俊宇	四川大学	四川省重点研发项目	2019YFS01-42	20.00
研究药物抑制 DDR2 的活性在颞下颌关节骨关节炎中的治疗作用和机制	刘晨璐	四川大学	四川省重点研发项目	2019YFS03-57	20.00
脂联素通过 Wnt/Hippo 信号通路交互通讯在颞下颌关节骨关节炎中的作用及调控机制研究	张晓辉	四川大学	四川省重点研发项目	2019YFS03-60	20.00
基于间充质干细胞外泌体的骨质疏松治疗策略研究	廖　立	四川大学	四川省重点研发项目	2019YFS03-11	20.00

续表

项目名称	项目负责人	单位	基金或资助项目	批准号或编号	资助金额（万元）
以线粒体动力学相关蛋白 Drp1 为靶点增强糖尿病种植体骨结合的机制及应用研究	甘雪琦	四川大学	四川省重点研发项目	2019YFS03-56	20.00
肿瘤相关巨噬细胞对 Smad4 缺失型口腔鳞癌的影响及其下游效应机制研究	吴芳龙	四川大学	四川省重点研发项目	2019YFS03-61	20.00
G 蛋白信号调节蛋白 10 在根尖周炎疾病中作用机制的研究	郝　亮	四川大学	四川省重点研发项目	2019YFS03-59	20.00
生物活性多功能塞治剂的合成以及基础研究	肖诗梦	四川大学	四川省重点研发项目	2019YFG02-60	20.00
一种多用防针刺伤器械的设计及应用	李灏来	四川大学	四川省重点研发项目	2019YFS01-18	20.00
Beta - catenin/ Cadherins, EphBs 在平衡颅面神经嵴细胞的粘附和迁徙机制的研究	刘人恺	四川大学	四川省重点研发项目	2019YFS03-55	20.00
JAK - STAT 信号通路对骨缝牵张中机械生物信号转导的调控机制研究	陈建伟	四川大学	四川省重点研发项目	2019YFS03-58	20.00
异种脂肪外泌体促进宿主来源干细胞迁移及脂向分化的研究	于　湄	四川大学	四川省重点研发项目	2019YFS03-12	20.00
口腔疾病研究国家重点实验室	周学东	四川大学	四川省科技创新基地项目	2019JDS01-16	20.00
基于一种新型纳米递药体系的靶向导入系统在口腔癌治疗中的应用	李龙江	四川大学	四川省应用基础研究重大前沿项目	2019YJ0724	20.00
钛铜合金 3D 打印口腔种植材料的梯度仿生结构设计及临床前应用探究	宫　苹	四川大学	四川省应用基础研究重大前沿项目	2019YJ0075	10.00
负载金属 - 有机骨架 Bio - MOF 药物缓释系统的个性化 Onlay 人工骨块的应用基础研究	王　剑	四川大学	四川省应用基础研究重点项目	2019YJ0147	10.00
肺癌微环境调控免疫抑制细胞 MDSCs 中 A20 高表达的机制研究	邵　彬	四川大学	四川省应用基础研究项目重点	2019YJ0041	20.00
根管内粪肠球菌生物膜感染与控制的生物力学研究	高　原	四川大学	四川省应用基础研究面上项目	2019YJ0074	10.00
具备智能释药性免疫调控型骨修复植入体的研发及生物学响应	谢　璐	四川大学	应用基础研究面上项目	2019YJ0141	20.00
下颌前突患者基因多态性与颌骨发育异常的相关性研究	祝颂松	四川大学	四川省应用基础研究重点项目	2019YJ0103	20.00
体内组织工程引导骨组织再生的研究	欧国敏	四川大学	四川省应用基础研究重点项目	2019YJ0143	10.00
PPR 信号轴在牙萌出中的作用机制研究	樊　怡	四川大学	四川省应用基础研究面上项目	2019YJ0054	10.00

续表

项目名称	项目负责人	单位	基金或资助项目	批准号或编号	资助金额（万元）
ZBP1在间充质干细胞成骨分化中的调控作用及机制研究	赵雪峰	四川大学	四川省应用基础研究面上项目	2019YJ0138	10.00
AFF1/AFF4差异调控人骨髓间充质干细胞成骨分化的研究	周陈晨	四川大学	四川省应用基础研究面上项目	2019YJ0101	10.00
新型高盐－氢氧化铝复合佐剂诱导DC中I型干扰素的表达及其机制研究	罗　敏	四川大学	四川省应用基础研究面上项目	2019YJ0063	10.00
利用AAV技术实现针对miRNA的颞下颌关节骨关节炎基因治疗的研究	方　婕	四川大学	四川省应用基础研究面上项目	2019YJ0060	10.00
以转录因子Osterix为核心的牙根发育机制研究	王　骏	四川大学	四川省应用基础研究面上项目	2019YJ0097	10.00
个性化构建BMP－9/ADSCs－PVA复合支架修复牙槽骨缺损的研究	杨　扬	四川大学	四川省应用基础研究面上项目	2019YJ0031	10.00
离散分布应力调控种植体骨整合生物力学微环境的机制研究	尹　星	四川大学	四川省科技创新创业苗子工程	2019JDRC0-099	10.00
EZH2抑制剂GSK126在牙釉质发育缺陷疾病治疗中的应用潜能研究	万　冕	四川大学	四川省科技创新创业苗子工程	2019JDRC0-096	10.00
人间充质干细胞的规模化制备共性技术及产品研发	田卫东	四川大学	四川省重点技术领域重点研发项目	19ZDYF281-4	200.00
一种RANKL小分子抑制剂(AS2676293)在骨纤维结构不良治疗中的价值研究	赵雪峰	四川大学	中国科学技术协会青年人才托举工程	2019QNRC0-01	45.00
冻伤及颌面创伤综合诊疗救治培训体系的建立与应用示范	彭　歆	北京大学	国家重点研发计划	2019YFF03-02405	325.00
中国人口腔功能性基础数据研究	徐明明	北京大学	国家重点研发计划	2018FY101-004	165.00
中国人口腔发育性基础数据研究	郑树国	北京大学	国家重点研发计划	2018FY101-005	140.00
基于功能运动虚拟建模的口腔颌面部修复重建系统的研发	郭传瑸	北京大学	国家重点研发计划	2017YFE01-24500	97.00
基于人工智能的口腔可摘局部义齿设计决策支持系统研究	周永胜	北京大学	教育部“天诚汇智”创新促教基金	2018A03001	50.00
牙周稳态重塑新材料的作用机制研究	邓旭亮	北京大学	国家自然科学基金重大项目	81991505	350.00
颅颌面部骨组织来源新型间充质干细胞的发现及其干性维持和成骨向分化的机制研究	周永胜	北京大学	国家自然科学基金重点项目	81930026	297.00
口腔生物材料	卫　彦	北京大学	国家自然科学基金优秀青年科学基金	81922019	120.00
BMP介导的骨免疫调控改善骨质疏松条件下口腔种植体骨结合力的可行性及机制研究	郭玉兴	北京大学	国家自然科学基金青年科学基金	81900979	20.00

续表

项目名称	项目负责人	单位	基金或资助项目	批准号或编号	资助金额（万元）
Rbp4基因敲除协同维生素A缺乏在小鼠唇腭裂发生中的作用与机制研究	张杰铌	北京大学	国家自然科学基金青年科学基金	81900984	21.00
DLX3调控牙槽骨骨改建机制的研究	李　芳	北京大学	国家自然科学基金青年科学基金	81900985	21.00
新型大气压冷等离子体处理对脱矿牙本质交联化及再矿化的机制研究	朱晓鸣	北京大学	国家自然科学基金青年科学基金	81901033	21.00
仿生电场促钙离子内流并沿电场方向聚集影响半桥粒形成进而介导牙龈上皮－种植体结合	褚　祎	北京大学	国家自然科学基金青年科学基金	81901037	19.00
载碱性成纤维细胞生长因子的矿化基质细胞微球引导牙周组织再生的研究	付　玉	北京大学	国家自然科学基金青年科学基金	81901053	21.00
非生理性pH激活的内源性潜伏TGFβ1介导骨髓间充质干细胞归巢并促进骨再生的研究	牛宇霆	北京大学	国家自然科学基金青年科学基金	81901054	21.00
miR－375－KLF5－BIRC5通路在口腔潜在恶性病变癌变中的作用及机制研究	史　闻	北京大学	国家自然科学基金青年科学基金	81902766	21.00
生物活性支架材料通过DNA去甲基化调控牙周膜干细胞骨组织再生的分子机制研究	余婷婷	北京大学	国家自然科学基金青年科学基金	51903003	26.00
上皮源外泌体通过miR199a－3p/Axin2/Dlx3信号通路调控间充质细胞极化在牙发育及再生中的作用及机制研究	蒋　楠	北京大学	国家自然科学基金面上项目	81970901	55.00
上皮Wnt10a通过Gsk3β和Hedgehog信号通路调控牙根分叉形成的机制	韩　冬	北京大学	国家自然科学基金面上项目	81970902	57.00
氟芬那酸促进间充质干细胞成骨分化的机制研究及其在防治口腔颌面骨丢失中的应用	刘云松	北京大学	国家自然科学基金面上项目	81970908	55.00
间充质干细胞来源凋亡小体提高间充质干细胞增殖及成骨能力修复颅骨缺损的机制研究	柳大为	北京大学	国家自然科学基金面上项目	81970909	55.00
组蛋白H4R3甲基转移酶PRMT3通过靶向作用mir3648调控间充质干细胞成骨分化的表观遗传机制研究	张　萍	北京大学	国家自然科学基金面上项目	81970911	55.00
TDO综合征致病基因DLX3突变通过H19/FGF2/Oct4轴增强骨髓间充质干细胞干性和自我更新能力的分子机制	王衣祥	北京大学	国家自然科学基金面上项目	81970920	55.00
Tet介导DNA去甲基化促进牙周组织缺损修复及其分子机制研究	杨瑞莉	北京大学	国家自然科学基金面上项目	81970940	55.00
MSCs源性外泌体调控干燥综合征Th17/Treg细胞免疫失衡作用及机制研究	华　红	北京大学	国家自然科学基金面上项目	81970952	55.00

续表

项目名称	项目负责人	单位	基金或资助项目	批准号或编号	资助金额(万元)
白介素－13 诱导的细胞衰老在 IgG4 相关性唾液腺炎中的作用及机制研究	俞光岩	北京大学	国家自然科学基金面上项目	81974151	55.00
神经元—胶质细胞交互作用参与口颌面部慢性疼痛下行调制	曹　烨	北京大学	国家自然科学基金面上项目	81970955	55.00
三维“双时相”载体转载双靶点 RNA 纳米花调控巨噬细胞极化修复牙槽骨缺损的研究	谷　岩	北京大学	国家自然科学基金面上项目	81970979	55.00
CD10 阳性肿瘤干细胞在头颈癌“干”性维持中的作用机制探索	郭传瑸	北京大学	国家自然科学基金面上项目	81972540	55.00
生物玻璃网络结构设计构筑及动态光耦合促骨修复研究	王宇光	北京大学	国家自然科学基金面上项目	51972003	60.00
新型仿生牙釉质复合陶瓷材料的设计与优化	韩　冰	北京大学	国家自然科学基金面上项目	51972005	60.00
有机微纳米超浸润镍钛形状记忆合金多功能表面改性的研究	聂　琼	北京大学	国家自然科学基金面上项目	51973003	61.00
三维仿生电活性 P(VDF－TrFE)/Ba-TiO_3 纳米复合材料调控牙髓干细胞功能分化促进全牙髓再生研究	皇文进	北京大学	国家自然科学基金面上项目	51973004	58.00
胶原－磁纳米颗粒有序拓扑结构诱导牙源性干细胞定向分化在肌腱损伤再生修复中的应用	刘　燕	北京大学	北京市自然科学基金海淀联合基金	L182005	30.00
巨噬细胞外泌体来源的 miR－155 对骨缺损再生修复的作用及机制研究	周永胜	北京大学	北京市自然科学基金海淀联合基金	L182006	30.00
多模态信息融合的错殆畸形分类及正畸疗效智能评价的研究	许天民	北京大学	北京市自然科学基金面上项目	7192227	20.00
基于脂肪干细胞外泌体的骨质疏松治疗的疗效与机制研究	吕珑薇	北京大学	北京市自然科学基金面上项目	7192228	20.00
EZH2 参与调节机械力引起的表观遗传动态变化进而影响人牙周膜干细胞的分化	李　倩	北京大学	北京市自然科学基金面上项目	7192229	20.00
低能量激光在双膦酸盐颌骨坏死的软组织愈合中的作用及机制	何临海	北京大学	北京市自然科学基金面上项目	7192230	20.00
下行疼痛调制参与咬合干扰相关颌面部疼痛不同转归及机制研究	曹　烨	北京大学	北京市自然科学基金面上项目	7192231	20.00
Notch 通路抑制剂干预特殊亚型高级别涎腺腺样囊性癌进展的作用及机制研究	周传香	北京大学	北京市自然科学基金面上项目	7192232	20.00
3D 打印氧化锆牙种植体微观结构调控对其疲劳特性影响的机制研究	张　磊	北京大学	北京市自然科学基金面上项目	7192233	20.00
领军人才－孙玉春－201910	孙玉春	北京大学	首都科技领军人才培养工程	Z19110000-6119022	100.00

续表

项目名称	项目负责人	单位	基金或资助项目	批准号或编号	资助金额（万元）
科技新星 – 刘中宁 – 201961	刘中宁	北京大学	北京市科技新星	Z19110000-1119096	50.00
可吸收纤维修复膜产品的动物实验研究及产业化	何　颖	北京大学	北京市科技计划	Z19110000-2019002	20.00
牙周稳态在维持全身健康中的作用及机制研究	段胜仲	上海交通大学	国家自然科学基金重大项目子课题	81991503	350.00
颞下颌关节病的力学生物学机制与个性化修复材料调控软骨再生的研究	房　兵	上海交通大学	国家自然科学基金重点项目	11932012	305.00
新型“力学仿生”牙种植材料 TiNbTaZr/Zn 的制备及抗菌、成骨性能改性的探索研究	傅远飞	上海交通大学	国家自然科学基金面上项目	31971246	58.00
可注射 MBG 增强型 DNA 自修复水凝胶用于腔隙型颌骨缺损修复研究	曾德良	上海交通大学	国家自然科学基金面上项目	31971273	57.00
外周神经通过 Sema3A/Nrp1/WNT 通路增强移植骨间充质干细胞活力的机制研究	王　磊	上海交通大学	国家自然科学基金面上项目	81970907	55.00
牙龈卟啉单胞菌脂多糖激活 STAT3 信号通路调节小胶质细胞 – 神经元互作在牙周炎所致认知障碍中的作用初探	周　薇	上海交通大学	国家自然科学基金面上项目	81971299	55.00
以活性为导向的硫肽类抗生素的衍生及其在口腔细菌感染性疾病中的应用研究	陶　疆	上海交通大学	国家自然科学基金面上项目	81974495	55.00
EGFR 信号介导的 TRAF6 与 XIAP 蛋白相互作用在调控口腔癌失巢凋亡抵抗过程中的作用及机制研究	徐　骎	上海交通大学	国家自然科学基金面上项目	81972526	55.00
m6A 修饰及其特异性读码蛋白调控口腔鳞癌相关 pri – miR – 95 成熟的机制研究	张建军	上海交通大学	国家自然科学基金面上项目	81972573	55.00
lncRNARC3H2 – hsa – miR – 101 – 3p 轴调控口腔鳞癌进展关键驱动蛋白 EZH2 的机制研究	曹　巍	上海交通大学	国家自然科学基金面上项目	81972589	55.00
去泛素化酶 Usp13 在 TLR9 介导唾液腺上皮细胞异常抗原递呈中的作用及机制研究	郑凌艳	上海交通大学	国家自然科学基金面上项目	81970951	55.00
核壳梯度粘弹性 PEGS/MBG 双相支架引导髁突缺损原位一体化修复再生的基础应用研究	沈国芳	上海交通大学	国家自然科学基金面上项目	81970973	55.00
ErbB2 和重组 GDF15 在 GDF15 指导口腔鳞癌个体化治疗中的机制研究	钟来平	上海交通大学	国家自然科学基金面上项目	81972525	54.00
框架核酸介导的激活型近红外 II 区荧光诊疗系统及其在脑肿瘤中的应用研究	唐子圣	上海交通大学	国家自然科学基金重点项目	21934007	35.00

续表

项目名称	项目负责人	单位	基金或资助项目	批准号或编号	资助金额（万元）
基于基因工程改造的可打印生物活性类丝弹性蛋白促进血管化骨再生的作用及其机制研究	周名亮	上海交通大学	国家自然科学基金青年科学基金	31900971	25.00
生物医用 Ag－石墨烯增强钛基复合材料界面的强化机制研究	佘　欢	上海交通大学	国家自然科学基金青年科学基金	51901131	25.00
外泌体 miR－503 在 I 型胶原免疫调控巨噬细胞极化促进牙周膜干细胞成骨分化中的作用及机制研究	戴美璐	上海交通大学	国家自然科学基金青年科学基金	31900947	24.00
平滑肌细胞 NCoR1 在主动脉瘤发生中的作用及机制研究	杜琳娟	上海交通大学	国家自然科学基金青年科学基金	31900810	24.00
超声热疗系统通过 circRNA_0000853/miR－217/DKK1 抑制口腔鳞状细胞癌转移的机制研究	鞠侯雨	上海交通大学	国家自然科学基金青年科学基金	81902748	21.00
IGSF10 调控骨质疏松骨缺损修复的作用及机制研究	文　晋	上海交通大学	国家自然科学基金青年科学基金	81900970	21.00
circSTAT2/miR－26a/NF－κB 轴介导的骨免疫调控在负载纳米白硅钙石脱细胞骨膜促进骨再生中的作用及机制	章　臻	上海交通大学	国家自然科学基金青年科学基金	81900968	21.00
干扰素 α 通过 LncRNA－MX1－215 促进 PD－L1 表达调控头颈鳞癌免疫抑制的机制研究	马海龙	上海交通大学	国家自然科学基金青年科学基金	81902747	21.00
利用同源异型头颈鳞癌小鼠模型研究肿瘤特异性 CD8＋T 细胞的分子特征和功能调控	许　可	上海交通大学	国家自然科学基金青年科学基金	81902749	21.00
细胞自噬介导的间充质干细胞辐照损伤在放射性颌骨坏死发病机制中的作用研究	刘忠龙	上海交通大学	国家自然科学基金青年科学基金	81900969	21.00
伴放线聚集杆菌通过释放 eATP 激活嘌呤能信号通路在调节牙周微环境炎性反应中的机理研究	丁琴凤	上海交通大学	国家自然科学基金青年科学基金	81901002	21.00
核受体辅助抑制因子 NCoR1 在心肌肥厚发生中的作用和机制研究	周陆军	上海交通大学	国家自然科学基金青年科学基金	81900227	21.00
变异链球菌 small RNAs 连接 LuxS 密度感应与生物膜形成的机制研究	毛梦莹	上海交通大学	国家自然科学基金青年科学基金	81900988	21.00
FTO 介导的 m6A 去甲基化在婴幼儿血管瘤发生发展中的作用与机制研究	刘　超	上海交通大学	国家自然科学基金青年科学基金	81901021	21.00
机械力诱导的牙周膜干细胞外泌体通过 miR－21 促进正畸牙根吸收的机制研究	郑小雯	上海交通大学	国家自然科学基金青年科学基金	81901029	21.00
MAL 调控的巨噬细胞极化促进口腔鳞癌发展的机制研究	李　岩	上海交通大学	国家自然科学基金青年科学基金	81902808	20.50

续表

项目名称	项目负责人	单位	基金或资助项目	批准号或编号	资助金额（万元）
钛铌合金生物力型下颌骨支架梯度结构的构建及表面成骨活性的优化	韩　婧	上海交通大学	国家自然科学基金青年科学基金	81901049	20.00
基于“炎症微环境调节”的镁－卷曲石墨烯促进骨再生及机制探讨	郑志伟	上海交通大学	国家自然科学基金青年科学基金	81901050	20.00
口腔鳞癌细胞释放外泌体 THBS1 活化肿瘤相关巨噬细胞经 IL6/STAT3 通路提高自身干性的研究	肖　孟	上海交通大学	国家自然科学基金青年科学基金	81902746	20.00
骨肿瘤靶向纳米粒子抑制“恶性循环”治疗恶性骨肿瘤	王佗桐	上海交通大学	国家自然科学基金青年科学基金	81901867	20.00
PEO/LDH 复合涂层镁基植入体通过巨噬细胞调节骨修复的作用及 TR-PM7/PI3K 通路的机制研究	王　洁	上海交通大学	国家自然科学基金青年科学基金	81901048	19.00
基于光学追踪系统的增强现实辅助颌面骨畸形导航系统的临床前研究	李　彪	上海交通大学	国家自然科学基金青年科学基金	81901066	19.00
骨肿瘤靶向纳米系统用于骨肿瘤光热－自噬抑制联合治疗	王佗桐	上海交通大学	中国博士后科学基金面上项目	2019M 651533	8.00
基于 3D 打印的共生型电刺激系统在颌骨修复中的应用研究	俞　彬	上海交通大学	中国博士后科学基金面上项目	2019M 661566	8.00
氧化锆和二硅酸锂玻璃陶瓷冠修复体颜色的影响因素分析及临床效果的对比研究	王　洁	上海交通大学	中华口腔医学会青年临床科研基金	CSA－P2019－03	5.00
全瓷嵌体修复后牙 MO/DO 洞型的临床研究	汪　嘉	上海交通大学	中华口腔医学会青年临床科研基金	CSA－P2019－07	5.00
牙种植体周围骨缺损标准化策略的多中心临床研究	赖红昌	上海交通大学	上海市科学技术委员会科技创新行动计划	194119 50100	250.00
外泌体 miR－146a 在掺锶硅酸钙介导骨髓基质细胞－内皮细胞信息交流中作用及机理研究	夏伦果	上海交通大学	上海市科学技术委员会启明星人才计划	19QA140 5200	40.00
基于微纳结构和功能元素设计和制备生物活性骨修复陶瓷	林开利	上海交通大学	上海市科学技术委员会优秀学科带头人培养计划	19XD143－4500	40.00
外源性 GDF15 抑制口腔鳞癌进展的分子机制研究	钟来平	上海交通大学	上海市科学技术委员会青年优秀学术带头人计划	19XD142－2300	40.00
智能型颅颌面骨畸形整复机器人关键技术研究	沈国芳	上海交通大学	上海市科学技术委员会生物医药领域重点类项目	1944190－6000	25.00
基于国产研发高分子材料的无托槽隐形矫治器开发与研制	夏伦果	上海交通大学	上海市科学技术委员会生物医药领域科技支撑项目	1944190－6200	25.00

续表

项目名称	项目负责人	单位	基金或资助项目	批准号或编号	资助金额（万元）
数字化咬合板诊疗系统的构建及其临床应用评价	孙　健	上海交通大学	上海市科学技术委员会项目	1941196 - 2100	20.00
3D 打印与自组装相结合构建多级微纳仿生骨修复支架	林　丹	上海交通大学	上海市科学技术委员会项目	19YF142 - 5500	20.00
伴放线放线菌通过分泌 ATP 激活嘌呤能信号通路调节牙周炎症微环境的研究	丁琴凤	上海交通大学	上海市科学技术委员会项目	19YF142 - 5800	20.00
银镁改性钛种植体功能表面的构建及其作用机制的研究	张晓梦	上海交通大学	上海市科学技术委员会项目	19YF142 - 5900	20.00
新型生物活性蛋白 IGSF10 促骨再生的研究	文　晋	上海交通大学	上海市科学技术委员会项目	19YF142 - 6000	20.00
机械力诱导牙周膜干细胞外泌体 Mir - 148a 调控正畸牙根吸收的机制研究	郑小雯	上海交通大学	上海市科学技术委员会项目	19YF142 - 6400	20.00
肉毒素应用对骨性 II 类错颌畸形合并 ICR 患者正颌术后颌骨稳定性的基础和临床研究	王敏娇	上海交通大学	上海市科学技术委员会项目	19YF142 - 6500	20.00
骨肿瘤靶向肽修饰的类黑色素纳米系统用于骨肿瘤光热 - 化疗协同治疗	王仡桐	上海交通大学	上海市科学技术委员会项目	19YF142 - 7300	20.00
周细胞耦合骨 - 血管新生及其应答机械应力的研究	唐国华	上海交通大学	上海市科学技术委员会上海自然基金	19ZR142 - 9600	20.00
Circ - stat2 调控人下颌骨骨膜干细胞成骨向分化的机制	章　臻	上海交通大学	上海市科学技术委员会项目	19YF142 - 6100	20.00
MiR - 22/Redd1 介导的线粒体氧化应激及细胞自噬在骨髓间充质干细胞辐照损伤中的作用研究	刘忠龙	上海交通大学	上海市科学技术委员会项目	19YF142 - 6200	20.00
镁离子缓释卷曲石墨烯精准调控巨噬细胞极化促进颅骨缺损再生的机制研究	郑志伟	上海交通大学	上海市科学技术委员会项目	19YF142 - 6300	20.00
M1 型肿瘤相关巨噬细胞激活 IL6/STAT3 信号通路促进口腔鳞癌细胞干性的研究	肖　孟	上海交通大学	上海市科学技术委员会项目	19YF142 - 6800	20.00
m6A 甲基化在干扰素 α 诱导头颈鳞癌 PD - L1 表达中的作用及机制研究	马海龙	上海交通大学	上海市科学技术委员会项目	19YF142 - 7000	20.00
转录因子 SMAD3 介导 circGNG7 调控口腔鳞状细胞癌的转移及其机制研究	鞠侯雨	上海交通大学	上海市科学技术委员会项目	19YF142 - 7100	20.00
叶酸石墨烯量子点光动力靶向灭活口腔癌细胞的作用和机制研究	贺　捷	上海交通大学	上海市科学技术委员会上海自然基金	19ZR142 - 9900	20.00
PFN2 调控线粒体 DNA 突变抑制 HPV 感染相关性口腔黏膜上皮癌变的机制研究	马春跃	上海交通大学	上海市科学技术委员会上海自然基金	19ZR143 - 0000	20.00
Micro - CT 成骨/成血管同步检测三维重建及定量分析技术研究	徐袁瑾	上海交通大学	上海市科学技术委员会科学仪器专项	1914220 - 2200	10.00
低龄儿童龋早期预警——干预“网络”模式的建立及推广应用	陈　曦	上海交通大学	上海市科研课题适宜技术专项	2019SY027	30.00

续表

项目名称	项目负责人	单位	基金或资助项目	批准号或编号	资助金额（万元）
个性化基台 - 冠一体式种植临时修复体的研制和临床应用研究	胥　春	上海交通大学	上海市科研课题面上项目	201940009	10.00
低龄儿童龋中口腔微生物及其氨基酸代谢的交互作用研究：前瞻性队列研究	陆海霞	上海交通大学	上海市科研课题面上项目	201940041	10.00
全身麻醉下龋病治疗对 3 ~ 6 岁儿童生长发育影响的队列研究	赖光云	上海交通大学	上海市科研课题青年项目	20194Y0049	5.00
早期肠内营养支持对口腔癌患者术后放化疗期间营养状态及生活质量的影响	蒋　雯	上海交通大学	上海市科研课题青年项目	20194Y0298	5.00
Gli1 + 间充质干细胞诱导 H 型血管新生在牙颌缺损修复再生中的作用机理研究	金　岩	空军军医大学	国家自然科学基金重点项目	81930025	297.00
CD90 + 软骨前体细胞对颞下颌关节退变软骨的治疗作用及其 PTHrP 细胞核定位信号调节机理	王美青	空军军医大学	国家自然科学金国际（地区）合作与交流项目	81920108013	248.00
力生长因子调控牙周膜干细胞 Src - YAP/TAZ 通路促牙周膜再生修复的分子机制研究	张　旻	空军军医大学	国家自然科学基金面上项目	31971248	58.00
Alpl - ATP 轴调控骨髓间充质干细胞外泌体形成及分泌在骨衰老中的作用研究	刘文佳	空军军医大学	国家自然科学基金面上项目	81970915	55.00
2 型糖尿病患者口腔微生物宏基因组学及高患龋机制研究	田　宇	空军军医大学	国家自然科学基金面上项目	81970929	55.00
长链非编码 RNA RPS24P16 通过 Smad/HDAC 信号途径参与 TGF - β1 调控人牙髓干细胞定向分化的分子机制研究	何文喜	空军军医大学	国家自然科学基金面上项目	81970932	55.00
巨噬细胞极化调控牙周膜干细胞 P2X7 受体影响成牙骨质分化的机制研究	陈发明	空军军医大学	国家自然科学基金面上项目	81970947	55.00
TNFα - necroptosis - DAMPs - TNFα 恶性环路在 OA 髁突软骨退变中的作用机制研究	于世宾	空军军医大学	国家自然科学基金面上项目	81970953	55.00
大鼠创伤性颞下颌关节强直实验动物模型的构建及发生机制研究	胡开进	空军军医大学	国家自然科学基金面上项目	81970954	55.00
长链非编码 RNA 在牵张力作用下影响炎症来源 PDLSCs 成骨分化的机制研究	金作林	空军军医大学	国家自然科学基金面上项目	81970960	55.00
促基底膜蛋白吸附/抗菌涂层调控钛种植体表面上皮封闭的机理研究	马楚凡	空军军医大学	国家自然科学基金面上项目	81970971	55.00
针对牙周炎症环境的种植体表面炎症响应性“抗炎 - 促成骨”双重功效的 MSNs - miRNA 纳米载药缓释涂层的构建、功效及其作用机制的研究	李　岩	空军军医大学	国家自然科学基金面上项目	81970977	55.00
口腔种植机器人系统中力感知力觉控制关键技术研究	白石柱	空军军医大学	国家自然科学基金面上项目	81970987	55.00

续表

项目名称	项目负责人	单位	基金或资助项目	批准号或编号	资助金额（万元）
低氧环境对脂肪间充质干细胞线粒体自噬的调控及脂肪移植效果影响的机制研究	李云鹏	空军军医大学	国家自然科学基金面上项目	81970988	55.00
发育期重复七氟醚暴露致远期认知障碍——HIPK2/β－catenin 通路介导的海马兴奋性突触发育异常机制	张　惠	空军军医大学	国家自然科学基金面上项目	81971076	59.00
外泌体 LncRNA：口腔鳞癌新辅助放疗敏感性标志物筛选及作用机制研究	魏建华	空军军医大学	国家自然科学基金面上项目	81973114	55.00
SLC4A9 参与釉质发育不全发生的机制研究	段小红	空军军医大学	国家自然科学基金面上项目	81974145	60.00
SHED 聚合体外泌体转运 miR－26a 介导相关级联通路诱导血管形成参与全牙髓再生的作用机制研究	郭　皓	空军军医大学	国家自然科学基金青年科学基金	81900957	21.00
基于磨损行为时间特性的二硅酸锂玻璃陶瓷晶体取向调控研究	张珍珍	空军军医大学	国家自然科学基金青年科学基金	81901032	20.00
血小板反应蛋白－2 在压力调控 BMSCs 成软骨向分化及软骨基质合成中的作用机制研究	赵　萤	空军军医大学	国家自然科学基金青年科学基金	81901052	20.00
放射性颌骨骨坏死中巨噬细胞外泌体对肌成纤维细胞的调控作用及机制研究	宗春琳	空军军医大学	国家自然科学基金青年科学基金	81903249	20.00
口腔间充质干细胞经囊泡分泌逆转终末期肝病的防治作用与机制研究	隋秉东	空军军医大学	博士后创新人才支持计划	BX20190380	60.00
3D 打印全瓷修复体的基础与临床研究	于　海	空军军医大学	中华口腔医学会青年项目	CSA－P2019－05	5.00
CAD/CAM 全瓷嵌体修复无髓后牙的基础与临床研究	程小刚	空军军医大学	中华口腔医学会青年项目	CSA－P2019－09	5.00
CAD/CAM 瓷嵌体修复死髓后牙的基础与多中心临床研究	田　宇	空军军医大学	陕西省科技厅科技计划项目	2019ZDLSF01－08	60.00
牙本质涎磷蛋白在牙本质矿化过程中的作用	朱庆林	空军军医大学	陕西省科技厅科技计划项目	2019JZ－33	10.00
miR－22/NLRP3/IFN－γ 信号通路调控牙髓干细胞生物学性能的功能和机制研究	蒋文凯	空军军医大学	陕西省科技厅科技计划项目	2019KJXX－086	10.00
芯鞘结构超细陶瓷纤维的构建及其对口腔复合树脂协同增强增韧效应研究	李石保	空军军医大学	陕西省科技厅科技计划项目	2019SF－018	10.00
电磁脉冲对下颌髁突软骨退行性变转归的生物学效应研究	于世宾	空军军医大学	陕西省科技厅科技计划项目	2019SF－102	7.00
季铵盐化二氧化硅生物玻璃对粪肠球菌生物膜的杀灭作用及其相关机制研究	程小刚	空军军医大学	陕西省科技厅科技计划项目	2019SF－142	7.00

续表

项目名称	项目负责人	单位	基金或资助项目	批准号或编号	资助金额（万元）
抗菌生物活性树脂根管封闭剂的研制及临床可行性评价	黄　鹏	空军军医大学	陕西省科技厅科技计划项目	2019SF-110	7.00
提升放疗区种植修复成功率的新策略	董　岩	空军军医大学	陕西省科技厅科技计划项目	2019SF-073	7.00
新型牙科有机硅季铵盐多功能分子的设计与制备	王迎捷	空军军医大学	陕西省科技厅科技计划项目	2019SF-140	7.00
骨质疏松小鼠双膦酸盐相关颌骨坏死动物模型的建立及其分子机制的初步探索	薛　洋	空军军医大学	陕西省科技厅科技计划项目	2019SF-173	7.00
高强度可吸收性引导骨再生膜的研发——壳聚糖修饰镁膜	宋　文	空军军医大学	陕西省科技厅科技计划项目	2019SF-031	7.00
DSN 抗菌复合涂层促进种植体软组织封闭的应用基础研究	魏洪波	空军军医大学	陕西省科技厅科技计划项目	2019JM-415	3.00
低氧环境下 dnak 基因调控粪肠球菌生物膜形成的分子机制研究	仇　珺	空军军医大学	陕西省科技厅科技计划项目	2019JQ-282	3.00
机械压力调控 microRNA-21 在乳牙根吸收过程中的作用	汪璐璐	空军军医大学	陕西省科技厅科技计划项目	2019JQ-699	3.00
BMP2 通过调控 MFB 表型对放射性颌骨骨坏死的治疗作用研究	宗春琳	空军军医大学	陕西省科技厅科技计划项目	2019JQ-701	3.00
利用低温等离子体促进牙本质反应性粘接剂作用效果的研究	周　唯	空军军医大学	陕西省科技厅科技计划项目	2019JQ-705	3.00
种植体表面透明质酸-Ca^{2+}-Ckip-1 siRNA 纳米复合物修饰靶向促进骨髓间充质干细胞成股分化的研究	宋　文	空军军医大学	陕西省高校科学技术协会青年人才托举计划	20190304	2.00
Integrin-Erk1/2 介导伪足小体形成调控口腔黏膜上皮动态黏附的机制研究	撒国良	武汉大学	国家自然科学基金青年科学基金	81900986	21.00
Osr2 通过细胞粘附分子 Cadm3 调控腭部发育的分子机制研究	傅夏洲	武汉大学	国家自然科学基金青年科学基金	81900987	21.00
IRF8 调控 NK 细胞活化在根尖周炎中的作用	余静静	武汉大学	国家自然科学基金青年科学基金	81901000	20.00
热休克蛋白 HSP90-Notch 信号通路在巨噬细胞诱导的骨形成过程中的作用机制	时缪斯	武汉大学	国家自然科学基金青年科学基金	81901017	20.00
糖基化的 EMMPRIN 通过微囊泡调节 RANKL/OPG 致牙周破坏的机制研究	张　珍	武汉大学	国家自然科学基金青年科学基金	81901018	21.00
基于矿化前驱体-甲基化 EGCG 的牙本质多功能生物屏障的构建及其应用研究	喻　健	武汉大学	国家自然科学基金青年科学基金	81901043	21.00
量子点仿生矿化负载体系在正畸釉质脱矿预防中的作用及机制研究	花　放	武汉大学	国家自然科学基金青年科学基金	81901044	21.00
新型嵌合裂解酶预防和治疗种植体周围炎的抗菌和免疫清除作用及机制	晏　奇	武汉大学	国家自然科学基金青年科学基金	81901045	19.00

续表

项目名称	项目负责人	单位	基金或资助项目	批准号或编号	资助金额（万元）
CXCL12 - CXCR4/CXCR7 信号轴对材料异物反应的免疫调控机制研究	蔡新杰	武汉大学	国家自然科学基金青年科学基金	81901063	20.00
智能磁性/荧光纳米探针高灵敏检测及同步无损分离循环 PD - L1 外泌体	吴　敏	武汉大学	国家自然科学基金青年科学基金	81901887	20.00
磁性/荧光纳米标记技术在细胞外囊泡研究中的应用	陈　刚	武汉大学	国家自然科学基金优秀青年科学基金	81922038	120.00
神经嵴细胞 N - myc 基因敲除小鼠颅颌面表型模拟人类 Pierre Robin 序列征的分子机理研究	何　淼	武汉大学	国家自然科学基金面上项目	81970904	55.00
MSC 外泌体 miRNAs 调控巨噬细胞 M1/M2 极化在骨折愈合过程中的机制研究	李祖兵	武汉大学	国家自然科学基金面上项目	81970912	55.00
PCSK9 作为骨髓炎症微环境和能量代谢枢纽调控 MSCs 定向分化的机制研究	黄　翠	武汉大学	国家自然科学基金面上项目	81970918	52.00
MMP9/MMP14 - Zeb1 信号轴调控破骨细胞能量代谢及骨吸收功能的机制研究	朱玲新	武汉大学	国家自然科学基金面上项目	81970919	55.00
利用全外显子组测序探寻非综合型唇腭裂核心家系的致病基因及其功能研究	边　专	武汉大学	国家自然科学基金面上项目	81970923	56.00
RUNX2 基因的可变剪接及其调控因子 YBX1 在牙髓损伤修复中的作用和机制研究	郭继华	武汉大学	国家自然科学基金面上项目	81970933	55.00
干扰素调节因子 5 调控巨噬细胞焦亡与根尖周骨破坏	彭　彬	武汉大学	国家自然科学基金面上项目	81970935	55.00
黏膜相关恒定 T 细胞介导的免疫炎症反应在口腔扁平苔藓中的作用及机制研究	周　刚	武汉大学	国家自然科学基金面上项目	81970949	55.00
外泌体介导成牙骨质细胞 - 破骨细胞信号转导进而调控正畸牙骨质代谢的研究	贺　红	武汉大学	国家自然科学基金面上项目	81970970	55.00
外泌体 miR - 155 - PPARγ/PGC - 1α 介导的代谢重编程调控口腔鳞癌相关成纤维细胞促血管生成表型的分子机制	尚政军	武汉大学	国家自然科学基金面上项目	81972547	55.00
Mitophagy - mtDNA - NLRP3 介导的非可控性炎症促进口腔黏膜恶性转化的机制研究	黄从发	武汉大学	国家自然科学基金面上项目	81972548	55.00
内皮细胞外泌体 Jagged1 调控头颈部鳞状细胞癌干细胞自我更新的机制研究	张　伟	武汉大学	国家自然科学基金面上项目	81972549	55.00
RNA 结合蛋白 IGF2BP2 反馈阻遏生物钟基因 RORA/let - 7 家族信号在口腔癌中的分子机制研究	张佳莉	武汉大学	国家自然科学基金面上项目	81972552	55.00
免疫检查点分子 LAG - 3 在根尖周炎骨破坏中的负性调控机制	张　露	武汉大学	国家自然科学基金面上项目	81974148	55.00

续表

项目名称	项目负责人	单位	基金或资助项目	批准号或编号	资助金额（万元）
牙周稳态的干细胞重塑机制研究	刘　怡	首都医科大学	国家自然科学基金重大项目	81991504	350.00
炎症及缺氧下移植干细胞的自噬及细胞外囊泡对牙周再生微环境的影响和机制研究	刘　怡	首都医科大学	国家自然科学基金面上项目	81974149	57.00
硝酸盐对头颈部游离组织瓣缺氧损伤的作用及机制	韩正学	首都医科大学	国家自然科学基金面上项目	81974144	55.00
缓释 IL－10 的新型纳米材料对糖尿病骨缺损修复的作用及机制研究	马　攀	首都医科大学	国家自然科学基金面上项目	81974153	55.00
miR615－FBLN1 信号通路对间充质干细胞牙向分化及再生的作用和机制研究	王月君	首都医科大学	国家自然科学基金青年科学基金项目	81900955	21.00
牙周膜干细胞源性外泌体对正畸矫治力所致牙根吸收的修复过程的调控机理研究	李盛楠	首都医科大学	国家自然科学基金青年科学基金	81901028	21.00
二氧化钛纳米管阵列应用于牙科种植体表面改性的生物力学性能分析与优化	李　涛	首都医科大学	国家自然科学基金青年科学基金	81901047	21.00
缓释外泌体的种植体表面改性及其靶向抑制破骨细胞分化增强骨结合的研究	邢鹤琳	首都医科大学	国家自然科学基金青年科学基金	81901027	20.00
唾液及血清外泌体对口腔黏膜白斑恶性变的诊断及口腔癌预后监测的应用	关晓兵	首都医科大学	北京市科学技术委员会项目	Z19110000－6619042	40.00
根管机械预备并发症的发病原因及防治方法研究	侯本祥	首都医科大学	北京市科学技术委员会项目	Z19110000－6619037	40.00
嘧菌酯通过作用线粒体复合物Ⅲ调控 Prx1 介导口腔癌侵袭转移的作用及机制	汤晓飞	首都医科大学	北京市自然科学基金面上项目	7192075	20.00
大麻素及其受体在炎症牙周组织再生中的作用	张凤秋	首都医科大学	北京市自然科学基金面上项目	7192076	20.00
Peroxiredoxin 1－Rab7 相互作用在氧化应激诱导的口腔白斑自噬调控中的作用机制研究	张　敏	首都医科大学	北京市教委科技计划一般项目	KM2019100－25009	15.00
CIKS 介导的 IL17RA 信号通路在糖尿病状态下牙周炎症中的作用及机制研究	罗振华	首都医科大学	北京市教委科技计划一般项目	KM2019100－25008	15.00
季铵盐改性正畸粘接剂抗菌和菌群调节功能的研究	张　宁	首都医科大学	北京市教委科技计划一般项目	KM2020100－25012	15.00
钛种植体表面自组装缓释系统的构建及其增强骨结合的研究	邢鹤琳	首都医科大学	北京市教委科技计划一般项目	KM2020100－25013	15.00
牙釉质脱矿的预防、无托槽隐形矫治用热压膜材料的研发	张　宁	首都医科大学	北京市优秀人才青年拔尖个人	2018000021－223ZK08	50.00
炎症条件下 SFRP1－Wnt/β－catenin－GATA6 对间充质干细胞牙向分化的影响及调控机制研究	王月君	首都医科大学	北京市优秀人才青年骨干项目	－	6.00

续表

项目名称	项目负责人	单位	基金或资助项目	批准号或编号	资助金额（万元）
Hh 通路在血管内皮细胞放射损伤中的保护机制研究	胡　亮	首都医科大学	北京市优秀人才青年骨干项目	–	6.00
雌激素调控妊娠期妇女牙周炎症反应的机制研究	郑嘉宝	首都医科大学	北京市优秀人才青年骨干项目	–	6.00
Id3/E2A 复合体在间充质干细胞介导的牙周炎治疗中的作用及机制研究	胡　磊	首都医科大学	北京市优秀人才青年骨干项目	–	5.00
登峰计划(三期)	杨　凯	首都医科大学	北京市医院管理中心“登峰”计划	DFL2019 – 1501	40.00
Lin – HLA – DR + 树突状细胞在慢性牙周炎中炎症调控作用及潜在临床应用价值研究	罗振华	首都医科大学	北京市医院管理中心“青苗”计划	QML2019 – 1501	5.70
钛表面负载外泌体递药系统增强骨质疏松条件下种植体骨结合能力的研究	邢鹤琳	首都医科大学	北京市医院管理中心“青苗”计划	QML2019 – 1502	5.70
富血小板血浆抑制成釉细胞瘤复发的研究	金赫秀	首都医科大学	北京市医院管理中心“青苗”计划	QML2019 – 1503	5.70
牙槽骨间充质干细胞膜片在牙槽窝位点保存中的作用研究	胡　磊	首都医科大学	北京市医院管理中心“青苗”计划	QML2019 – 1504	5.70
首都儿童口腔综合保健微信公众号	刘　敏	首都医科大学	北京市基层科普行动计划	TS12	35.00
CAD/CAM 全瓷髓腔固位冠抗折性能研究	李米雪子	首都医科大学	中华口腔医学会青年临床科研基金全瓷材料研究项目	CSA – P2019 – 06	5.00
可治疗性结构畸形的临床诊治规范化体系研究	郭　斌	解放军总医院	国家重点研发计划	2018YFC10 – 02205	350.00
人牙龈干细胞外泌体促进颌骨缺损修复及机制研究	时　权	解放军总医院	国家自然科学基金	81901034	21.00
口腔医疗影像智能精准机器人的系统研发	王　懿	解放军总医院	北京市科技新星交叉项目	Z19110000 – 1119010	25.00
海马 CA1 区 5 – HT1A 受体调控偏侧咀嚼小鼠空间记忆的作用机制研究	姜　华	解放军总医院	国家自然科学基金	81970957	52.00
纳米羟基磷灰石增强水凝胶联合干细胞来源外泌体修复骨缺损的效果评价及机制研究	温　宁	解放军总医院	国家自然科学基金	51972339	60.00
新型牙科氧化锆基复合材料的制备和力学性能的研究	邓　斌	解放军总医院	国家自然科学基金	51872331	60.00
功能化水凝胶复合改性脱细胞血管对面神经趋向性再生的作用及机制研究	刘华蔚	解放军总医院	国家自然科学基金青年科学基金	81901023	20.00
重症监护病房获得性衰弱高风险患者综合活动分级护理路径的建立	李　冰	解放军总医院	首都临床诊疗技术研究及示范应用	–	100.00

续表

项目名称	项目负责人	单位	基金或资助项目	批准号或编号	资助金额（万元）
混合现实导航技术在老年口腔种植修复中的应用研究	李鸿波	解放军总医院	军队保健专项	19BJZ18	30.00
应用数字化技术制备组织工程骨修复下颌骨缺损的应用研究	胡　楠	解放军总医院	军队医学科技青年培育计划	20QNPY100	20.00
适用于人员皮肤创伤表面的快速等离子体消毒技术及装置研究	顾　斌	解放军总医院	军队医学科技青年培育计划	20QNPY111	28.00
DLX3 通过 lncRNA－ENSG00000237125.3 调控骨衰老的分子机制研究	赵　娜	复旦大学	国家自然科学基金青年科学基金	81900983	20.00
基于巨噬细胞极化探索嗅结构域抑制剂在牙周炎中的作用研究	卞添颖	复旦大学	国家自然科学基金青年科学基金	81901004	20.00
Sox9－Hif1α 在上气道扩张肌低氧耐受中的作用机制研究	韩欣欣	复旦大学	国家自然科学基金青年科学基金	81901031	20.00
大肠埃希菌 PNPase 调控 cAMP 受体蛋白影响持留菌形成的机制研究	武　楠	复旦大学	国家自然科学基金青年科学基金	81902110	21.00
微创超声骨刀骨皮质切开术加速正畸牙齿移动的随机临床试验研究	刘月华	复旦大学	上海市科学技术委员会西医引导项目	1941196－1900	20.00
Noggin 和牙髓干细胞调控上气道扩张肌损伤修复的研究	韩欣欣	复旦大学	上海市科学技术委员会自然基金面上项目	19ZR144－5400	20.00
PDGFBB 基因治疗联合牙周膜干细胞注射在牙周炎骨再生的作用及机制研究	潘　杰	复旦大学	上海市科学技术委员会自然科学基金面上项目	19ZR144－5500	20.00
建立 TDO 综合征特异性 iPS 细胞模型及评价其牙槽骨位点保存的作用	赵　娜	复旦大学	上海市科学技术委员会扬帆计划项目	19YF144－2500	20.00
雷奈酸锶通过 Wnt/β－catenin /MMP－9 通路调节大鼠软骨－骨再生修复的机制研究	郭晓静	复旦大学	上海市科学技术委员会扬帆计划项目	19YF144－2400	20.00
儿童口呼吸综合诊疗规范的应用与推广	刘月华	复旦大学	上海市卫生健康委员会先进适宜技术推广项目	2019SY041	30.00
全口义齿取模时采用二次功能印模法的先进技术推广	王　珏	复旦大学	上海市卫生健康委员会先进适宜技术推广项目	2019SY042	30.00
无托槽隐形矫治器对替牙期患者骨性扩弓效应初探	李　晅	复旦大学	上海市卫生健康委员会专项面上项目	201940022	10.00
超声骨刀对降低双联抗血小板患者拔牙后出血风险的研究	陆萌萌	复旦大学	上海市卫生健康委员会专项面上项目	201940008	10.00
正畸方法修复下颌第一磨牙缺失间隙的临床研究	毛艳敏	复旦大学	上海市卫生健康委员会专项青年项目	20194Y0380	5.00

续表

项目名称	项目负责人	单位	基金或资助项目	批准号或编号	资助金额（万元）
温敏性人 β 防御素 3 源性多肽水凝胶在牙周炎 中的作用研究	卞添颖	复旦大学	上海市卫生健康委员会专项青年项目	20194Y0227	5.00
牙龈卟啉单胞菌与老年人认知功能相关性的病例对照研究	笪东欣	复旦大学	上海市卫生健康委员会专项青年项目	20194Y0142	5.00
垂直向控制下拔牙矫治对高角突面畸形成年患者上气道的影响	陈　静	复旦大学	上海市卫生健康委员会专项青年项目	20194Y0026	5.00
社区卫生服务机构口腔病防治服务建设规范	王　艳	复旦大学	上海市卫生健康委员会卫生标准预研制项目	2019WB11	5.00
多通道 3D 打印支架 - 骨界面应力应变分布对下颌骨缺损修复的力学调控	李瑞欣	南开大学	国家自然科学基金面上项目	11972198	63.00
负载炎性诱导干细胞源性外泌体的复合支架促进糖尿病牙槽骨再生的作用及机制研究	王艳颖	南开大学	国家自然科学基金青年科学基金	81901062	19.00
口腔鳞状细胞癌早期诊断及纳米光热复合治疗体系的研究	刘　浩	天津市口腔医院	天津市科技重大专项与工程项目	19ZXDBSY - 00070	50.00
缓释炎性诱导干细胞源性外泌体的 3D 打印复合支架促进糖尿病患者牙槽骨再生及机制研究	王艳颖	天津市口腔医院	天津市自然科学基金青年项目	19JCQNJC - 13300	6.00
融合肽 - miRNA 复合体修饰微/纳米分级形貌钛表面促进骨形成及其表观遗传机制研究	隋　磊	天津医科大学	国家自然科学基金	81970958	55.00
相转变溶菌酶(PTL)纳米颗粒应用于根管冲洗的抗菌作用和理化性质研究	阙克华	天津医科大学	天津市自然科学基金	19JCYBJC - 29000	10.00
基于医疗大数据体系构建的口腔疾病与糖尿病关系监测预警研究	张　娟	天津医科大学	天津市教委社会科学重大项目	2019JW ZD53	8.00
槲皮素减轻吸烟导致的牙周炎病变中 JAK - STAT 信号通路的调节作用及机制研究	杨冬茹	河北医科大学	河北省自然科学基金面上项目	H201920 6541	10.00
下颌前移矫治器治疗 OSAHS 对舌下神经核影响机制的探讨	马文盛	河北医科大学	河北省自然科学基金面上项目	H201920 6668	10.00
牙周病与冠状动脉粥样硬化性心脏病关系的机制研究	马　哲	河北医科大学	京津冀医疗卫生协同发展项目	361029	50.00
牙周内窥镜在牙周炎治疗中的应用	杨冬茹	河北医科大学	河北省医学适用技术跟踪项目	G2019060	2.00
先天缺牙易感基因的全外显子测序鉴定	沈文静	河北医科大学	河北省医学适用技术跟踪项目	G2019067	2.00
sRAGE 阻止 RAGE 信号对糖尿病鼠正畸牙移动的影响	刘春艳	河北医科大学	河北省人才工程培养资助项目	A201901036	1.00

续表

项目名称	项目负责人	单位	基金或资助项目	批准号或编号	资助金额（万元）
河北医科大学口腔院正畸团队,河北科技大学增材制造工程团队	马文盛	河北医科大学	河北省政府课题	361029	35.00
糜烂型扁平苔藓癌变防控及治疗的应用研究	刘　莉	河北医科大学	河北省政府课题	361029	15.00
激光治疗对牙周新附着作用机制的实验研究	武明轩	河北医科大学	河北省政府课题	361029	15.00
美学区牙列缺损患者种植修复时角化龈缺损的组织重建研究	栗兴超	河北医科大学	河北省政府课题	361029	13.00
糖基化终产物在牙周炎－糖尿病中作用机制的研究	李淑娟	河北医科大学	河北省政府课题	361029	12.00
先天缺牙致病基因筛查及机制研究	沈文静	河北医科大学	河北省政府课题	361029	10.00
巨噬细胞 M1/M2 型转分化在牙周炎进程中的观察	刘　冰	河北医科大学	河北省政府课题	361029	10.00
老年人咬合重建的基础与临床研究	赵　琛	河北医科大学	河北省财政厅课题	361029	5.00
口腔黏膜非白色念珠菌感染的研究	刘　娜	河北医科大学	河北省财政厅课题	361029	5.00
聚醚醚酮制作全颌种植固定义齿支架的基础与临床应用研究	陈志宇	河北医科大学	河北省财政厅课题	361029	5.00
老年牙周病患者牙周夹板修复治疗效果及口腔健康生活质量的纵向研究	仇亚非	河北医科大学	河北省财政厅课题	361029	5.00
正畸治疗预防老年牙周病失牙的基础与临床研究	刘春艳	河北医科大学	河北省财政厅课题	361029	3.00
Er:YAG 和 Nd:YAG 激光照射氟斑牙后对二矽酸锂基铸瓷贴面粘接强度及边缘微渗漏的对比研究	齐　霞	河北医科大学	河北省卫生健康委员会医学科学研究课题	20190096	0.50
含上唇软组织腭裂上颌骨有限元模型的生物力学分析	黄　威	河北医科大学	河北省卫生健康委员会医学科学研究课题	20190097	0.50
年轻恒牙冠折后不同修复方式的抗折性能研究	张　钊	河北医科大学	河北省卫生健康委员会医学科学研究课题	20190098	0.50
Constic（自酸蚀自粘接流动树脂）在乳牙及年轻恒牙龋微创治疗及窝沟封闭中的应用	于丽贤	河北医科大学	河北省卫生健康委员会医学科学研究课题	20190099	0.50
槲皮素对牙周炎大鼠牙周组织的保护和治疗作用	杨冬茹	河北医科大学	河北省卫生健康委员会医学科学研究课题	20190100	0.50

续表

项目名称	项目负责人	单位	基金或资助项目	批准号或编号	资助金额(万元)
甘氨酸喷砂对牙周炎患者龈下微生物水平影响的研究	刘　冰	河北医科大学	河北省卫生健康委员会医学科学研究课题	20190101	0. 50
华西新旋转推进法改善一期唇裂鼻畸形的效果评价	刘晓琳	河北医科大学	河北省卫生健康委员会医学科学研究课题	20191067	0. 50
海藻酸钠水凝胶和 CGF 凝胶应用于拔牙术后的临床效果观察	冯　莹	河北医科大学	河北省卫生健康委员会医学科学研究课题	20191068	0. 50
腭裂术后患者语音主观判听与辅助检查的一致性分析	郝福良	河北医科大学	河北省卫生健康委员会医学科学研究课题	20191069	0. 50
湿粘接窝沟封闭剂在儿童龋病防治中的应用研究	吕炳建	河北医科大学	河北省卫生健康委员会医学科学研究课题	20191070	0. 50
渗透树脂与氟化二胺银、氟化钠比较对牙本质耐脱矿能力的影响	袁　硕	河北医科大学	河北省卫生健康委员会医学科学研究课题	20191071	0. 50
上气道不同阻塞部位对儿童颅颌面软硬组织的影响	赵军伟	河北医科大学	河北省卫生健康委员会医学科学研究课题	20191072	0. 50
iRoot BP 与 MTA 修复乳磨牙髓室底穿孔的体外研究	赵增波	河北医科大学	河北省卫生健康委员会医学科学研究课题	20191073	0. 50
骨性 III 类错殆前方牵引矫治后上气道变化的三维研究	胡骁颖	河北医科大学	河北省卫生健康委员会医学科学研究课题	20191074	0. 50
个性化心理干预对不同类型的口腔正畸患者心理行为及疗效的影响	吴建瓴	河北医科大学	河北省卫生健康委员会医学科学研究课题	20191075	0. 50
成纤维细胞生长因子 18 用于牙龈向成骨细胞分化的研究	李荷香	河北医科大学	河北省卫生健康委员会医学科学研究课题	20191076	0. 50
钙离子浓度对牙周膜干细胞成骨向分化影响的研究	李颖辉	河北医科大学	河北省卫生健康委员会医学科学研究课题	20191077	0. 50
四手操作在甘氨酸喷砂中的应用	黄香河	河北医科大学	河北省卫生健康委员会医学科学研究课题	20191078	0. 50

续表

项目名称	项目负责人	单位	基金或资助项目	批准号或编号	资助金额（万元）
光活化消毒在感染相关性口腔黏膜病治疗中的应用	刘　庆	河北医科大学	河北省卫生健康委员会医学科学研究课题	20191079	0.50
STA 无痛麻醉仪在心脑血管患者牙拔除术中的应用	刘　潇	河北医科大学	河北省卫生健康委员会医学科学研究课题	20191080	0.50
语音图谱在功能性语音障碍研究中的应用	冯晓伟	河北医科大学	河北省卫生健康委医学科学研究课题	20191081	0.50
阻生智齿的预防性拔除与颞下颌关节紊乱病的相关性研究	张晓燕	河北医科大学	河北省卫生健康委员会医学科学研究课题	20191082	0.50
数字化排牙在正畸案例中的应用	马文盛	河北医科大学	河北省教育厅项目	KCJSZ2019039	2.00
双膦酸盐通过调控 Run－x2 通路对糖尿病性骨质疏松患者种植体骨结合影响机制	董　伟	华北理工大学	河北省卫生健康委员会项目	20180745	1.00
口腔疾病防治与新材料山西省重点实验室	赵　彬	山西医科大学	山西省平台基地专项	201905D12－1002	100.00
MiR－122－5p 调控口腔角质细胞 VDR 表达在口腔扁平苔藓疾病中的作用	葛学军	山西医科大学	山西省应用基础研究计划项目	201901D11－1202	5.00
基于智能手机应用程序的儿童口腔健康管理研究	田志强	山西医科大学	山西省软科学研究计划项目	201906D01－1114	1.00
基于信息－动机－行为技巧模型对成人食物嵌塞的健康教育策略的研究	田志强	山西医科大学	陕西省哲学社会科学课题	JKWH2019－Q25	0.80
基于多维数字化口腔腭皱同一认定系统设计及可操作平台的建立	李　冰	山西医科大学	山西省资助回国留学人员科研项目	2019055	7.00
口腔医学硕士专业学位研究生综合能力培养相关体系的构建	李　冰	山西医科大学	山西省教育厅项目	－	2.00
基于多体动力学模型的颌位变化对颞下颌关节髁突生物力学影响及其机制研究	李　冰	山西医科大学	山西省留学人员科技活动项目择优资助重点项目	201906	12.00
口腔医学专业“双轨＋双业”人才培养模式的构建	武秀萍	山西医科大学	山西省教育厅高等学校教学改革创新项目	J2019081	2.00
Ihh－PTHrP 信号轴在咬合升高致颞下颌关节骨关节病中的作用机制研究	武秀萍	山西医科大学	山西省教育厅项目	2019336	0.50
“微种植体－直丝弓双槽沟舌侧托槽”正畸矫治系统的分析及应用	武秀萍	山西医科大学	山西省高等学校优秀成果培育项目	2019KJ024	10.00

续表

项目名称	项目负责人	单位	基金或资助项目	批准号或编号	资助金额（万元）
建立口腔医学专业学位硕士研究生培养质量的评价监控体系	马艳宁	山西医科大学	学位与研究生教育研究课题	C－YX2019－0201－12	0.50
牙周炎作为早产和低出生体重危险因素的前瞻性研究	高晋华	山西医科大学	山西省重点研发计划(社会发展领域)	201903D32－1118	15.00
基于人工智能再造食物嵌塞区牙齿形态数字化导板系统开发及应用示范	武　峰	山西医科大学	山西省重点研发计划(社会发展领域)	201903D32－1120	20.00
TiO_2 纳米管/PLGA/PEI 缓释胰岛素人工种植牙的研发及应用	王　兴	山西医科大学	山西省重点研发计划(社会发展领域)	201903D32－1148	10.00
细胞外囊泡交叉干预影响颌骨和四肢骨骨髓间充质干细胞成骨分化的机制研究	王　兴	山西医科大学	山西省高等学校科技创新项目	2019L0438	2.00
纯钛表面原位形成纳米羟基磷灰石涂层对成骨细胞行为的影响	姚　蔚	山西医科大学	山西省高等学校科技创新项目	2019L0443	2.00
纯钛表面原位形成纳米羟基磷灰石涂层对成骨细胞行为的影响	李　然	山西医科大学	山西省高等学校科技创新项目	2019L0426	2.00
新型纳米探针 GO－AF750－BBN 对口腔癌的诊断	刘君瑜	山西医科大学	山西省高等学校科技创新项目	2019L0432	2.00
3M 流动树脂与 vivadent 窝沟封闭剂进行窝沟封闭的对比研究	吕海驰	山西医科大学	山西省高等学校科技创新项目	2019L0433	2.00
对伴有糖尿病的牙周炎动物模型进行有创口腔干预的预警指标研究	任秀云	山西医科大学	山西省卫生健康委员会科研课题	2019104	3.00
MiR－122－5p 在口腔扁平苔藓疾病中的表达情况及作用	葛学军	山西医科大学	山西省卫生健康委员会科研课题	2019106	3.00
两种牙体预备方法对穿髓型楔状缺损双根前磨牙的三维有限元分析	田国兵	山西医科大学	山西省卫生健康委员会科研课题	2019105	3.00
不同咬合特征与颞下颌关节紊乱病的相关研究	任　娟	山西医科大学	山西省卫生健康委员会科研课题	2019107	3.00
不同部位微种植体有效压低上前牙改善露龈笑的临床效果对比	马艳宁	山西医科大学	山西省卫生健康委员会科研课题	2019109	3.00
不同矫治加力方法治疗后龈下菌群变化的研究	林益强	山西医科大学	山西省卫生健康委员会科研课题	2019108	3.00
基于人类头部结构一体化与模块化特点的 MRI－only 三维头影测量研究	姜喜玲	赤峰学院	国家自然科学基金项目	81960208	35.00
基于人类头部结构一体化与模块化特点的 MRI 三维头影测量研究	姜喜玲	赤峰学院	内蒙古自治区自然科学基金	2019MS08－046	10.00
ACVR1 缺失致牙根牙本质发育缺陷的分子机制研究	孙宏晨	中国医科大学	国家自然科学基金重点合作项目	81920108－012	248.00
牙龈卟啉单胞菌作用下巨噬细胞外泌体 circRNA MAP3K5 抑制成骨前体细胞分化的机制研究	林　莉	中国医科大学	国家自然科学基金面上项目	81970942	55.00

续表

项目名称	项目负责人	单位	基金或资助项目	批准号或编号	资助金额（万元）
线粒体分裂/融合失衡在牙龈卟啉单胞菌致内皮功能障碍中的作用及其机制研究	张冬梅	中国医科大学	国家自然科学基金面上项目	81970943	55.00
MBNL1/NEAT1/miR－22－3p(miR－152－3p)/NFYA 反馈环路调节梯度纳米金属纯钛促进 hAMSCs 成骨分化的机制研究	王　蔚	中国医科大学	国家自然科学基金面上项目	81970980	52.00
RNA 结合蛋白 UPF1 沉默 CEBPA－AS1 提高口腔鳞癌化疗敏感性和微环境免疫活性的分子机制及应用研究	郭　艳	中国医科大学	国家自然科学基金面上项目	81972535	55.00
脱落乳牙干细胞外泌体通过 miR－27b－3p 阻断神经元焦亡的机制研究	朱　姝	中国医科大学	国家自然科学基金青年科学基金	81900963	21.00
NRP1 裂解片段调控 DDR2 稳定性促进牙髓干细胞成牙本质向分化的研究	于雅琼	中国医科大学	国家自然科学基金青年科学基金	81900991	21.00
NOD2 模式识别受体在牙髓卟啉单胞菌外膜囊泡介导骨破坏中的作用机制	郭佳杰	中国医科大学	国家自然科学基金青年科学基金	81900992	21.00
CTA－384D8.35/ZNF600 通路对丁酸诱导牙龈上皮细胞衰老的调控机制研究	刘俊超	中国医科大学	国家自然科学基金青年科学基金	81901005	21.00
间充质干细胞膜修饰载药纳米微粒靶向杀伤口腔鳞癌机制研究	周大博	中国医科大学	国家自然科学基金青年科学基金	81902769	19.00
口腔鳞癌中 HVEM/BTLA 信号靶向抑制肿瘤特异性 CD8＋T 细胞的作用及意义	刘　赛	中国医科大学	国家自然科学基金青年科学基金	81902772	20.00
组蛋白脱甲基化酶 Jmjd3 对破骨细胞生成的表观	杨　谛	中国医科大学	辽宁省自然科学基金面上项目	2019－MS－375	5.00
遗传调控作用	姜力铭	中国医科大学	辽宁省自然科学基金面上项目	2019－MS－387	5.00
脂质体/转化生长因子 β1 复合型壳聚糖温敏水凝	王　旭	中国医科大学	辽宁省自然科学基金援疆援藏专项	2019－MS－01	5.00
胶促进牙周膜再生的实验研究	刘法昱	中国医科大学	辽宁省自然科学基金指导计划	2019－ZD－0751	5.00
塔城地区不同民族龋病患病率调查及相关因素分析的研究	李　琛	中国医科大学	辽宁省自然科学基金指导计划	2019－ZD－0760	5.00
let－7b 在人头颈鳞癌发生发展中作用的研究	郭　艳	中国医科大学	辽宁省自然科学基金指导计划	2019－ZD－0787	5.00
唾液酸酶在牙龈卟啉单胞菌逃避巨噬细胞免疫清除过程中的作用机制研究	颜光启	中国医科大学	辽宁省自然科学基金指导计划	2019－ZD－0793	5.00
长链非编码 RNA CEBPA－AS1 促进口腔鳞癌产生化疗耐药和免疫逃逸的分子机制及应用研究	林　莉	中国医科大学	辽宁省自然科学基金指导计划	2019－ZD－0773	5.00
负载生长因子的壳聚糖凝胶复合材料在促进骨缺损修复中的应用研究	周　青	中国医科大学	辽宁省自然科学基金指导计划	2019－ZD－0775	5.00

续表

项目名称	项目负责人	单位	基金或资助项目	批准号或编号	资助金额（万元）
PRF 辅助牙周加速成骨手术临床疗效研究	朱禹赫	中国医科大学	辽宁省自然科学基金指导计划	2019 – ZD – 0749	5.00
HIF – 1 信号通路调控生长期髁突软骨损伤后软骨下骨改建	刘　奕	中国医科大学	辽宁省重点研发指导计划	2019JH8/10300015	30.00
新型种植体材料梯度纳米金属纯钛促进 MG63 细胞增殖与粘附的相关研究	陈　旭	中国医科大学	辽宁省教育厅项目	ZF2019031	3.00
牙周膜干细胞外泌体复合水凝胶促进骨缺损修复的研究	战德松	中国医科大学	辽宁省教育厅项目	ZF2019032	3.00
胎盘间充质干细胞条件培养基用于外伤脱出牙储存液的应用研究	侯志明	中国医科大学	辽宁省教育厅项目	ZF2019028	3.00
TiCu/TiCuN 纳米复合膜涂层的抗菌及生物相容性研究	阎秀林	中国医科大学	辽宁省教育厅项目	ZF2019029	3.00
口腔正畸智能美学头影测量分析软件的开发与转化	赵震锦	中国医科大学	辽宁省教育厅项目	ZF2019030	3.00
3D 数字化软硬组织重叠模型辅助下的埋伏牙精准牵引	林　莉	中国医科大学	辽宁省教育厅项目	JC2019024	4.00
成人阻塞性睡眠呼吸暂停低通气综合征患者口腔矫治器精准治疗	刘法昱	中国医科大学	辽宁省教育厅项目	JC2019025	4.00
牙龈卟啉单胞菌感染后巨噬细胞外泌体调控破骨前体细胞分化的机制研究	李　琛	中国医科大学	辽宁省教育厅项目	QN2019020	3.00
circRNA – 102411/let – 7b – 5p 海绵复合体通过靶向调控 CCR7 信号网络影响人头颈鳞癌淋巴结转移的研究	郭　艳	中国医科大学	辽宁省教育厅项目	QN2019021	3.00
构建肌腱特异性 Cre 工具小鼠研究咬肌 – 肌腱 – 下颌相互作用调控下颌形态发育的分子机制	肖　晶	大连医科大学	国家自然科学基金	81970922	52.00
Fam20B 在软骨发育中的作用机制	丛　蔚	大连医科大学	辽宁省自然科学基金	2019 – MS – 080	5.00
口腔鳞状细胞癌类器官微流控模型的构建及临床应用	孔　晶	大连医科大学	辽宁省博士科研启动基金	2019 – BS – 066	3.00
MSX1 参与 Notch1 信号通路调控正畸牙移动骨改建作用机制研究	卢　云	大连医科大学	辽宁省自然科学基金指导计划	2019 – ZD – 0627	5.00
C/EBPβ 通过上调 lncRNA DDIT4 – AS1 促进口腔鳞癌化疗耐药的分子机制	李晓杰	大连医科大学	辽宁省自然科学基金指导计划	2019 – ZD – 0649	5.00
间充质干细胞传递外泌体相关 microRNAs 的筛选、鉴定及其在 HP 感染相关胃癌的作用机制研究	杨　柳	大连医科大学	辽宁省自然科学基金指导计划	2019 – ZD – 0909	5.00
M2 型巨噬细胞介导牙体牙髓炎症诱发的神经免疫机制研究	金海威	大连医科大学	辽宁省自然科学基金指导计划	2019 – ZD – 0923	5.00

续表

项目名称	项目负责人	单位	基金或资助项目	批准号或编号	资助金额（万元）
lincRNA-ROR 调控氧化应激信号通路在根尖周炎骨修复中的作用机制	牛卫东	大连医科大学	辽宁省教育厅科学研究经费项目	LZ2019038	3.00
CeRNA 在牙龈卟啉单胞菌对巨噬细胞 DNA 氧化损伤/修复系统平衡机制影响中的作用	杨　雪	大连医科大学	辽宁省教育厅科学研究经费项目	LZ2019066	3.00
桃叶珊瑚苷对骨质疏松状态下正畸牙移动过程中成骨和破骨细胞调控及作用靶点的研究	胡　敏	吉林大学	国家自然科学基金面上项目	81870795	57.00
抗坏血酸碳点通过 p38 信号通路促进骨髓间充质干细胞黏附作用的机理	孙宏晨	吉林大学	国家自然科学基金面上项目基金	81870741	57.00
Eph-ephrin 信号通路与 MAPK 信号通路在正畸牙移动压力侧牙周改建的交流	张　祎	吉林大学	国家自然科学基金青年科学基金	81801005	21.00
X 线头影测量转换技术的正畸临床应用和计算机软件开发	侯建华	吉林大学	吉林省科学技术厅项目	201903031-56SF	10.00
三维有限元分析方法在根管治疗后牙齿缺损 CAD/CAM 微创修复中的应用	刘玉艳	吉林大学	吉林省科学技术厅项目	201903031-61SF	10.00
龋易感性和活跃性监测及龋病个性化防治体系的研发及临床应用	孟秀萍	吉林大学	吉林省科学技术厅项目	201903031-84SF	10.00
可视化技术在重度牙周炎诊疗中的应用研究	王　雷	吉林大学	吉林省科技厅项目	201903031-83SF	10.00
慢性牙周炎诱发大鼠非酒精性脂肪性肝病(NAFLD)及其免疫机制的初步研究	于维先	吉林大学	吉林省科技厅项目	201902010-58JC	10.00
脂氧素 A4 在实验性鼠根尖周炎 NF-kBp65 信号通路中的作用研究	姜　秋	吉林大学	吉林省科技厅项目	201902010-82JC	10.00
创伤治疗用载有瘦素及血管内皮生长因子的多药载药缓释微球水凝胶的研制	刘志辉	吉林大学	吉林省科技厅项目	201903040-32YY	50.00
3D 打印多孔 PEEK-HA 复合材料的制备及性能研究	韩　冰	吉林大学	吉林省科技厅项目	201907010-35GH	15.00
利用氮掺杂技术制备抗菌材料三维多孔石墨烯颗粒	钱　明	吉林大学	吉林省科技厅项目	201907010-17GH	20.00
载联合化疗药物的纳米纤维-凝胶膜制备及其对口腔癌细胞作用研究	张泽兵	吉林大学	吉林省科技厅项目	201907010-71GH	10.00
可注射温敏型水凝胶缓释他克莫司经非钙依赖磷酸酶途径促牙周组织再生研究	徐晓薇	吉林大学	吉林省科技厅项目	201901030-88JH	7.00
口腔材料器械产学研平台研究	刘　敏	吉林大学	吉林省科技厅项目	201906010-80FG	5.00
氮掺杂三维多孔石墨烯抗菌填料的制备和表征及其在医用材料领域的抗菌性研究	钱　明	吉林大学	吉林省发改委项目	2019C049-1	10.00

续表

项目名称	项目负责人	单位	基金或资助项目	批准号或编号	资助金额（万元）
纳米羟基磷灰石微球载地塞米松缓释系统的构建及其活髓保存作用的实验研究	李　毅	吉林大学	吉林省发改委项目	2019C050 - 1	10.00
负载纳米金粒子 TiO_2 纳米管的光催化性能的开发与应用	徐文洲	吉林大学	吉林省发改委项目	2019C050 - 2	10.00
氨基活化的碳纤维增强聚醚醚酮种植体的力学及生物学性能研究	赵静辉	吉林大学	吉林省发改委项目	2019C051 - 2	10.00
多肽改性的邻苯二酚壳聚糖制备	姜　秋	吉林大学	吉林省发改委项目	2019C051 - 4	10.00
葫芦素 B 增强口腔鳞癌对顺铂化学敏感性的应用	刘炜炜	吉林大学	吉林省发改委项目	2019C051 - 5	10.00
负载活性肽可注射复合凝胶的制备及体内外促成骨研究	蔡　青	吉林大学	吉林省发改委项目	2019C051 - 8	10.00
3D 打印多孔 HA/PEEK - AgNPs 复合材料的制备及性能研究	张赢心	吉林大学	吉林省发改委项目	2019C051 - 11	10.00
应力调控成牙骨质细胞 Rorβ 的作用和机制研究	包幸福	吉林大学	吉林省教育厅	JJKH2019 0008KJ	5.00
纤维桩和根管内表面的不同处理方法对纤维桩粘结强度影响的研究	刘　红	吉林大学	吉林省教育厅项目	JJKH2019 0089KJ	2.50
姜黄素促进下牙槽神经修复及新骨形成的研究	赵静辉	吉林大学	吉林省教育厅项目	JJKH2019 0096KJ	2.50
过表达白介素 18 调控舌鳞状细胞癌 EMT 作用的初步探讨	刘炜炜	吉林大学	吉林省教育厅项目	JJKH2019 0097KJ	2.50
EphrinB2 - EphB4 信号轴在压力调控牙骨质形成中的作用研究	侯建华	吉林大学	吉林省教育厅项目	JJKH2019 0098KJ	2.50
适用于基层开展的热压成型系列诊疗技术的研究 — 以通榆县第一医院口腔科为例	钱　明	吉林大学	吉林省教育厅项目	JJKH2019 0192KJ	2.50
EPO 通过 p38MAPK 信号通路调控人根尖牙乳头干细胞分化的研究	刘　霞	吉林大学	吉林省教育厅项目	JJKH2019 0093KJ	2.50
可注射温敏型水凝胶调控 M2 型巨噬细胞极化促牙周再生研究	徐晓薇	吉林大学	吉林省教育厅项目	JJKH2019 0106KJ	2.50
负载活性肽可注射复合凝胶的制备及体外研究	蔡　青	吉林大学	吉林省教育厅项目	JJKH2019 0202KJ	2.50
聚丁二酸丁二醇脂纳米纤维体内降解的动物实验研究	孙淑芬	吉林大学	吉林省教育厅项目	JJKH2019 - 0092KJ	2.50
钛骨表面的短肽链修饰及其对成骨相关活性影响的体外研究	段蒙娜	吉林大学	吉林省教育厅项目	JJKH20190 - 104KJ	2.50
微创上颌窦底提升术缩短治疗周期的临床应用研究	周延民	吉林大学	吉林省卫生健康委员会项目	2018J074	3.00
改良脱钙液在硬组织脱钙中的应用	乔春燕	吉林大学	吉林省卫生健康委员会项目	2018J073	3.00

续表

项目名称	项目负责人	单位	基金或资助项目	批准号或编号	资助金额(万元)
复合胶原蛋白凝胶促进牙周围骨修复研究	公柏娟	吉林大学	吉林省卫生健康委员会项目	2018J068	3.00
氨基活化的聚醚醚酮种植体的力学及生物学性能研究	赵静辉	吉林大学	吉林省卫生健康委员会项目	2018J072	3.00
口腔住院医师规范培训全程痕迹化管理模式建立与完善	钱　明	吉林大学	吉林省卫生健康委员会项目	2018G011	1.00
sTLR9 + 中性粒细胞对成骨细胞和破骨细胞调节作用及机制研究	孟秀萍	吉林大学	吉林省卫生健康委员会项目	2018Q017	2.00
过表达 IL - 18 诱导舌鳞癌 EMT 作用机制的初步探讨	刘炜炜	吉林大学	吉林省卫生健康委员会项目	2018Q016	2.00
新型抗菌性室温固化 PMMA 材料对凋亡蛋白表达的影响	孙世群	吉林大学	吉林省卫生健康委员会项目	2018Q027	2.00
氧化锆粘接剂的筛选及应用推广	朱　松	吉林大学	吉林省卫生健康委员会项目	2018S023	2.00
MTA 根尖屏障术的临床应用	刘　霞	吉林大学	吉林省卫生健康委员会项目	2018S024	2.00
颞下颌关节囊内紊乱诊断及治疗技术推广	李明贺	吉林大学	吉林省卫生健康委员会项目	2018S027	2.00
基于 CBCT 三维影像学的数字化排牙软件的开发	张　祎	吉林大学	吉林省卫生健康委员会项目	2018 - 33 - 35	10.00
牙周软组织增量技术在种植治疗中的临床应用	张　莉	吉林大学	吉林省卫生健康委员会项目	2019FP018	2.00
线粒体损伤在慢性牙周炎诱发非酒精性脂肪性肝病(NAFLD)中的作用研究	于维先	吉林大学	吉林省财政厅项目	JCSZ2019 - 378 - 1	20.00
PEEK 植入材料表面 Ag/CaP 涂层的构建及抗菌、促成骨作用的研究	刘　红	吉林大学	吉林省财政厅项目	JCSZ2019 - 378 - 2	20.00
PGN_0299 蛋白对牙龈卟啉单胞菌毒力作用的研究	孟维艳	吉林大学口腔医院	吉林省财政厅项目	JCSZ2019 - 378 - 3	20.00
近红外光激发的二氧化钛纳米粒子对牙周致病菌的影响	王　林	吉林大学	吉林省财政厅项目	JCSZ2019 - 378 - 4	10.00
ODN 影响 miRNAs 调控人脂肪源性干细胞成骨分化的研究	王　敏	吉林大学	吉林省财政厅项目	JCSZ2019 - 378 - 5	10.00
仿生异质水凝胶次第缓释小分子化合物促骨再生研究	史　册	吉林大学	吉林省财政厅项目	JCSZ2019 - 378 - 6	10.00
基于精准骨增量的数字化钛网的研制及基础研究	付　丽	吉林大学	吉林省财政厅项目	JCSZ2019 - 378 - 7	10.00
IL - 18 对舌鳞癌细胞焦亡影响的研究	刘炜炜	吉林大学	吉林省财政厅项目	JCSZ2019 - 378 - 8	10.00
EPO 调控人根尖牙乳头干细胞分化的分子机制研究	刘　霞	吉林大学	吉林省财政厅项目	JCSZ2019 - 378 - 9	10.00

续表

项目名称	项目负责人	单位	基金或资助项目	批准号或编号	资助金额（万元）
TLR4 – FN 信号在 Dspp 基因缺陷诱导颞下颌关节损伤中的作用研究	刘麒麟	吉林大学	吉林省财政厅项目	JCSZ2019 – 378 – 10	10.00
弱激光照射对实验性牙移动疼痛相关因子影响的实验研究	孙秀梅	吉林大学	吉林省财政厅项目	JCSZ2019 – 378 – 11	10.00
PH 及 GSH 双相应的靶向多功能纳米粒子治疗口腔癌的研究	孙　宾	吉林大学	吉林省财政厅项目	JCSZ2019 – 378 – 12	10.00
GRIM – 19 在 IFN – β/RA 引发的细胞凋亡中作用机制的研究	李明贺	吉林大学	吉林省财政厅项目	JCSZ2019 – 378 – 13	10.00
姜黄素对过氧化物酶 6 的调控在口腔鳞状细胞癌增殖中的作用	李　波	吉林大学	吉林省财政厅项目	JCSZ2019 – 378 – 14	10.00
脂肪干细胞在颞下颌关节骨关节炎修复再生中的机理及分子调控机制的研究	吴国民	吉林大学	吉林省财政厅项目	JCSZ2019 – 378 – 15	10.00
负载 Au 粒子二氧化钛纳米管对炎症反应影响的实验研究	阿　兰	吉林大学	吉林省财政厅项目	JCSZ2019 – 378 – 16	10.00
Guanabenz 通过调控 sTLR9 + 中性粒细胞 TLR9 移行定位发挥抑制牙周炎作用的研究	孟秀萍	吉林大学	吉林省财政厅项目	JCSZ2019 – 378 – 17	10.00
EphrinB2/EphB4 信号介导的 PTH 调控正畸牙周组织改建的作用机制研究	侯建华	吉林大学	吉林省财政厅项目	JCSZ2019 – 378 – 18	10.00
熊果酸调控牙骨质重塑的作用机制及基础研究	姜　欢	吉林大学	吉林省财政厅项目	JCSZ2019 – 378 – 19	10.00
金(Au) – 聚吡咯(PPY) 纳米线阵列多层复合屏障膜的合成及生物活性研究	钱　明	吉林大学	吉林省财政厅项目	JCSZ2019 – 378 – 20	10.00
功能化磷灰石支架缓释 BMP – 2 促管状牙本质形成研究	倪世磊	吉林大学	吉林省财政厅项目	JCSZ2019 – 378 – 21	10.00
miR – 488 调控 p38 MAPK 信号通路在牙髓干细胞分化中作用的研究	韩光红	吉林大学	吉林省财政厅项目	JCSZ2019 – 378 – 22	10.00
不同胶原膜机械性能分析及降解产物促成骨作用的对比研究	储顺礼	吉林大学	吉林省财政厅项目	JCSZ2019 – 378 – 23	10.00
酶活性含氧纳米金刚石对口腔致病菌感染治疗的研究	方　蛟	吉林大学	吉林省财政厅项目	JCSZ2019 – 378 – 24	5.00
Sema6A – plexin A2 通路调控破骨细胞分化的机制及在正畸牙移动中的作用研究	庄金良	吉林大学	吉林省财政厅项目	JCSZ2019 – 378 – 25	5.00
危机管理 4R 理论视角下口腔专科护理风险评估预警体系的构建研究	刘东玲	吉林大学	吉林省财政厅项目	JCSZ2019 – 378 – 26	5.00
基于二氢卟吩 e6 的多功能纳米粒子治疗种植体周围炎的基础研究	孙晓琳	吉林大学	吉林省财政厅项目	JCSZ2019 – 378 – 27	5.00
仿生多肽诱导釉质再生及其机制研究	李道伟	吉林大学	吉林省财政厅项目	JCSZ2019 – 378 – 28	5.00

续表

项目名称	项目负责人	单位	基金或资助项目	批准号或编号	资助金额（万元）
激活素 A 及其受体在牙周组织中的表达及其作用研究	姜玲玲	吉林大学	吉林省财政厅项目	JCSZ2019 - 378 - 29	5.00
Aspirin 碳点通过调控巨噬细胞极化抑制牙周炎症的研究	徐晓薇	吉林大学	吉林省财政厅项目	JCSZ2019 - 378 - 30	5.00
3D 打印仿生支架材料复合 BMSCs 用于骨组织缺损修复的研究	程　梁	吉林大学	吉林省财政厅项目	JCSZ2019 - 378 - 31	5.00
姜黄素对下牙槽神经损伤修复及拔牙窝愈合影响的研究	赵静辉	吉林大学口腔医院	吉林省中医药管理局	2019036	1.00
整合素 α6β1 促进维持人牙髓干细胞干性和微环境的研究	牛玉梅	哈尔滨医科大学	国家自然科学基金	81970924	55.00
GWAS 候选 SNP 位点交互作用与非综合征性唇腭裂发生的相关性研究	宋　涛	哈尔滨医科大学	黑龙江省自然科学基金	LH2019 - H080	10.00
三维重建及 3D 打印技术在口腔种植手术中的应用研究	刘　鑫	哈尔滨医科大学	黑龙江省拓盟科技有限公司	ZY18C01	30.00
光动力疗法治疗牙周炎相关机制研究	苏　鑫	哈尔滨医科大学	黑龙江省自然科学基金		10.00
在大脑皮层反应水平研究牙种植体的骨感知机制	陶建祥	同济大学	国家自然科学基金面上项目	81970962	55.00
FGF23 基因对颅骨发育的调控作用及相关机制	陈凤山	同济大学	国家自然科学基金面上项目	81970921	52.00
Gli1 + 间充质祖细胞在牙种植体周骨改建中的作用和机制研究	厉超元	同济大学	国家自然科学基金青年科学基金	81901035	21.00
炎症状态下分泌型磷脂酶 A2（sPLA2）调控牙龈上皮角化的机制研究	周　敏	同济大学	国家自然科学基金青年科学基金	81901013	21.00
老年性骨质疏松动物模型构建及骨骼内分泌功能研究	李　家	同济大学	上海市科学技术委员会实验动物研究项目	1914090 - 4800	30.00
LncRNA H19 在雌激素调控骨细胞衰老中的作用和分子机制探究	吴珺华	同济大学	上海市科学技术委员会上海自然科学基金	19ZR146 - 2000	20.00
全口义齿修复颌位关系全数字化平台的建立	吴珺华	同济大学	上海市科学技术委员会科技创新项目	1941196 - 2200	20.00
成骨诱导活性仿生骨基质材料的构建及其对大鼠颅骨缺损的再生修复	吴珺华	同济大学	上海市卫生健康委员会面上项目	201940304	10.00
微骨穿刺辅助加速正畸牙移动的随机对照临床研究	康非吾	同济大学	上海市卫生健康委员会面上项目	201940203	10.00
Dnmt3b 对下颌髁突纤维软骨干细胞多向分化的调节作用及其对软骨形成的影响	周　玥	同济大学	上海市卫生健康委员会青年项目	20194Y0438	5.00
基于正颌手术患者报告的临床结局评价量表的研制和初步评价	陈袁伟	同济大学	上海市卫生健康委员会青年项目	20194Y0291	5.00

续表

项目名称	项目负责人	单位	基金或资助项目	批准号或编号	资助金额（万元）
牙周致病菌肠道异位定植对高脂血症状态下骨免疫微环境和骨重建的影响及其机制研究	闫福华	南京市口腔医院	国家自然科学基金面上项目	81970939	57.00
面向牙周组织重构的三维精确导向同轴电纺纳米纤维膜材料的研究	吴文蕾	南京市口腔医院	国家自然科学基金面上项目	51972167	60.00
OXTR + DUSP4 - 肿瘤相关成纤维细胞在口腔鳞癌浸润中的作用机制研究	丁　亮	南京市口腔医院	国家自然科学基金青年科学基金	81902754	21.00
SPARC 激活 CAF 重塑代谢微环境促进口腔鳞癌复发的机制研究	井　玥	南京市口腔医院	国家自然科学基金青年科学基金	81902759	21.00
组氨酸修饰丝蛋白凝胶缓释锶离子诱导 DPSCs 分泌 Nell - 1 促进牙体组织再生的作用及其机制研究	江　飞	南京医科大学	国家自然科学基金	81900960	21.00
颌骨骨髓间充质干细胞通过外泌体 miR - 206 调控颌面部发育的机制研究	郭舒瑜	南京医科大学	国家自然科学基金	81900961	21.00
CircRNA - SNX13 通过 hsa - let - 7b/COL1A1 影响根尖牙乳头干细胞生物学特性的机制研究	汪延秋	南京医科大学	国家自然科学基金	81900962	21.00
包载姜黄素的炎症响应性纳米粒子抑制种植体周围炎骨吸收的实验研究	路萌萌	南京医科大学	国家自然科学基金	81901056	21.00
orexin 在阻塞性睡眠呼吸暂停综合征发生发展过程中作用的机制研究	王　威	南京医科大学	国家自然科学基金	81901067	19.00
SIRT6 通过 CD47 - SIRPα 轴调控巨噬细胞吞噬在颌骨骨重塑中的作用及机制研究	江宏兵	南京医科大学	国家自然科学基金	81970910	55.00
磷酸酯单体 10 - MDP - 钙盐的形成增强牙本质粘接混合层稳定性的机制研究	陈　晨	南京医科大学	国家自然科学基金	81970927	55.00
基于 TLR4/TLR5 - NF - kB 通路探讨大肠埃希菌及趋化因子在口腔扁平苔藓发生发展中的机制研究	范　媛	南京医科大学	国家自然科学基金	81970941	55.00
自噬激活在白念珠菌生物膜形成及耐药中的作用及其 TOR1 信号通路调控机制	魏　昕	南京医科大学	国家自然科学基金	81970945	55.00
骨靶向硼替佐米调控 Prx1 颅骨骼干细胞 Sirt1 表达促进骨缝牵张成骨的机制研究	王　华	南京医科大学	国家自然科学基金	81970961	52.00
非综合征型单纯腭裂发病相关低频/罕见遗传变异的鉴定和生物学机制研究	潘永初	南京医科大学	国家自然科学基金	81970969	55.00
肿瘤微环境中 ATP/ADO - A2aR 信号轴调控巨噬细胞极化促口腔黏膜鳞癌侵袭转移机制	刘来奎	南京医科大学	国家自然科学基金	81972536	54.00

续表

项目名称	项目负责人	单位	基金或资助项目	批准号或编号	资助金额（万元）
抗菌性钛种植体表面载锌微纳米结构的优化构建及其应用基础研究	邱 憬	南京医科大学	江苏省重点研发计划	BE2019728	50.00
激活 α7 烟碱乙酰胆碱受体调控牙髓炎 NLRP3 活化的机制研究	张光东	南京医科大学	江苏省自然科学基金	BK20191347	10.00
磷酸酯单体 10 – MDP 对牙本质 – 树脂粘接耐久性的提高及相关机制	陈 晨	南京医科大学	江苏省自然科学基金	BK20191348	10.00
骨靶向蛋白酶体抑制剂调控颅骨骼干细胞促进骨缝牵张成骨的机制研究	王 华	南京医科大学	江苏省自然科学基金	BK20191346	10.00
炎症响应性仿生纳米控释系统的构建及其对种植体周围炎的作用研究	路萌萌	南京医科大学	江苏省自然科学基金	BK20190649	20.00
LncRNA HOTAIRM1 调控骨髓间充质干细胞软骨分化及其在颞下颌骨关节病中的作用研究	周薇娜	南京医科大学	江苏省自然科学基金	BK20190648	20.00
外泌体 miR – 206 – 3p 介导颌骨间充质干细胞对话破骨细胞的分子机制探究	郭舒瑜	南京医科大学	江苏省自然科学基金	BK20190647	20.00
胶原纤维内快速仿生矿化体系的构建及机理研究	傅柏平	浙江大学	国家自然科学基金面上项目	81970982	55.00
炎性刺激下 SIRT3 介导的乙酰化修饰与线粒体稳态改变在颞下颌关节紊乱发展中的作用机制研究	吴梦婕	浙江大学	国家自然科学基金面上项目	81970956	55.00
基于定向光控细胞片技术的血管化组织工程骨膜的构建及相关机制研究	刘 超	浙江大学	国家自然科学基金面上项目	81900974	21.00
间充质干细胞衍生的白细胞介素 – 6 调控口腔鳞癌侵袭转移的机制研究	刘传霞	浙江大学	国家自然科学基金面上项目	81902755	21.00
LRP5 核转位调控 circRNA_19081/miR – 466k/BMP7 轴在种植体骨结合中的作用及机制研究	姜治伟	浙江大学	国家自然科学基金面上项目	81901051	20.00
Klf6 促进成牙本质细胞分化的作用及机制研究	陈 卓	浙江大学	浙江省自然科学基金探索项目	LY19H140004	9.00
低 O_2 介导的 BMMSCs 复合 MeGC 凝胶修复种植体周骨缺损及其血管化/成骨化相关分子机制的研究	周 益	浙江大学	浙江省自然科学基金探索项目	LY19H140003	9.00
Nell – 1 通过结合 Cntnap4 促进 Wnt – independent/β – catenin 信号通路增强颅神经嵴细胞成骨分化机制的研究	陈小燕	浙江大学	浙江省自然科学基金探索项目	LY19H140002	9.00
淫羊藿苷联合骨形成蛋白 – 2 在成骨微环境中的调节作用及机制研究	张 忻	浙江大学	浙江省自然科学基金探索项目	LQ19H280008	9.00
SP7 介导 LRP5/β – catenin/Runx2 环路在种植体骨结合中的作用及机制研究	姜治伟	浙江大学	浙江省自然科学基金探索项目	LQ19H140006	9.00

续表

项目名称	项目负责人	单位	基金或资助项目	批准号或编号	资助金额（万元）
根管系统中顽固性生物膜的冲洗清除研究	周　娜	浙江大学	浙江省自然科学基金探索项目	LQ19H140005	9.00
微生物伴侣蛋白对儿童患龋风险的调控及其作用机制	王　媛	浙江大学	浙江省自然科学基金探索项目	LQ19H140002	9.00
口腔菌斑生物膜间的相互作用及其对不同材料粘附性的体内及体外研究	屠　彦	浙江大学	浙江省自然科学基金探索项目	LQ19H140001	9.00
生物医用材料技术及高端植入、介入产品研发－亲水性钛锆合金种植体的试制、临床前动物试验和临床验证	何福明	浙江大学	浙江省自然科学基金探索项目	2019C03081	250.00
用于齿科修复的纳米复合材料的制备及骨诱导性能的研究	王惠宁	温州医科大学	国家自然科学基金面上项目	51972240	60.00
免疫检查点蛋白VISTA调控FcγRⅡb抑制牙周破骨细胞分化的作用和机制	陈一辰	温州医科大学	国家自然科学基金青年科学基金	81901011	20.00
PGC1－α介导的线粒体动力学失衡在伴糖尿病牙周炎发生中的作用及机制研究	孙晓瑜	温州医科大学	国家自然科学基金青年科学基金	81901015	21.00
精氨酸改性玻璃离子水门汀用于龋病生态防治的研究	孙　妍	温州医科大学	浙江省公益技术应用研究项目	LGF20H140001	10.00
新型抗氧化钛基镧掺杂氧化铈涂层在糖尿病种植体骨结合中的应用研究	邓振南	温州医科大学	浙江省公益技术应用研究项目	LGF20H140002	10.00
基于大样本量核心家系测序数据整合分析鉴定新的骨性下颌后缩错颌畸形致病基因	周　昱	温州医科大学	浙江省自然科学基金探索项目	LQ20H140001	9.00
牙龈卟啉单胞菌感染诱导内皮祖细胞功能失调及分子机制研究	王　奕	温州医科大学	浙江省自然科学基金探索项目	LQ20H140002	9.00
3D打印成型的GelMA－KGN支架负载人牙髓干细胞用于大鼠鼻软骨缺损修复的研究	徐冬冬	温州医科大学	浙江省基金－北京中卫联合基金探索项目	LBQ20H140001	9.00
多等级结构类釉质宏观块材的组装	李全利	安徽医科大学	国家自然科学基金面上项目	81970983	55.00
lncRNA－vtrb介导的血管化组织工程骨对颅颌面临界骨缺损的修复作用和机制研究	朱友明	安徽医科大学	国家自然科学基金面上项目	31970677	52.00
使用基因活化基质转染ETV2用于牙髓血管再生的应用研究	徐建光	安徽医科大学	安徽省自然科学基金面上项目	1908085－MH255	10.00
血小板反应蛋白－1在牙龈卟啉单胞菌所致慢性牙周炎中的作用研究	邢　田	安徽医科大学	安徽省自然科学基金面上项目	1908085－MH256	10.00
miRNA－135抑制剂通过促成骨分化和CXCL12表达强化牙周膜干细胞介导的牙周再生	张　雷	安徽医科大学	安徽省自然科学基金青年项目	1908085－QH328	10.00

续表

项目名称	项目负责人	单位	基金或资助项目	批准号或编号	资助金额（万元）
口腔咬合数字诊疗关键技术研究及应用示范	王元银	安徽医科大学	安徽省重点开发与研究计划项目	201904a－07020062	30.00
构建抗菌、促矿化和促成骨的生物活性表面并评价其对种植体感染和骨整合不良的防治效果	张维波	安徽医科大学	安徽省教育厅项目	KJ2019A－0251	6.00
儿童龋病口腔微生物组时空变异预测模型：基于人群队列研究	陈　新	安徽医科大学	安徽省教育厅项目	KJ2019A－0252	6.00
糖尿病型牙周炎关键口腔菌种的筛选及其调控 Th 细胞因子的宏基因组学分析	孙晓瑜	安徽医科大学	安徽省教育厅项目	KJ2019A－0266	6.00
构建含银纳米材料并评价其在龋齿中的作用	陈佳龙	安徽医科大学	安徽省博士后项目	2018B264	3.00
安徽省特支计划创新领军人才	王元银	安徽医科大学	安徽省委组织部	－	30.00
慢性根尖周炎通过影响肠道菌群内稳态参与促进动脉粥样硬化的作用及机制研究	黄晓晶	福建医科大学	国家自然科学基金面上项目	81970926	55.00
数字化制造技术对口腔常用钴铬合金和钛金属抗腐蚀性能和生物相容性影响的研究：基于3D组织工程化口腔黏膜模型的评价	程　辉	福建医科大学	福建省科技创新联合基金	2018Y9103	100.00
整合素蛋白 A4 亚基脂酰化对舌癌细胞侵袭转移的影响	郑大利	福建医科大学	福建省自然科学基金面上项目	2019J01318	8.00
钛网联合帐篷螺钉技术与 onlay 植骨技术在上颌前牙区骨增量效果的比较——临床随机对照试验	周　麟	福建医科大学	福建省自然科学基金面上项目	2019J01319	8.00
SWEEP 协同冲洗液对根管的清洁效果及根尖牙乳头干细胞生物学行为的影响	雷丽珊	福建医科大学	福建省自然科学基金面上项目	2019J01320	8.00
液态浓缩生长因子对病变根面上牙周膜细胞生物学行为影响的研究	詹　璇	福建医科大学	福建省自然科学基金面上项目	2019J01321	8.00
Noth1 突变体对舌癌发生发展的影响	甘瑞环	福建医科大学	福建省自然科学基金面上项目	2019J01685	7.00
牙科陶瓷材料遮色性能的研究	陈　润	福建医科大学	福建省自然科学基金面上项目	2019J01686	7.00
K7－J5 神经肌肉分析系统评估颌垫对磨牙症者的疗效	雷　群	福建医科大学	福建省自然科学基金青年创新基金	2019J05086	3.00
基于骨免疫微环境调节的钛种植体表面涂层研发	陈　江	福建医科大学	福建省财政专项	2018B040	60.00
MMP－1 基因多态性与环境因素在青少年 TMJOA 中的互作效应	罗淑芳	厦门医学院	福建省卫生健康青年科研课题	20190255	3.00

续表

项目名称	项目负责人	单位	基金或资助项目	批准号或编号	资助金额（万元）
MicroRNA－143－3p 经 OPG/RANKL 通路调控 DPSCs 向成牙本质细胞样细胞分化的机制研究	杨常委	厦门医学院	福建省卫生健康青年科研课题	20190256	3.00
GO－PTH(1－34)修饰的多孔钛支架诱导血管化骨再生机制研究	习伟宏	南昌大学	国家自然科学基金	31960210	40.00
天然茶黄素复合物交联脱矿后的牙本质胶原纤维蛋白对增强粘接效果的作用及机制研究	郭　菁	南昌大学	国家自然科学基金	81960206	35.00
环状 RNAcircDBP 靶向 miR－27a 调控口腔扁平苔藓 CD4＋T 细胞功能及其在口腔扁平苔藓发生发展中的作用和机制研究	黄　臻	南昌大学	国家自然科学基金	81960201	35.00
周期性牵张应力作用下 OPG/RANKL/RANK 信号通路调节牙骨质细胞分化响应机制的实验研究	李志华	南昌大学	国家自然科学基金	81960205	35.00
m6A 甲基转移酶 METTL3 调控 YBX1 促进口腔鳞癌增殖和侵袭转移的分子机制研究	廖　岚	南昌大学	国家自然科学基金	81960492	34.00
环状 RNA circMFN2 在口腔鳞癌中的功能及其机制研究	欧阳少波	南昌大学	江西省科技厅自然科学基金	20192BAB－205054	6.00
静磁场影响应力诱导的成骨细胞增殖分化的过程中 miRNA 表达规律及相关机制的研究	童　非	南昌大学	江西省科技厅自然科学基金	20192BAB－205055	6.00
辣椒素和 TRPV1 受体 siRNA 通过纳米药物载体联合治疗三叉神经痛的应用研究	金幼虹	南昌大学	江西省科技厅重点研发计划一般项目	20192BBG－70020	10.00
血清中 BDNF 表达变化与原发性三叉神经痛进展的相关研究	熊　伟	南昌大学	江西省科技厅重点研发计划一般项目	20192BBG－70021	10.00
双性抗菌肽对正畸过程中牙釉质脱矿的四重防护作用研究	桑　婷	南昌大学	江西省科技厅重点研发计划一般项目	20192BBG－70022	10.00
牙体组织盾的临床应用研究	石连水	南昌大学	江西省科技厅项目	20192BBGL－70017	3.00
双层仿生纳米氧化锌在提升钛锆口腔种植体长效抗菌性的研究	王夏衡	南昌大学	江西省科技厅项目	20192BBGL－70018	3.00
慢性根尖周病变即刻种植和位点保存的研究	王予江	南昌大学	江西省科技厅项目	20192BBGL－70019	3.00
Nano－TiO_2@PDA 在可见光下用于牙齿美白的应用研究	廖　岚	南昌大学	江西省科技厅项目	20192BBGL－70020	3.00
天然茶多酚在牙本质胶原保护中的应用研究	郭　菁	南昌大学	江西省科技厅项目	20192BBHL－80011	3.00

续表

项目名称	项目负责人	单位	基金或资助项目	批准号或编号	资助金额（万元）
雌激素受体介导绿原酸对骨质疏松症大鼠牙髓干细胞成骨机制的影响	胡晓萍	南昌大学	江西省科技厅项目	20192BBHL－80012	3.00
窝沟封闭和局部用氟技术在龋齿预防中的应用研究	欧晓艳	南昌大学	江西省卫生健康委项目	20198028	0.30
树脂直接修复技术在基层医院的推广应用	郑治国	南昌大学	江西省卫生健康委项目	20198029	0.30
VR 技术在重建全口义齿咬合关系中的临床应用	戴　群	南昌大学	江西省卫生健康委科技计划	20201073	0.40
口腔特殊亚型鳞状细胞癌组织中 HPV16 和 p16 表达与血清中鳞状细胞癌抗原（SCC－Ag）变化的研究	陈蔚华	南昌大学	江西省卫生健康委科技计划	20201072	0.40
江西省口腔疾病临床医学研究中心	杨　健	南昌大学	江西省科技厅基地与人才计划项目	20192BCD4－2002	50.00
口腔修复学省市共建项目	廖　岚	南昌大学	江西省卫生健康委项目	－	6.00
正畸牙齿移动过程中骨膜蛋白和 HMGB1 相互调控参与牙周组织改建的机制研究	郭　杰	山东大学	国家自然科学基金面上项目	81970964	55.00
骨细胞参与艾地骨化醇诱导“迷你型塑造”骨形成的机制研究	李敏启	山东大学	国家自然科学基金面上项目	81972072	55.00
纳米银颗粒与 Ebselen 对牙周致病菌的协同杀菌作用及机制研究	邵金龙	山东大学	国家自然科学基金青年科学基金	81901009	21.00
低氧预处理调控牙周膜干细胞分化的策略和机制研究	于　洋	山东大学	国家自然科学基金青年科学基金	81901010	21.00
IFNγ 修饰的痘苗溶瘤病毒及联合抗 PD 疗法对口腔鳞癌的作用及机制研究	窦　宇	山东大学	国家自然科学基金青年科学基金	81902770	20.00
临淄粉庄战国时期居民口腔疾病及齿根管形态研究	谷　雨	山东大学	国家社会科学基金	19BKG048	20.00
皮肤干细胞干性维持与定向分化研究	吴训伟	山东大学	山东省自然科学基金重大基础研究项目	ZR2019ZD36	220.00
骨膜蛋白在牙周膜干细胞生物学行为及参与应力条件下组织改建中的作用研究	张　凡	山东大学	山东省重点研发计划	2019GSF10－7016	15.00
蛋白质泛素化/磷酸化与 lncRNA 的网络调控在高脂血症鼠种植体骨整合中的机制研究	蓝　菁	山东大学	山东省重点研发计划	2019GSF10－8184	15.00
恒牙胚缺失动物乳牙牙根吸收机制研究	王志峰	山东大学	山东省重点研发计划	2019GSF10－8278	15.00
靶向抑制 Sox2 在口腔鳞状细胞癌治疗中作用及其机制研究	刘兴光	山东大学	山东省重点研发计划	2019GSF10－8200	15.00

续表

项目名称	项目负责人	单位	基金或资助项目	批准号或编号	资助金额（万元）
LncRNA MEG3 靶向 IGF1 调控周期性牵张力诱导下牙周膜干细胞成骨向分化的机制研究	刘　毅	山东大学	山东省重点研发计划	2019GSF10－8187	15.00
YAP/TAZ 介导整合素－Rho GTP 酶通路调控 SLA 钛种植体表面骨结合的机制研究	孙惠强	山东大学	山东省重点研发计划	2019GSF10－7001	15.00
ROCK 抑制剂激活表皮干细胞再生毛发机制及临床转化研究	吴训伟	山东大学	山东省重点研发计划	2019GSF10－8107	15.00
口腔黏膜间充质干细胞的 CPNE7－NF－κB 通路促进口腔白斑上皮癌变的机制研究	季晓黎	山东大学	山东省自然科学基金培养项目	ZR2019PH－004	5.00
环状 RNA CircHIPK3 内源性竞争 miR－7/miR－29b 调控 SP1 影响牙髓干细胞成牙本质向分化的机制研究	张　杰	山东大学	山东省自然科学基金博士项目	ZR2019BH－040	10.00
基于系统发生生物地理学理论的肠道病毒 A 组时空动态传播机制研究	陈　鹏	山东大学	山东省自然科学基金博士项目	ZR2019BH－085	10.00
IL－10/Sema3A 共转染大鼠颌骨间充质干细胞促进牙周组织再生的实验研究	李　纾	山东大学	山东省自然科学基金面上项目	ZR2019MH－006	20.00
WNT/β－catenin 和 Hippo 信号通路交叉对话介导人根尖牙乳头干细胞成牙向分化的机制研究	张　君	山东大学	山东省自然科学基金面上项目	ZR2019MH－113	15.00
Nell－1 与 BMP2 联合应用在牙髓损伤修复中的作用及其信号调控机制研究	王效英	山东大学	山东省自然科学基金面上项目	ZR2019MH－014	20.00
基于健康山东策略下的山东省牙周病大数据平台的构建	高　旭	山东大学	山东省社会科学基金	19BJCJ15	8.00
LncRNA MEG3/miR－27a－3p/IGF1 轴调控周期性牵张力下牙周膜干细胞成骨分化的机制研究	刘　毅	山东大学	广东省自然科学基金面上项目	－	10.00
纳米银颗粒和 Ebselen 的联合胞内杀菌作用及机制	邵金龙	山东大学	中国博士后科学基金	2019M6524－09	8.00
面向牙槽嵴修复的 3D 打印可吸收抗菌锌银合金支架研发及应用	邵金龙	山东大学	中国博士后科学基金	2019TQ0187	18.00
纳米银颗粒和 Ebselen 的联合胞内杀菌作用及机制	邵金龙	山东大学	博士后国际交流计划引进项目	－	40.00
靶向光动力联合铁死亡诱导剂治疗口腔鳞癌的机制研究	马　川	山东大学	中国博士后科学基金	2019M6524－08	8.00
肠道病毒 B 组优势血清型的系统发生生物地理学特征	陈　鹏	山东大学	中国博士后科学基金	2019M6623－72	8.00
MDA5 和 RIG－I 在 HPV 感染和头颈鳞状细胞癌中的作用	窦　宇	山东大学	特别资助类博士后	－	30.00

续表

项目名称	项目负责人	单位	基金或资助项目	批准号或编号	资助金额（万元）
负载 SDF－1 的 3D 打印可吸收锌银合金膜的研发及其在牙槽嵴保存/重建和牙周再生中的应用	葛少华	山东大学	泰山学者特聘专家项目	ts20190975	200.00
牙周炎微生态的演替规律与致病机制研究	冯　强	山东大学	泰山学者青年专家	tsqn2019－09179	100.00
电活性生物材料制备和光调控组织工程	李建华	山东大学	泰山学者青年专家	tsqn2019－09180	100.00
细胞质膜钙泵（PMCA1）与钙网蛋白（CRT）正反馈调控介导持续功能矫形力诱发成肌细胞凋亡的机制研究	袁　晓	青岛大学	国家自然科学基金面上项目	31870929	59.00
EDTMP 修饰柔性纳米脂质体载野黄芩苷缓释系统的构建及其靶向促成骨作用的研究	滕敏华	青岛大学	国家自然科学基金青年科学基金	81800940	21.00
软骨下骨成骨细胞 mTORC1 信号通路活化在功能矫形力过载所致髁突软骨退变/骨关节炎发生中的作用及机制研究	袁　晓	青岛大学	山东省自然科学基金	ZR2019MH－007	20.00
生物活性水凝胶调控 LPS 介导的 NLRP3/Caspase－1/IL－1β 信号通路促进牙周组织修复机制研究	吉秋霞	青岛大学	山东省自然科学基金	ZR201808－020003	20.00
hsa－circRNA－CDK8 表达失调对口腔鳞状细胞癌铁死亡发生的潜在性调控机制	高　岭	青岛大学	山东省科技厅项目	GG2018092－10041	15.00
导师组协同制在口腔专业学位研究生与住院医师规培并轨教育过程管理和评价考核中的应用	孙慧斌	青岛大学	全国医学专业学位研究生质量提升计划项目	B1－YX2018－0302－03	0.80
硅离子促进根尖牙乳头细胞成牙本质方向分化的作用机制研究	崔彩云	滨州医学院	山东省自然科学基金	ZR2019PH－083	5.00
SIRPα 在弓形虫感染致不良妊娠结局中的作用机制研究	杨春燕	滨州医学院	山东省自然科学基金	ZR2019PH－080	5.00
circRNA_039626－miR－320d/miR－222－5p 海绵复合体通过靶向调控 DDX5 信号网络影响人头颈鳞癌淋巴结转移的研究	王文龙	滨州医学院	山东省自然科学基金	ZR2019PH－075	5.00
季铵盐磁性纳米载药复合体防治牙髓根尖周感染的研究	王素苹	郑州大学	国家自然科学基金青年科学基金	81900993	21.00
抗氧化剂 tBHQ 调节异种生物牙根再生过程中牙囊干细胞增殖分化的相关	孙晶晶	郑州大学	国家自然科学基金青年科学基金	81901039	21.00
促红细胞生成素对处理牙本质基质骨诱导性的影响及其调控机制	刘一鸣	郑州大学	国家自然科学基金省联合基金	U1904145	25.00
遗传性牙本质发育不良致病新基因在牙齿发育缺陷中的分子发病机制研究	陈　栋	郑州大学	河南省科技厅重点研发与推广项目	192102310－078	10.00

续表

项目名称	项目负责人	单位	基金或资助项目	批准号或编号	资助金额（万元）
3D 打印 CPC/Ti/QAMs 梯度功能牙科种植体材料的研发及应用研究	肖　燕	郑州大学	河南省科技厅重点研发与推广项目	92102310－079	10.00
Hh 信号通路配体 Shh 在慢性牙周炎的作用和机制	程志芬	郑州大学	河南省教育厅项目	19A320051	3.00
基于计算机自适应测试的口腔癌患者生活质量量表(V2.0)研制及最小临床有意义差异制订	李文鹿	郑州大学	河南省教育厅项目	19A320035	3.00
隐适美 G6 与传统固定矫治在拔牙病例中的临床疗效对比	崔淑霞	郑州大学	河南省卫生健康委员会省部共建项目	SB201901－002	7.00
牙髓干细胞来源外泌体诱导犬年轻恒牙原位牙髓再生初步实验研究	刘学军	郑州大学	河南省卫生健康委员会省部共建项目	SB201901－022	7.00
乳牙可吸收桩的研制	高　黎	郑州大学	河南省卫健卫项目	HWYX2019－018	7.80
磨牙－切牙矿化不良诊疗及研究进展	刘宝盈	郑州大学	河南省卫健卫项目	HWYX2019－010	3.10
牙髓病学专业的专科医师培训项目考察	刘学军	郑州大学	河南省卫健卫项目	HWYX2019－005	1.10
口腔医学牙槽外科前沿技术与创新合作项目	朱保玉	郑州大学	河南省卫健卫项目	HWYX2019－007	1.00
脂肪间充质干细胞源性外泌体经 let－7/TSP－1/TGFβ1 轴调控口腔黏膜下纤维化水平的作用机制研究	许　智	华中科技大学	国家自然科学基金青年基金	81901016	19.00
ERK－Ca^{2+} 信号通路介导的 PSGL－1＋/TF＋内皮微粒在静脉畸形患者凝血功能障碍中的作用和机制研究	贾玉林	华中科技大学	湖北省自然科学基金面上项目	2019CFB716	4.00
牙周组织炎性环境下黄芩苷调节 AMPK/mTOR 和 AMPK/NF－kB 双通路的机制研究	朱光勋	华中科技大学	湖北省自然科学基金面上项目	2019CFB688	3.00
双菌种生物膜中 srtA 基因的改变对变形链球菌粘附成膜的影响及抑制 sortase A 酶策略的研究	胡　萍	华中科技大学	湖北省自然科学基金面上项目	2019CFB672	3.00
乳酸穿梭促进口腔鳞癌干细胞化疗耐药的作用及机制研究	胡传宇	华中科技大学	湖北省自然科学基金面上项目	2019CFB657	3.00
具有再矿化和抗菌功效的改性牙本质粘接剂在龋病中的应用研究	毛　靖	华中科技大学	湖北省卫生健康委员会重点支持项目	WJ2019Z－006	10.00
炎症微环境下牙髓干细胞通过 IL－33/ST2 途径调节机体免疫的机制研究	刘欧胜	中南大学	国家自然科学基金面上项目	81970905	55.00
槟榔碱诱发甲基化胶原分子与软骨寡聚基质蛋白异常连接在 OSF 发病机制中的研究	郭　峰	中南大学	国家自然科学基金面上项目	81974150	55.00

续表

项目名称	项目负责人	单位	基金或资助项目	批准号或编号	资助金额（万元）
ZLM – 7 靶向 β – tubulin 双抑制 Sp1/HIF – 1α信号的抗肿瘤血管生成机制研究	李继佳	中南大学	国家自然科学基金青年基金	81903107	20.50
PDGF – BB 修饰对骨髓间充质干细胞归巢效率及骨折修复效果的影响及其机理研究	雷　蕾	中南大学	国家自然科学基金青年基金	81900982	21.00
lncRNA MALAT1/miR – 203 调控 FAK 介导 TGF – β 通路引起口腔黏膜下纤维化的机制研究	王月红	中南大学	国家自然科学基金青年基金	81901020	20.00
基于减少感知和语境损失的深度卷积生成对抗网络补全病变颌骨预期三维外形研究	梁　烨	中南大学湘雅医院口腔医学中心	国家自然科学基金青年基金	81901065	19.00
中国人口腔基础数据和健康状况科学调查	戴小寒	中南大学	国家重点研发计划专项子课题	2018FY10 – 1000	10.00
牙用智能喷料的新研究	陈晓婧	中南大学	湖南省自然科学基金优秀青年基金	2019JJ30018	20.00
新型 β 钛合金多孔口腔种植体的仿生设计、3D 打印制造及性能研究	谢晓莉	中南大学	湖南省自然科学基金面上项目	2019JJ40209	10.00
仿生电位种植体表面抗感染促进骨整合作用研究	李毅萍	中南大学	湖南省自然科学基金面上项目	2019JJ40400	10.00
炎症微环境和晚期糖基化终产物对骨髓间充质干细胞干性维持及成骨向分化的作用机制研究	陈敏愍	中南大学	湖南省自然科学基金青年项目	2019JJ50840	5.00
液相飞秒激光烧蚀法构建氧化锆功能化表面及其性能和机理研究	周红波	中南大学	湖南省自然科学基金青年项目	2019JJ50783	5.00
Hmx1 对下颌骨髁状突软骨发育 Sox9、Runx2 和 Edn1 – Dlx5/6 调控机制研究	李文杰	中南大学	湖南省自然科学基金青年项目	2019JJ50784	5.00
仿生电学微环境调控高糖条件下巨噬细胞表型的研究	戴小寒	中南大学	湖南省自然科学基金青年项目	2019JJ50779	5.00
PHB2 参与 LC3/SQSTM1 介导的线粒体自噬在口腔黏膜下纤维性变发生发展中的机制研究	贺智晶	中南大学	湖南省自然科学基金青年项目	2019JJ50896	5.00
自噬在 ANXA1 促进鼻咽癌侵袭和转移中的作用及机制研究	卢若煌	中南大学	湖南省自然科学青年项目	2019JJ50919	5.00
游离龈移植对局部牙槽骨改建的成骨机制研究	卢燕勤	中南大学	湖南省科技厅项目	Z20190329 – 0680001	8.00
基于靶向抑制 Aurora B 激酶探讨丹参酮 IIA 干预口腔鳞癌的分子机制	李　明	湖南中医药大学	国家自然科学基金青年科学基金	81904262	21.00
己糖激酶 2 通路促进口腔鳞癌化疗耐药的机制研究	李　明	湖南中医药大学	湖南省自然科学基金	2019JJ50682	5.00

续表

项目名称	项目负责人	单位	基金或资助项目	批准号或编号	资助金额（万元）
Pik3ip1 - Serpinb2 结合调控肿瘤免疫微环境 T 细胞耗竭的机制研究	王　智	中山大学	国家自然科学基金面上项目	81972532	55.00
牙囊干细胞外泌体传递效应 miRNA 调控牙髓炎免疫的机制及智能递释体系的构建	韦　曦	中山大学	国家自然科学基金面上项目	81970925	57.00
核糖体 DNA 拷贝丢失提高 RNA 聚合酶 I 与 mTOR 靶向药联合治疗头颈鳞癌疗效的机制研究	许宝山	中山大学	国家自然科学基金面上项目	81972533	55.00
外泌体 LncRNA - BANCR 调控骨髓间充质干细胞 Src 活性促进口腔鳞癌侵袭转移的研究	李耀银	中山大学	国家自然科学基金面上项目	81972545	55.00
Zn - nHA/PLGA/FBHA 复合材料通过调控 Th17/Treg 细胞平衡影响种植体周围炎骨微环境促进骨缺损修复的研究	陈卓凡	中山大学	国家自然科学基金面上项目	81970975	55.00
Pac 蛋白 C123 段来源的淀粉样六肽抑制变异链球菌生物膜形成的机制研究	林焕彩	中山大学	国家自然科学基金面上项目	81970928	55.00
基于基因编辑技术构建突变敲入鼠模型研究 KDF1 经 p63/Wnt/β - catenin 轴影响牙发育的分子机制	赵　玮	中山大学	国家自然科学基金面上项目	81974146	52.00
PEI 修饰牙本质胶原改善牙本质粘接的作用及其机制研究	黄雪清	中山大学	国家自然科学基金面上项目	81970959	55.00
正畸应力作用下 IL - 20 经神经 - 免疫通信调控破骨细胞活化的机制研究	曹　阳	中山大学	国家自然科学基金面上项目	81970963	55.00
微环境复合压力通过 cGAS 微核识别系统调控舌鳞癌细胞休眠及激活的作用机制	廖贵清	中山大学	国家自然科学基金面上项目	81972544	55.00
激酶锚定蛋白 AKAP8 促进 AID 介导抗体类别转换的机制研究	王　旭	中山大学	国家自然科学基金青年科学基金	31900655	24.00
miR - 135b/FoxO1/DSPP 信号调控牙髓干细胞向成牙本质细胞分化的机制研究	王润夫	中山大学	国家自然科学基金青年科学基金	81900997	21.00
镁离子通过调控 IκBα 泛素化诱导巨噬细胞极化促进成骨机制研究	刘　泉	中山大学	国家自然科学基金青年科学基金	81901055	20.00
口腔鳞癌 CD155 激活 TIGIT 通路塑造微环境 Tregs 表型及功能的作用机制	刘湘奇	中山大学	国家自然科学基金青年科学基金	81902778	20.00
FABP4 - UCP2 信号轴介导代谢重编程诱导巨噬细胞 M2 极化在根尖周炎骨破坏中的作用研究	许喆桢	中山大学	国家自然科学基金青年科学基金	81900994	21.00
舌鳞癌细胞通过 SASP 调控 EZH2 进行衰老相关重编程的作用机制	李　侃	中山大学	国家自然科学基金青年科学基金	81902768	20.00

续表

项目名称	项目负责人	单位	基金或资助项目	批准号或编号	资助金额（万元）
SDF-1/CXCR-4 激活 Rap1 通路促进 ASCs 共培养体系成骨成血管作用的机制研究	吴淑仪	中山大学	国家自然科学基金青年科学基金	81900977	21.00
BFP-1 修饰微图案化骨膜促 BMSCs 成骨向分化机制研究	何颖聪	中山大学	国家自然科学基金青年科学基金	81901061	21.00
LncRNA DANCR 调控 miR-216a/c-Cbl 轴在牙髓防御修复中的作用研究	陈玲玲	中山大学	国家自然科学基金青年科学基金	81900990	21.00
Rspo1-LGR4 轴调控辐射后 BMSC 命运维持骨稳态的作用及机制	陈晓丹	中山大学	国家自然科学基金青年科学基金	81900976	19.00
基于基因-环境因素构建青少年恒牙龋风险预测模型及相关 SNPs 功能研究	庞亮月	中山大学	国家自然科学基金青年科学基金	81903345	20.00
Cdc42 通过 Rheb/mTOR 介导自噬调控牙源性上皮细胞凋亡的机制研究	郑金绚	中山大学	国家自然科学基金青年科学基金	81900958	21.00
Setd7 通过诱导软骨细胞凋亡同时促进成骨分化诱发颞下颌关节骨关节病的机制研究	贾筱诗	中山大学	国家自然科学基金青年科学基金	81901025	20.00
三维智能成形脱细胞牙髓水凝胶支架诱导内源性干细胞再生功能性牙髓的机制研究	黄绮婷	中山大学	国家自然科学基金青年科学基金	31900972	23.00
口腔真菌群落多样性时空演替与低龄儿童龋发病关系的队列研究	陶　冶	中山大学	国家自然科学基金青年科学基金	31901116	24.00
碱性磷酸酶介导纯钛表面二氧化钛纳米管仿生矿化及其机制研究	王　焱	中山大学	广东省自然科学基金	2019A1515-011842	10.00
LncRNA-p15135 介导 m6A 阅读子 HNRNPA2B1 在缺氧环境诱导口腔鳞癌代谢重编程中的作用与机制	王　韵	中山大学	广东省自然科学基金	2019A1515-011203	10.00
TRIM17 通过泛素化降解 USP28/c-MYC 负向调控糖酵解抑制 OSCC 发生发展的研究	任先越	中山大学	广东省自然科学基金	2019A1515-010679	10.00
CaSR 通过 PI3K/AKT 信号通路在炎性微环境下调控人牙髓细胞成血管和成牙本质分化的作用机制研究	安少锋	中山大学	广东省自然科学基金	2019A1515-010072	10.00
双向诱导分化的 ASCs 共培养体系成骨成血管功能相互促进的交互对话机制研究	吴淑仪	中山大学	广东省自然科学基金	2019A1515-010592	10.00
LncRNA PVT1 上调 SOX2 表达在牙髓干细胞增殖和成牙本质向分化中的作用及机制研究	宋　智	中山大学	广东省自然科学基金	2019A1515-010967	10.00
DKK-1 调控 Th17/Treg 细胞平衡在修复炎症性骨缺损中的作用和分子机制	张旭芳	中山大学	广东省自然科学基金	2019A1515-011312	10.00

续表

项目名称	项目负责人	单位	基金或资助项目	批准号或编号	资助金额（万元）
醛糖还原酶(AR)激活 SAFE(JAKs/STATs)通路在抵抗下颌下腺缺血再灌注损伤中的作用	张思恩	中山大学	广东省自然科学基金	2019A1515－012218	10.00
ISLET1 调控小鼠牙釉质再生的分子机制	张　斌	中山大学	广东省自然科学基金	2019A1515－010170	10.00
人诱导多能干细胞分化为牙囊干细胞的机制研究	张新春	中山大学	广东省自然科学基金	2019A1515－010450	10.00
基于氟化聚合物诱导液相前驱体体系的仿生矿化牙骨质面构建及其免疫微环境调控机制研究	武诗语	中山大学	广东省自然科学基金	2019A1515－011516	10.00
外泌体 miR－27a－5p 靶向调控 LTBP1/TGF－β1 通路促进 DPSC 成牙本质向分化的机制研究	郑健茂	中山大学	广东省自然科学基金	2019A1515－011289	10.00
Setd7 通过调控软骨内氧分压并介导软骨细胞凋亡诱发颞下颌关节骨关节病的机制研究	贾筱诗	中山大学	广东省自然科学基金	2019A1515－011326	10.00
靶向 a－catenin 的非抗体结合蛋白抑制原发性干燥综合征唾液腺功能障碍的作用机制	梁培盛	中山大学	广东省自然科学基金	2019A1515－012139	10.00
《健康从“齿”开始》藏汉双语口腔科普漫画图书	许俊卿	中山大学	广东省科技计划项目	2019A14140－5066	3.00
多模式联合应用促进口腔癌术后患者口颌功能康复的音像制品制作及宣传教育	杨冬叶	中山大学	广东省科技计划项目	2019A14140－5010	3.00
广东青年科研人员赴海外进行口腔颅颌面组织生长发育和牙再生学术交流与工作	张　斌	中山大学	广东省科技计划项目	2019A05051－3003	8.00
全微生物组移植调控种植体周围菌群及其生态学机理研究	于晓琳	中山大学	中国博士后科学基金	205830	8.00
基于生物切片技术和仿生矿化策略构建仿生板层骨的研究	杨　涛	中山大学	中国博士后科学基金	214824	8.00
CES2 负向调控 SREBP1 介导的脂肪酸从头合成抑制 OSCC 进展	陈晰娟	中山大学	中国博士后科学基金	214487	8.00
Setd7 调控关节软骨内氧分压及软骨细胞凋亡的机制研究	贾筱诗	中山大学	中国博士后科学基金	214376	8.00
METTL3 介导 SOX9 的 m6A RNA 甲基化调控牙髓干细胞成牙本质向分化的机制研究	罗海芸	南方医科大学	国家自然科学基金青年科学基金	81900989	21.00
蛋白聚糖通过调控 FGFR2B 通路启动小鼠牙再生的机制研究	吴靖漪	南方医科大学	国家自然科学基金青年科学基金	81900956	21.00

续表

项目名称	项目负责人	单位	基金或资助项目	批准号或编号	资助金额（万元）
炎性微环境下 circBIRC6 调控牙周膜干细胞成骨分化及牙周再生的机制研究	赵新元	南方医科大学	国家自然科学基金青年科学基金	81901006	21.00
wnt2b 通过非经典 wnt 信号通路调控 BMSC 成骨分化研究	贾　搏	南方医科大学	中国博士后科学基金	2019M6529 – 79	8.00
微弧氧化表面改性复合弓丝抗腐蚀性和生物安全性的研究	张　超	南方医科大学	中国博士后科学基金	2019M6529 – 80	8.00
滋养层细胞自噬流受阻在 ZnO NP 致胎儿神经损伤中的作用	张艳丽	南方医科大学	中国博士后科学基金	2019M6629 – 93	8.00
GO 诱导线粒体自噬障碍致中枢神经 NLRP3 焦亡的机制研究	冯晓黎	南方医科大学	中国博士后科学基金	2019M6629 – 86	8.00
仿生电活性材料 Gan/AlGaN 的制备和成骨性能调控研究	张晨光	南方医科大学	中国博士后科学基金	2019M6630 – 08	8.00
FGF7 通过 FGFR2/YAP/TAZ 信号轴促进骨髓间充质干细胞成骨分化及作用机制研究	贾　搏	南方医科大学	广东省自然科学基金	2019A1515 – 010408	10.00
维吾尔族高一学生错殆畸形调查指导	刘俊峰	南方医科大学	广东省援疆农村科技项目	KTP201902 – 82	3.00
TLR4 对深龋牙髓干细胞矿化能力的调控作用研究	刘　影	南方医科大学	广东省医学科研基金	A2019485	1.00
自噬对人牙周膜干细胞成骨分化的影响及调控机制研究	王　贺	南方医科大学	广东省医学科研基金	A2019532	1.00
长链非编码 RNA RP11 – 815M8.1 通过促进 MSI1 的表达干扰 Wnt/β – catenin 信号通路来抑制人骨髓间充质干细胞成骨分化机制的研究	孙　翔	南方医科大学	广东省医学科研基金	A2019495	1.00
circRNA15112 – miR – 362 – 3p – ADAMTS1 通路在人牙髓干细胞成牙本质向分化过程中调控作用的研究	刘忠俊	南方医科大学	广东省医学科研基金	A2019567	1.00
HDAC 抑制剂 LMK – 235 对 DPCs 成牙本质分化的作用机制的研究	刘　钊	南方医科大学	广东省医学科研基金	A2019563	1.00
机械应力对人牙髓干细胞增殖分化和牙髓血管生成影响的体外研究	刘　琼	南方医科大学	广东省医学科研基金	A2019295	0.50
基于微流控芯片技术模拟成骨/破骨细胞炎症模型及其在牙周炎药物优化中的研究	王桐月	南方医科大学	广东省医学科研基金	A2019328	0.50
岛叶 – 杏仁核通路参与牙移动疼痛伴焦虑情绪调控的机制研究	孙　洁	南方医科大学	广东省医学科研基金	A2019323	0.50
FOXC1 调控人牙髓干细胞成牙本质向分化的机制研究	赵新元	南方医科大学	广东省医学科研基金	A2019299	0.50

续表

项目名称	项目负责人	单位	基金或资助项目	批准号或编号	资助金额(万元)
固有骨诱导材料对破骨细胞分泌骨源性因子的影响及与成骨关系的研究	吴珍珍	南方医科大学	广东省医学科研基金	A2019164	0.50
EphB4/ephrinB2 信号对缝隙连接蛋白43(Connexin43)的调控在牙周炎患者正畸治疗中的作用机制	李旼劼	南方医科大学	广东省医学科研基金	A2019285	0.50
外泌体促进舌鳞癌生长及转移的作用机制	杨子楠	南方医科大学	广东省医学科研基金	A2019162	0.50
表面织构在缓解种植体-基台界面磨损退化中的作用及机制研究	郭嘉文	暨南大学	国家自然科学基金青年科学基金	81901030	21.00
ROS/FOXO1 介导的细胞凋亡和周期阻滞在纳米氧化锆致肝毒性中的作用及机制研究	孙　挺	暨南大学	广东省自然科学基金面上项目	2019A1515010263	10.00
负载苦参碱的壳聚糖生物膜与海绵材料的制备与应用	张春雷	暨南大学	广东省中医药局面上科研项目	20191080	1.50
TiO_2 纳米管负载黄芩素对成骨前体细胞及三种牙周常见致病菌的作用研究	周志迎	暨南大学	广东省中医药局面上科研项目	20191084	1.00
基于 PI3K/Akt 信号通路探究柚皮苷促骨质疏松症种植体骨结合的作用机制	李泽键	暨南大学	广东省中医药局面上科研项目	20191090	1.00
橄榄多酚/壳聚糖水凝胶的制备及对牙周疾病作用的研究	黄　珊	暨南大学	广东省医学科研基金项目	A2019353	0.50
天花粉蛋白促进颗粒酶 B 杀伤舌癌肿瘤细胞的机理与应用研究	沙　鸥	深圳大学	深圳市科学技术创新委员会项目	JCYJ20170818141120342	50.00
口腔癌前病变光动力治疗智能机器人关键技术研究	姜炜鹏	深圳大学	深圳市自然科学基金面上项目		30.00
应用口腔数字化扫描和三维测量技术分析全瓷修复体牙体预备精度的初步研究	辛蔚妮	汕头大学	广东省科技厅科技专项资金	-	30.00
口腔锥形束 CT 评价 Pathfile 和 ProTaperNext 及 Mtwo 联合应用于弯曲根管预备的临床研究	辛蔚妮	汕头大学	广东省教育厅临床医学重点建设学科专项资金	-	10.00
自体牙本质基质颗粒联合 PRF 膜促牙槽骨再生的成骨机制研究	李　鹏	佛山市口腔医院	广东省医学科研基金项目	A2019301	0.50
葛根素靶向调节 miR-124a/SIRT1/PGC-1α 信号通路对Ⅱ型糖尿病 β 细胞线粒体氧化应激损伤的作用及机制研究	梁　韬	广西医科大学	国家自然科学基金地区基金	81960671	34.00
中性粒细胞活性氧产物在早期预测口腔鳞癌转移中的应用研究	梁飞新	广西医科大学	广西自然科学基金面上项目	2018JJA14-1046	12.00
CKIP-1 修饰的骨髓间充质干细胞来源的外泌体在治疗骨质疏松骨缺损中的作用和机制研究	李晓捷	广西医科大学	广西自然科学基金联合资助培育项目	2019JJA14-0539	10.00

续表

项目名称	项目负责人	单位	基金或资助项目	批准号或编号	资助金额（万元）
负载 rhBMP2 的锂皂石/壳聚糖 3D 网状支架诱导骨再生的实验研究	方善宝	广西医科大学	广西自然科学基金联合资助培育项目	2019JJA14－0559	10.00
青蒿琥酯通过 PI3K－Akt－mTOR 通路抑制水通道蛋白 5 降解改善糖尿病口干症的作用及机制研究	农晓琳	广西医科大学	广西自然科学基金重点项目	2019JJD14－0006	40.00
大块充填树脂单体转化率、生物相容性的比较研究	李贤玉	广西医科大学	广西教育厅项目	2019KY0110	2.00
控释 rhBMP2 的 Chitosan/Laponite 纳米复合支架制备及成骨活性研究	方善宝	广西医科大学	广西教育厅项目	2019KY0100	2.50
青蒿琥脂对伴糖尿病牙周炎肠肝循环的影响和机制研究	农晓琳	广西医科大学	广西卫生健康委员会项目	S2019059	2.00
壮药狗肝菜多糖抗头颈组织放射性纤维化的作用及机制研究	王代友	广西医科大学	广西卫生健康委员会项目	S2019058	2.00
抗生素糊剂在牙髓血运重建术的临床评价	钟小奕	广西医科大学	广西卫生健康委员会项目	S2019060	2.00
CRP 变构抑制剂缓释体系在糖尿病牙周炎缺损修复中的作用及机制研究	宋锦璘	重庆医科大学	国家自然科学基金面上项目	31971282	59.00
C1qrl 在颌面损伤后血管再生中的功能及作用机制	杨德琴	重庆医科大学	国家自然科学基金面上项目	31970783	60.00
载柚皮苷微球 Depot 对骨质疏松性临界骨缺损修复的机制研究	吴小红	重庆医科大学	国家自然科学基金面上项目	81970914	55.00
基于 TWIST1/SDF－1 信号通路探讨 LIPUS 诱导 BMSCs 归巢促进牙周内源性修复的研究	王云霁	重庆医科大学	国家自然科学基金青年科学基金	81901007	20.00
低强度脉冲超声通过 METTL3 调控 EphB4 m6A 甲基化修饰促进正畸牙槽骨改建的机制研究	周　洁	重庆医科大学	国家自然科学基金青年科学基金	81901038	20.00
改性 anti－BMP2 抗体协同激活成骨破骨与预防双磷酸盐颌骨坏死的作用及机制研究	吴庆庆	重庆医科大学	国家自然科学基金青年科学基金	81900978	20.00
精氨酸甲基转移酶 PRMT1 调控牙发育的机制研究	苟永超	重庆医科大学	国家自然科学基金青年科学基金	81900964	20.00
LIPUS 通过 miR－182 靶向 FOXO1 促进牙周骨组织修复再生的机制及应用研究	陈端婧	重庆医科大学	国家自然科学基金青年科学基金	81901012	20.00
纤维束表面拓扑结构介导 EMD 调控 Hippo 通路对拔牙窝“位点保存”的作用效果及机制	丁慧芬	重庆医科大学	国家自然科学基金青年科学基金	81900980	20.00
微纳结构通过 FAK/YAP/自噬通路调控 BMSCs 成骨向分化的分子机制研究	张　赫	重庆医科大学	国家自然科学基金青年科学基金	81901057	21.00

续表

项目名称	项目负责人	单位	基金或资助项目	批准号或编号	资助金额（万元）
3D 打印自修复光疗水凝胶修复牙周缺损的机制及效果研究	张曦木	重庆医科大学	中国博士后科学基金面上项目	2019M65－0239	12.00
颞下颌关节炎中 IL37 抑制巨噬细胞炎性分化的机制研究	许　杰	重庆医科大学	中国博士后科学基金面上项目	2019M65－3355	8.00
全口数字化口腔种植修复技术的推广	季　平	重庆医科大学	重庆市科技局项目	－	30.00
基于肿瘤生物 3D 打印的舌癌精准化疗关键技术研究与应用	李　勇	重庆医科大学	重庆市科技局面上项目	2019jscx－msxmX0173	20.00
BMP－2 改性的具有内源性矿化位点的丝素蛋白支架用于骨组织再生的研究	付　钢	重庆医科大学	重庆市科技局面上项目	2019jcyj－msxmX0185	10.00
M1 型巨噬细胞外泌体 miRNA21 介导颞下颌关节软骨退行性改变的机制研究	许　杰	重庆医科大学	重庆市科技局面上项目	2019jcyj－msxmX0150	10.00
低强度脉冲超声通过 METTL3 调控 EphB4 m6A 甲基化修饰促进正畸牙槽骨改建的机制研究	周　洁	重庆医科大学	重庆市科技局面上项目	2019jcyj－msxmX0174	10.00
低频脉冲超声介导诱导多能干细胞成骨向分化机制及骨再生研究	吴庆庆	重庆医科大学	重庆市科技局面上项目	2019jcyj－msxmX0247	10.00
基于树枝状分子的仿生骨靶向纳米水凝胶构建及其骨修复性质的研究	杨　生	重庆医科大学	重庆市科技局面上项目	2019jcyj－msxmX0366	10.00
低频脉冲超声对牙髓－牙本质复合体损伤修复作用的影响	杨正艳	重庆医科大学	重庆市科技局面上项目	2019jcyj－msxmX0191	10.00
丹参酮ⅡA 诱导口腔鳞癌细胞自噬的抗肿瘤作用及相关分子机制研究	邱　叶	重庆医科大学	重庆市科技局面上项目	2019jcyj－msxmX0854	10.00
低强度脉冲超声靶向 FOXO1 促进牙周骨组织修复再生的机制及应用研究	陈端婧	重庆医科大学	重庆市科技局面上项目	2019jcyj－msxmX0851	10.00
泛连接蛋白 1(Pannexin1)在牙龈卟啉单胞菌调控人牙龈组织细胞凋亡中的作用	周金敏	重庆医科大学	重庆市科技局面上项目	2019jcyj－msxmX0852	10.00
颞下颌骨关节炎下生物钟基因 Bmal1 对髁突软骨干细胞的调控机制探究	任笑春	重庆医科大学	重庆市科技局博士后基金项目	2019jcyj－bshX0098	10.00
相转变溶菌酶膜修饰的天然纤维素支架促牙周组织再生的作用和机制	李雨舟	重庆医科大学	重庆市科技局博士后基金项目	2019jcyj－bshX0005	10.00
小鼠颌下腺分支形态发生过程中经典 Wnt 通路调控基底膜组装作用的初步研究	苟黎明	重庆医科大学	重庆市科技局博士后基金项目	2019jcyj－bshX0018	10.00
口腔门诊医疗质量精准管理体系的构建和应用	骆书美	重庆医科大学	重庆市卫生健康委员会面上项目	2019MSXM0－05	5.00
穴位中频电刺激对正畸过程中神经肌肉改建作用的临床研究	王豫蓉	重庆医科大学	重庆市卫生健康委员会中医药科研项目	2019ZY023－110	5.00
灼口综合征患者的中医证型与情绪及免疫状态的相关性研究	陈方淳	重庆医科大学	重庆市卫生健康委员会中医药科研项目	2019ZY023－226	5.00

续表

项目名称	项目负责人	单位	基金或资助项目	批准号或编号	资助金额（万元）
Becn1 基因调节小鼠颌下腺内环境稳态维持及其相关机制研究	赵天宇	重庆医科大学	重庆市教育委员会重点项目	KJZD – K201900402	10.00
基于树枝状分子的骨靶向纳米凝胶用于骨修复的相关研究	杨　生	重庆医科大学	重庆市教育委员会青年项目	KJQN2019 – 00441	4.00
基于抗菌性及骨免疫调控特性的程序性双离子控释三维打印金属支架对感染骨创的修复作用	王　思	重庆医科大学	重庆市教育委员会青年项目	KJQN2019 – 00415	4.00
糖尿病患者牙种植体周围炎相关微生物及代谢组学研究	陈　陶	重庆医科大学	重庆市教育委员会青年项目	KJQN2019 – 00407	4.00
凋亡小体功能化修饰纳米纤维膜调控炎症环境下牙周膜干细胞功能的实验研究	高　翔	重庆医科大学	重庆市教育委员会青年项目	KJQN2019 – 00427	4.00
二甲双胍缓释 tHA/PCL 引导组织再生膜的制备及其促牙周组织再生作用机制的研究	高　翔	重庆医科大学	重庆市人社局留创计划项目	–	5.00
UPS/tRNA – derived nRNAs 在细菌代谢产物引起的牙周病和牙周病正畸治疗中的作用和药物筛选	吴晓绵	重庆医科大学	重庆市人社局留创计划项目	–	5.00
定向电纺复合光疗支架修复牙周缺损的机制及效果研究	张曦木	重庆医科大学	重庆市博士后研究项目	–	20.00
二甲双胍缓释 Tha/PCL 纤维膜引导牙周组织修复的研究	高　翔	重庆医科大学	重庆市博士后研究项目	–	10.00
脂肪干细胞来源的外泌体 miRNA 在颞下颌关节炎中的治疗机制研究	许　杰	重庆医科大学	重庆市博士后研究项目	–	5.00
SPA – Z 结构域改性丝素支架用于抗体介导骨再生的研究	吴庆庆	重庆医科大学	重庆市博士后研究项目	–	5.00
中国西部地区儿童龋病预防项目	周　智	重庆医科大学	中牙病防治基金	–	20.00
牙本质处理对氟斑牙牙本质粘接及牙本质敏感影响的研究	郭　玲	西南医科大学	中华口腔医学会临床科研基金	CSA – W 2019 – 07	5.00
Mage – D1 在 p75NTR 阳性外胚间充质干细胞成牙分化与矿化中的调控作用及机制研究	温秀杰	西南医科大学	国家自然科学基金面上项目	81970906	55.00
燃煤型地氟/砷及汞中毒分子发病机制和可持续性防控策略研究	廖　健	贵州医科大学	国家自然科学基金委项目	U1812403 – 6 – 1 – 8	15.00
纳米棒状羟基磷灰石颗粒复合微米 PLGA 多尺度有序定向支架再生修复牙周组织	王亚静	贵州医科大学	贵州省卫生健康委科学技术基金项目	gzwjkj2019 – 1 – 170	4.00
低氧预处理人尿源性干细胞外泌体经 Wnt 通路激活放射性损伤涎腺内源性干细胞参与修复过程的机制研究	黄桂林	遵义医科大学	国家自然科学基金	81960204	42.00

续表

项目名称	项目负责人	单位	基金或资助项目	批准号或编号	资助金额（万元）
钙离子稳态失调在氟斑牙形成中的作用及关键基因的功能定位	田　源	遵义医科大学	国家自然科学基金	81960202	42.00
DDIT4 信号轴调控 β－防御素表达在放射性口腔黏膜炎中的作用及机制研究	杨建堂	遵义医科大学	国家自然科学基金	81960198	42.00
利用成骨功能化的人尿源性干细胞外泌体构建新型组织工程化骨的研究	王　帅	遵义医科大学	贵州省科技计划项目	黔科合基础［2019］1340	10.00
牙髓组织和三叉神经节 P2X7 受体激活在大鼠牙髓炎疼痛机制中作用	张跃蓉	遵义医科大学	贵州省科技计划项目	黔科合基础［2019］1337	10.00
新型佐剂对牙周病基因疫苗免疫增强作用的效果观察及机制研究	田　源	遵义医科大学	贵州省科技计划项目	黔科合基础［2019］1333	10.00
FLRT3 通过 FGF 和 BMP 信号通路调控下颌骨生长发育的作用机制研究	许艳华	昆明医科大学	国家自然科学基金地区科学基金	81960195	35.00
SMO 基因突变与牙源性角化囊肿发病关系及分子靶向干预研究	翟洁梅	昆明医科大学	国家自然科学基金地区科学基金	81960203	35.00
正畸压应力通过侵袭性伪足介导破骨细胞分化的分子机制研究	胡江天	昆明医科大学	云南省科技厅联合专项重点项目	2019FE001－008	40.00
自噬在云南白药调控牙周炎骨代谢中的作用及机制研究	和红兵	昆明医科大学	云南省科技厅联合专项重点项目	2019FE001－168	40.00
特发性牙龈纤维瘤来源外泌体在牙龈增生中的作用及其机制探究	张明珠	昆明医科大学	云南省科技厅联合专项面上项目	2019FE001－088	10.00
PTCH1 基因突变对牙源性角化囊肿间质细胞生物学行为的影响及分子靶向干预研究	翟洁梅	昆明医科大学	云南省科技厅联合专项面上项目	2019FE001－089	10.00
T－scan 和 PAR 指数在传统固定矫治和隐形矫治动静态咬合分析中的应用研究	周　婷	昆明医科大学	云南省科技厅联合专项面上项目	2019FE001－090	10.00
固定磁力功能矫治器应用于青春期Ⅲ类错㱔畸形矫治及对颞下颌关节影响的 MRI 研究	尹　康	昆明医科大学	云南省科技厅联合专项面上项目	2019FE001－250	10.00
植入 I－125 粒子对家兔血管化神经段面神经重建后神经再生的影响	朱　瑾	昆明医科大学	云南省科技厅联合专项面上项目	2019FE001－251	10.00
牙周基础治疗联合 Nd：YAG 激光治疗慢性牙周炎的细菌学研究	吴剑花	昆明医科大学	云南省科技厅联合专项面上项目	2019FE001－252	10.00
复合树脂对牙本质牙髓复合体原位形成影响的研究	龚　瑜	昆明医科大学	云南省科技厅联合专项面上项目	2019FE001－253	10.00
外泌体/miR－148a 介导特发性牙龈纤维瘤发病机制研究	张明珠	昆明医科大学	云南省科技厅基础研究计划面上项目	2019FB100	10.00
白蛋白包被纳米颗粒增加循环时间降低毒性的研究	张　舒	昆明医科大学	云南省科技厅基础研究计划青年项目	2019FD060	5.00

续表

项目名称	项目负责人	单位	基金或资助项目	批准号或编号	资助金额(万元)
骨碎补对正畸牙移动牙周膜 OPG、RANKL 影响的实验研究	黄　敏	大理大学临床医学院	云南省教育厅科学研究基金	2020J0574	1.00
基于"抗炎－促修复"双重功效研究美洲大蠊治疗牙周炎的作用机制	何丽明	大理大学临床医学院	云南省教育厅科学研究基金	2020J0581	2.00
3D 数字化技术及 EMG 肌电信息在口腔肌功能疗法(OMT)治疗儿童早期面部畸形伴错殆畸形中的应用	王　菲	西安交通大学	陕西省科技厅社会发展领域项目	2019SF081	7.00
吸烟对种植体周围微生物群落影响的宏基因组学研究	周　秦	西安交通大学	陕西省科技厅社会发展领域项目	2019SF144	7.00
PAG 内雌激素敏感神经元介导应激诱发 TMD 疼痛的作用研究	胡　波	西安交通大学	陕西省自然科学青年项目	2019JQ44	3.00
ProBDNF 在摄食行为和能量平衡调控过程中的机理研究	杨建民	西安交通大学	陕西省自然科学面上项目	2019JM051	3.00
慢性根尖周炎患者口腔微生物群落结构特征的研究	井姣姣	西安交通大学	陕西省自然科学青年项目	2019JQ972	3.00
SIRT1 激活线粒体自噬的干预机制对 AGEs 影响下 PDLSCs 成骨分化过程的调控作用	朱春晖	西安交通大学	国家自然科学基金青年科学基金	81901019	21.00
基于外周血 circRNA 标记的法医物证学年龄推断研究	孟昊天	西安交通大学	国家自然科学基金青年科学基金	81901926	20.00
流体剪切力学信号通过 Integrin/YAP 修复成牙本质细胞损伤的调控机制	牛　林	西安交通大学	国家自然科学基金面上项目	81970981	55.00
SorCS2 调控大脑 MHb→IPN 神经环路机制以及在抑郁相关行为中的作用研究	杨建民	西安交通大学	国家自然科学基金面上项目	81971275	55.00
5－HT3 和 5－HT2C 受体介导颌面部炎症合并应激引起躯体和内脏痛敏化	曹东元	西安交通大学	国家自然科学基金面上项目	81971049	55.00
中国西部地区儿童龋病预防项目	黄瑞哲 李　彤	西安交通大学	中国牙病防治基金会项目	20190919	20.00
陕西省科技新星	郭昱成	西安交通大学	陕西省卫生健康委员会基金	–	10.00
基于深度学习构建西北汉族青少年牙龄评价体系的研究	郭昱成	西安交通大学	中国博士后科学基金	2019M653－664	8.00
唾液及血清来源外泌体环状 RNAs 在口腔鳞状细胞癌液体活检诊断技术中的应用研究	王　琳	西安医学院	陕西省重点研发计划一般项目	2019SF176	7.00
抑癌基因 CD82 及相互作用蛋白在口腔癌的作用机制研究	柴　娟	西安医学院	陕西省科技厅自然基础项目	2019JQ886	3.00

续表

项目名称	项目负责人	单位	基金或资助项目	批准号或编号	资助金额（万元）
面神经显微结构连续组织切片的三维重建与可视化研究	秦泗佳	西安医学院	陕西省教育厅专项科学研究计划	19JK0761	2.00
氧化石墨烯-聚醚醚酮细胞外仿生支架的成骨性能研究	张琳梅	西安医学院	陕西省教育厅专项科学研究计划	19JK0764	2.00
力致发光/氟化石墨烯/抗龋高强玻璃离子水门汀的制备及基础研究	刘　斌	兰州大学	国家自然科学基金面上项目	81970976	52.00
支持人多能干细胞体外培养多肽序列的人工设计及其影响整合素受体的机制研究	周　平	兰州大学	国家自然基金青年基金项目	81801855	21.00
2019 年重大公共卫生专项儿童口腔疾病综合干预项目	李志革	兰州大学	企事业单位委托科技项目	20190470	20.00
microRNA-497-5p 调控唇/腭裂关键基因靶点决定人唇/腭裂发生表型的研究	张宝平	兰州大学	国家重点研发计划	20190524	10.00
新型口腔医学材料的开发研究	刘　斌	兰州大学	企事业单位委托科技项目	20200008	42.64
中华口腔医学会优秀青年人才托举项目	周　平	兰州大学	中国科学技术协会青年人才托举工程项目	-	45.00
嗜热脂肪酶工业化生产及催化生产普瑞巴林重要中间体的关键技术研究	李　屹	兰州大学	其他科技服务	20190823	45.00
“扶贫助弱，健康口腔”甘肃临夏州少数民族全生命周期口腔健康扶贫示范	李志强	西北民族大学	中国牙病防治基金会	XBMU2019-BC05	49.90
Arhgap29 条件性基因敲除小鼠模型建立及其颌面部发育中作用机制研究	黄永清	宁夏医科大学	国家自然科学基金	81960197	35.00
人复层牙周膜细胞膜片制备技术的人建立及在牙周组织再生中的应用研究	王婧姣	宁夏医科大学	宁夏卫生健康委员会重点科学研究项目	2019BEG0-3035	18.00
Lin28A 对人牙周膜干细胞“干性”潜能的作用研究	何　琴	宁夏医科大学	宁夏自然科学基金	2019AAC030-78	5.00
新疆地区汉族、维吾尔族骨性Ⅲ类错𬌗畸形致病基因多态性的对比研究	米丛波	新疆医科大学	新疆科学基金项目	81960196	35.00
根管治疗后并发症的规范化诊疗	赵　今	新疆医科大学	新疆卫生与健康适宜技术项目	SYTG2019-83	4.00
颞下颌关节紊乱病的规范诊治	龚忠诚	新疆医科大学	新疆卫生与健康适宜技术项目	SYTG2019-36	4.00
3D 打印技术在鼻眶筛粉碎性骨折整复中的应用研究	王　冰	新疆医科大学	新疆卫生健康青年医学科技项目	WJWY201924	1.50
外用盐酸倍他洛尔与马来酸噻吗洛尔治疗浅表型婴幼儿血管瘤的临床随机对照研究	凌　彬	新疆医科大学	中华口腔医学会	CSA-W2019-01	3.00

2019 年出版发行的口腔医学图书

[本栏目收录的图书目录为我国口腔医学或相关学科教师、医师所编(著、译)并公开出版发行的口腔医学专业图书,时限自 2019 年 1 月至 12 月。按各类图书书名的首字汉语拼音字母顺序排序]

2018 年国家医疗服务与质量安全报告 口腔医学分册

主　　编　国家口腔医学质控中心
出　　版　人民卫生出版社
出版日期　2019 年 6 月
开　　本　大 16 开
字　　数　454 千字
页　　数　256 页
定　　价　152. 00 元

3D 牙周美容手术图谱(天然牙篇)

主　　编　(日)冈田素平太(日)小田师巳
主　　审　章锦才
主　　译　杜岩
出　　版　辽宁科学技术出版社
出版日期　2019 年 12 月
开　　本　16 开
页　　数　160 页
定　　价　198. 00 元

Burket 口腔医学(第 12 版)

主　　编　Michael Glick
主　　译　陈谦明　李龙江
出　　版　人民卫生出版社
出版日期　2019 年 9 月
开　　本　大 16 开
字　　数　131 千字
页　　数　656 页
定　　价　398. 00 元

Ingle 牙髓病学(第 7 版)

主　　编　(美)伊兰 · 罗特施泰因
　　　　　(Ilan Rotstien)　等
出　　版　人民卫生出版社
出版日期　2019 年 11 月
开　　本　16 开
字　　数　2 700 千字
页　　数　1214 页
定　　价　498. 00 元

PDO 矫治技术

著　　者　兰泽栋　陈建明
出　　版　人民卫生出版社
出版日期　2019 年 7 月
开　　本　大 16 开
字　　数　310 千字
页　　数　176 页
定　　价　148. 00 元

QDT2018

主　　编　(美)西拉斯 · 杜阿尔特
　　　　　(Sillas Duarte)
译　　者　QDT 中文版翻译委员会
出　　版　辽宁科学技术出版社
出版日期　2019 年 10 月
开　　本　16 开
字　　数　350 千字
页　　数　256 页
定　　价　398. 00 元

案析口腔黏膜病学(第 2 版)

主　　编　陈谦明　曾昕
出　　版　人民卫生出版社
出版日期　2019 年 10 月
开　　本　大 16 开
字　　数　867 千字

页　　数　427 页
定　　价　258.00 元

案析口腔黏膜病学(英文版)
著　　者　陈谦明　曾　昕
出　　版　人民卫生出版社
出版日期　2019 年 2 月
开　　本　16 开
字　　数　438 千字
页　　数　223 页
定　　价　259.00 元

唇腭裂就医指南(口腔科常见及多发病就医指南系列)
总 主 编　周学东
主　　编　石冰
出　　版　人民卫生出版社
出版日期　2019 年 4 月
开　　本　16 开
字　　数　157 千字
页　　数　154 页
定　　价　75.00 元

口腔正畸就医指南(口腔科常见及多发病就医指南系列)
总 主 编　周学东
主　　编　王林
出　　版　人民卫生出版社
出版日期　2019 年 4 月
开　　本　16 开
字　　数　114 千字
页　　数　128 页
定　　价　56.00 元

拔牙就医指南(口腔科常见及多发病就医指南系列)
总 主 编　周学东
主　　编　胡开进
出　　版　人民卫生出版社
出版日期　2019 年 6 月
开　　本　小 16 开
字　　数　128 千字
页　　数　123 页
定　　价　59.00 元

重塑您的笑容(第 4 版)
主　　编　(美)罗纳德　E. 格尔斯坦
　　　　　(Ronald E. Goldstein)
出　　版　辽宁科学技术出版社
出版日期　2019 年 1 月
开　　本　12 开
字　　数　400 千字
页　　数　246 页
定　　价　198.00 元

穿颧种植循解剖之道
主　　编　(西)卡洛斯　阿帕里西奥
　　　　　(Carlos Aparicio)
主　　译　关呈超
副 主 译　金辰　孙鹏　陈钢
出　　版　辽宁科学技术出版社
出版日期　2019 年 5 月
开　　本　16 开
字　　数　350 千字
定　　价　398.00 元

瓷贴面微创修复
主　　编　(意)阿迪罗 · 索曼拉
　　　　　(Attilio Sommella)
　　　　　(意)圭里诺 · 鲍兰托尼
　　　　　(Guerino Paolantoni)
主　　译　刘擎　周锐
出　　版　辽宁科学技术出版社
出版日期　2019 年 9 月
开　　本　16 开
字　　数　630 千字
页　　数　250 页
定　　价　468.00 元

当代口腔诊疗基础与临床进展
著　　者　丁广存
出　　版　吉林科学技术出版社
出版日期　2019 年 5 月
开　　本　32 开
字　　数　216 千字
页　　数　185 页
定　　价　42.00 元

第四次全国口腔健康流行病学调查报告

主　　编　王兴
副 主 编　冯希平　李志新
出　　版　人民卫生出版社
出版日期　2019 年 9 月
开　　本　16 开
字　　数　475 千字
页　　数　240 页
定　　价　78.00 元

腭裂与腭咽功能障碍的语音治疗

主　　编　Ginette Phippen
主　　译　李盛
出　　版　人民卫生出版社
出版日期　2019 年 5 月
开　　本　16 开
字　　数　388 千字
页　　数　322 页
定　　价　89.00 元

儿童口腔疾病防治

主　　编　陈伟
出　　版　浙江大学出版社
出版日期　2019 年 10 月
开　　本　16 开
字　　数　276 千字
页　　数　227 页
定　　价　45.00 元

儿童口腔健康管理手册

主　　编　王洁雪　黄睿洁
名誉主编　邹静
出　　版　四川大学出版社
出版日期　2019 年 11 月
开　　本　32 开
字　　数　31 千字
页　　数　40 页
定　　价　16.00 元

复发性口腔溃疡的综合治理

主　　审　李振国
编　　著　李辰或　朱力
出　　版　中国医药科技出版社
出版日期　2019 年 3 月
开　　本　大 32 开
字　　数　127 千字
页　　数　198 页
定　　价　29.00 元

复发性口腔溃疡中西医结合诊断和治疗

主　　编　王文梅　段宁　王翔
出　　版　东南大学出版社
出版日期　2019 年 1 月
开　　本　16 开
字　　数　400 千字
页　　数　268 页
定　　价　70.00 元

根管治疗后的牙体修复

主　　编　(美)乔奇 · 佩尔迪高
主　　译　梁景平
出　　版　世界图书出版公司
出版日期　2019 年 7 月
开　　本　16 开
字　　数　270 千字
页　　数　280 页
定　　价　180.00 元

固定修复体工艺技术(高职高专创新教材 供口腔工艺技术专业用)

总 主 编　牛东平
主　　编　秦永生
主　　审　巢永烈
出　　版　人民卫生出版社
出版日期　2019 年 9 月
开　　本　16 开
字　　数　462 千字
页　　数　89 页
定　　价　86.00 元

关爱自己从牙开始成人口腔保健

主　　编　冯希平　林焕彩
出　　版　人民卫生出版社
出版日期　2019 年 11 月
开　　本　16 开
字　　数　58 千字
页　　数　40 页

定　　价　35.00 元

护卫牙健康

主　　编　上海科普教育促进中心

出　　版　上海科学技术出版社

出版日期　2019 年 11 月

开　　本　32 开

字　　数　50 千字

页　　数　144 页

定　　价　20.00 元

可摘局部义齿工艺技术(高职高专创新教材 供口腔工艺技术专业用)

总 主 编　牛东平

主　　编　张兴明

主　　审　王新知

出　　版　人民卫生出版社

出版日期　2019 年 8 月

开　　本　16 开

字　　数　438 千字

页　　数　46 页

定　　价　86.00 元

口腔并发症预防与处理

原　　著　(美)德博拉 · A. 特米伊

主　　审　陈吉华

主　　译　张凌

出　　版　世界图书出版公司

出版日期　2019 年 4 月

开　　本　16 开

页　　数　228 页

定　　价　169.00 元

口腔颌面部疾病 CT 诊断与鉴别诊断

主　　编　马绪臣　李铁军

出　　版　北京大学医学出版社

出版日期　2019 年 6 月

开　　本　16 开

字　　数　710 千字

页　　数　378 页

定　　价　220.00 元

口腔颌面影像技术与诊断

主　　编　王照五　许来青　曹均凯

出　　版　科学出版社

出版日期　2019 年 10 月

开　　本　16 开

字　　数　1 000 千字

页　　数　688 页

定　　价　300.00 元

口腔激光原理与技术实践(第 2 版)

主　　编　(美)罗伯特 · 肯维萨
　　　　　(Robert A. Convissar)

主　　审　刘洪臣

主　　译　赵颖

出　　版　辽宁科学技术出版社

出版日期　2019 年 9 月

开　　本　16 开

字　　数　580 千字

页　　数　320 页

定　　价　298.00 元

口腔疾病治疗理论与实践

主　　编　王兆林　赵新春　刘军华

出　　版　吉林科学技术出版社

出版日期　2019 年 5 月

开　　本　16 开

字　　数　326 千字

页　　数　262 页

定　　价　88.00 元

口腔健康教育(口腔护士规范化培训教程)

总 主 编　赵佛容　李秀娥

主　　编　邓立梅　廖学娟

出　　版　人民卫生出版社

出版日期　2019 年 4 月

开　　本　32 开

字　　数　156 千字

页　　数　184 页

定　　价　28.00 元

口腔科学(全国高等学校“十三五”医学规划教材 供临床、基础、预防、护理、检验、口腔、药学等专业用)

主　　编　樊明文　周学东

出　　版　高等教育出版社

出版日期　2019 年 5 月

开　　本　16 开

字　　数　550 千字

页　　数　273 页
定　　价　42. 80 元

口腔科学学习指导与习题集(国家卫生健康委员会"十三五"规划教材配套教材 全国高等学校配套教材 供基础、临床、预防、口腔医学类专业用)
主　　审　张志愿
主　　编　郑家伟
副 主 编　房兵
出　　版　人民卫生出版社
出版日期　2019 年 5 月
开　　本　16 开
字　　数　236 千字
页　　数　135 页
定　　价　25. 00 元

口腔科医师处方
主　　编　王佃亮　唐志辉　危岩
出　　版　中国协和医科大学出版社
出版日期　2019 年 9 月
开　　本　32 开
字　　数　170 千字
页　　数　276 页
定　　价　38. 00 元

口腔临床医患沟通(口腔住院医师规范化培训系列指导用书)
主　　编　孙卫斌　王磊
副 主 编　周红　杨旭东
出　　版　人民卫生出版社
出版日期　2019 年 8 月
开　　本　16 开
字　　数　292 千字
页　　数　192 页
定　　价　42. 00 元

口腔门诊护理操作常规与综合管理手册
主　　编　马丽辉　李秀娥
出　　版　人民卫生出版社
出版日期　2019 年 10 月
开　　本　小 16 开
字　　数　259 千字
页　　数　211 页
定　　价　98. 00 元

口腔门诊麻醉并发症及处理
主　　编　郁葱
出　　版　人民卫生出版社
出版日期　2019 年 12 月
开　　本　16 开
字　　数　657 千字
页　　数　406 页
定　　价　228. 00 元

口腔内科学(第 2 版 全国高职同专教育口腔医学专业"十三五)规划教材 供口腔医学、口腔医学技术专业用)
主　　编　格根塔娜　李周胜
出　　版　江苏凤凰科学技术出版社
出版日期　2019 年 8 月
开　　本　16 开
页　　数　255 页
定　　价　67. 00 元

口腔黏膜病病例精粹 80 例
主　　编　华红　高岩
出　　版　北京大学医学出版社
出版日期　2019 年 8 月
开　　本　16 开
字　　数　658 千字
页　　数　325 页
定　　价　188. 00 元

口腔黏膜病就医指南(口腔科常见及多发病就医指南系列)
总 主 编　周学东
主　　编　陈谦明
出　　版　人民卫生出版社
出版日期　2019 年 3 月
开　　本　16 开
字　　数　100 千字
页　　数　112 页
定　　价　56. 00 元

口腔器械图谱(第 5 版)
著　　者　Linda R. Bartolomucci Boyd
主　　译　葛成　张鹏　舒瑶
出　　版　河南科学技术出版社
出版日期　2019 年 10 月

开　　本　16 开
字　　数　390 千字
页　　数　376 页
定　　价　198.00 元

口腔外科手术学(第 1 卷)
编　　著　日本口腔外科学会
主　　译　卢利　白晓峰
出　　版　辽宁科学技术出版社
出版日期　2019 年 1 月
开　　本　16 开
字　　数　300 千字
页　　数　218 页
定　　价　298.00 元

口腔外科手术学(第 2 卷)
编　　著　日本口腔外科学会
主　　译　卢利　白晓峰
出　　版　辽宁科学技术出版社
出版日期　2019 年 2 月
开　　本　16 开
字　　数　300 千字
页　　数　217 页
定　　价　298.00 元

口腔外科手术学(第 3 卷)
编　　著　日本口腔外科学会
主　　译　卢利　白晓峰
出　　版　辽宁科学技术出版社
出版日期　2019 年 1 月
开　　本　16 开
字　　数　360 千字
页　　数　267 页
定　　价　298.00 元

口腔外科手术学(第 4 卷)
编　　著　日本口腔外科学会
主　　译　卢利　白晓峰
出　　版　辽宁科学技术出版社
出版日期　2019 年 1 月
开　　本　16 开
字　　数　450 千字
页　　数　324 页
定　　价　298.00 元

口腔修复工(国家卫生行业职业资格考试指导)
主　　编　于海洋
副 主 编　岳莉　朱卓立　周敏
出　　版　人民卫生出版社
出版日期　2019 年 9 月
开　　本　16 开
字　　数　608 千字
页　　数　378 页
定　　价　68.00 元

口腔修复临床解决方案(下卷)
主　　编　(巴西)路易斯·纳西索·马拉提里
(Luiz Narciso Baratieri)
主　　译　国洪波　夏应峰
出　　版　辽宁科学技术出版社
出版日期　2019 年 1 月
开　　本　16 开
字　　数　500 千字
页　　数　312 页
定　　价　398.00 元

口腔修复学(第 2 版 全国高职高专教育口腔医学专业“十三五”规划教材 供口腔医学、口腔医学技术专业用)
主　　编　肖严　汤秀春
出　　版　江苏凤凰科学技术出版社
出版日期　2019 年 6 月
开　　本　16 开
页　　数　310 页
定　　价　58.00 元

口腔医学(第 4 版　“十三五”全国高等医学院校本科规划教材 住院医师规范化培训辅导教材)
主　　编　王松灵　程斌
出　　版　北京大学医学出版社
出版日期　2019 年 6 月
开　　本　16 开
字　　数　396 千字
页　　数　203 页
定　　价　45.00 元

口腔医学(八　再生医学丛书)

编　　著　(日)上田　实　朝　比奈泉
主　　译　陶凯　金亮亮　张晓东等
出　　版　辽宁科学技术出版社
出版日期　2019 年 3 月
开　　本　16 开
字　　数　250 千字
页　　数　164 页
定　　价　50.00 元

口腔医学美学(全国高等卫生职业教育口腔医学、口腔医学技术专业 实用技能型“十三五”规划教材 供口腔医学、口腔医学技术专业使用)
主　　编　孙建欣　彭澜
出　　版　华中科技大学出版社
出版日期　2019 年 5 月
开　　本　16 开
字　　数　368 千字
页　　数　200 页
定　　价　68.00 元

口腔预防医学(第 2 版 全国高职高专教育口腔医学专业“十三五"规划教材 供口腔医学、口腔医学技术专业用)
主　　编　周智　谢宏新
出　　版　江苏凤凰科学技术出版社
出版日期　2019 年 4 月
开　　本　16 开
页　　数　179 页
定　　价　35.00 元

口腔正畸临床高效矫治
主　　编　张栋梁
出　　版　北京工业大学出版社
出版日期　2019 年 10 月
开　　本　16 开
字　　数　344 千字
页　　数　280 页
定　　价　398.00 元

口腔正畸临床治疗设计
主　　编　(德)安德烈·维切豪斯
　　　　　(Andrea Wichelhaus)
主　　审　秦科
主　　译　高丽霞　田玉楼
出　　版　辽宁科学技术出版社
出版日期　2019 年 5 月
开　　本　16 开
字　　数　800 千字
页　　数　564 页
定　　价　598.00 元

口腔正畸学(全国高等职业教育“十三五”规划教材 供口腔医学、口腔医学技术专业使用)
主　　编　肖水清　郭泾
出　　版　中国医药科技出版社
出版日期　2019 年 12 月
开　　本　16 开
字　　数　298 千字
页　　数　174 页
定　　价　35.00 元

口腔正畸与颜面美容
编　　著　朱云山　施洁珺
出　　版　科学出版社
出版日期　2019 年 6 月
开　　本　16 开
字　　数　256 千字
页　　数　200 页
定　　价　88.00 元

口腔执业助理医师资格考试应试题库与解析
主　　编　董福生
出　　版　中国协和医科大学出版社
出版日期　2019 年 12 月
开　　本　16 开
字　　数　970 千字
页　　数　469 页
定　　价　86.00 元

口腔种植临床指南 拔牙位点种植 各种治疗方案(第三卷)
编　　者　(澳)斯蒂芬·陈
　　　　　(瑞士)丹尼尔·布瑟
主　　译　宿玉成
出　　版　辽宁科学技术出版社
出版日期　2019 年 1 月
开　　本　16 开
字　　数　414 千字

页　　数　206 页
定　　价　298.00 元

口腔种植临床指南 美学区连续多颗牙缺失间隙的种植修复(第六卷)
编　　者　(瑞士)茱莉亚加夫列拉·维特内本
　　　　　(美)汉斯彼得·韦伯
主　　译　宿玉成
出　　版　辽宁科学技术出版社
出版日期　2019 年 1 月
开　　本　16 开
字　　数　446 千字
页　　数　264 页
定　　价　298.00 元

口腔种植临床指南 美学区种植治疗:单颗牙缺失的种植修复(第一卷)
编　　者　(瑞士)乌尔斯·贝尔瑟
　　　　　(美)威廉·马丁(瑞士)罗纳德·荣格　等
主　　译　宿玉成
出　　版　辽宁科学技术出版社
出版日期　2019 年 1 月
开　　本　16 开
字　　数　410 千字
页　　数　260 页
定　　价　298.00 元

口腔种植临床指南 上颌窦提升的临床程序(第五卷)
主　　编　(日)英明胜山
　　　　　(H. Katsuyama)
　　　　　(丹)西蒙·斯托尔高兹·詹森
　　　　　(S. S. Jensen)
主　　译　宿玉成
出　　版　辽宁科学技术出版社
出版日期　2019 年 2 月
开　　本　16 开
字　　数　333 千字
页　　数　218 页
定　　价　298.00 元

口腔种植临床指南 牙种植学的 SAC 分类
主　　编　(澳)安东尼·道森
　　　　　(A. Dawson)
　　　　　(美)斯蒂芬·陈
　　　　　(S. Chen)
主　　译　宿玉成
出　　版　辽宁科学技术出版社
出版日期　2019 年 2 月
开　　本　16 开
字　　数　333 千字
页　　数　164 页
定　　价　298.00 元

口腔种植临床指南 牙种植学的负荷方案 牙列缺失的负荷方案(第四卷)
主　　编　(荷)丹尼尔·维斯梅耶
　　　　　(D. Wismeijer)
　　　　　(意)保罗·卡森蒂尼
　　　　　(P. Casentini)
　　　　　(美)杰曼·加卢奇
　　　　　(G. O. Gallucci)等
主　　译　宿玉成
出　　版　辽宁科学技术出版社
出版日期　2019 年 1 月
开　　本　16 开
字　　数　410 千字
页　　数　236 页
定　　价　298.00 元

口腔种植临床指南 牙种植学的负荷方案 牙列缺损的负荷方案(第二卷)
主　　编　(美)迪安·莫顿
　　　　　(D. Morton)
　　　　　(美)杰弗里·加内斯
　　　　　(J. Ganeles)
主　　译　宿玉成
出　　版　辽宁科学技术出版社
出版日期　2019 年 1 月
开　　本　16 开
字　　数　330 千字
页　　数　174 页
定　　价　298.00 元

口腔种植修复

主　　编　德斯蒂芬 · 沃夫特
主　　译　孙鹏　葛成
出　　版　辽宁科学技术出版社
出版日期　2019 年 10 月
开　　本　16 开
字　　数　1 800 千字
页　　数　1 297 页
定　　价　998. 00 元

口腔种植咬合技术
著　　者　(日)保母 须弥也
　　　　　(日)细山愃
主　　译　汤学华
出　　版　辽宁科学技术出版社
出版日期　2019 年 2 月
开　　本　16 开
字　　数　350 千字
页　　数　252 页
定　　价　298. 00 元

口腔住院医师临床技术模拟训练
主　　编　孙卫斌　谢思静
副 主 编　汤旭娜　沈苏南
出　　版　东南大学出版社
出版日期　2019 年 10 月
开　　本　16 开
字　　数　230 千字
页　　数　204 页
定　　价　45. 00 元

口腔组织病理学(第 2 版 全国高职高专教育口腔医学专业“十三五”规划教材 供口腔医学、口腔医学技术专业用)
主　　编　方明　闫沁远
出　　版　江苏凤凰科学技术出版社
出版日期　2019 年 8 月
开　　本　16 开
页　　数　194 页
定　　价　50. 00 元

老年患者的口腔种植治疗
主　　编　(瑞士)佛罗克 · 穆勒
　　　　　(英)斯蒂芬 · 巴特
主　　译　宿玉成
出　　版　辽宁科学技术出版社
出版日期　2019 年 7 月
开　　本　16 开
字　　数　500 千字
页　　数　302 页
定　　价　368. 00 元

老年口腔医学(第 2 版)
主　　编　吴补领　刘洪臣　范兵
出　　版　西安交通大学出版社
出版日期　2019 年 11 月
开　　本　16 开
字　　数　612 千字
页　　数　389 页
定　　价　108. 00 元

临床牙周病学 牙种植治疗的软组织增量专辑
著　　者　(意)马里奇奥 · 托尼提
　　　　　(Maurizio Tonetti)
出　　版　辽宁科学技术出版社
出版日期　2019 年 12 月
开　　本　16 开
字　　数　100 千字
页　　数　48 页
定　　价　50. 00 元

流动复合树脂修复
主　　编　(美)道格拉斯 · 特里
　　　　　(Douglas A. Terry)
主　　审　李继遥
主　　译　何利邦　薛晶
出　　版　辽宁科学技术出版社
出版日期　2019 年 1 月
开　　本　12 开
字　　数　500 千字
页　　数　280 页
定　　价　398. 00 元

美学区实战图谱
主　　审　宫苹
主　　编　谭震
出　　版　人民卫生出版社
出版日期　2019 年 7 月

字　　数　546 千字
页　　数　355 页
定　　价　228.00 元

美学区天然牙与种植牙软组织处理(上卷)

主　　编　林宝莹
出　　版　辽宁科学技术出版社
出版日期　2019 年 9 月
开　　本　16 开
字　　数　1 050 千字
页　　数　598 页
定　　价　792.40 元

磨牙牙髓疾病诊疗

主　　编　(美)欧威·彼德斯
　　　　　(Ove A. Peters)
主　　审　周学东
主　　译　高原　黄定明
出　　版　辽宁科学技术出版社
出版日期　2019 年 8 月
开　　本　16 开
字　　数　400 千字
页　　数　293 页
定　　价　198.00 元

你是上帝吻过的天使

主　　编　孙傲　吴若怡　晏凡雨
出　　版　武汉大学出版社
出版日期　2019 年 4 月
开　　本　16 开
字　　数　51 千字
页　　数　60 页
定　　价　28.00 元

颞下颌关节外科学手术图谱

主　　编　(美)彼得·D. 奎恩
　　　　　(Peter D. Quinn)
　　　　　(美)埃里克 J. 格兰瑰斯特
　　　　　(Eric J. Granquist)
主　　审　邱蔚六　杨驰
主　　译　何冬梅
出　　版　山东科学技术出版社
出版日期　2019 年 9 月
开　　本　16 开
字　　数　320 千字
页　　数　254 页
定　　价　200.00 元

全口义齿修复学(国家卫生计划生育委员会“十三五”规划教材 全国高等学校研究生规划教材 供口腔医学类专业用

主　　编　冯海兰
副 主 编　刘洪臣
出　　版　人民卫生出版社
出版日期　2019 年 5 月
开　　本　16 开
字　　数　487 千字
页　　数　305 页
定　　价　108.00 元

上颌无牙颌美学种植修复

主　　编　(法)卡里姆·达达
　　　　　(Karim Dada)
　　　　　(法)马尔万·达斯
　　　　　(Marwan Daas)
主　　译　曲哲
出　　版　辽宁科学技术出版社
出版日期　2019 年 9 月
开　　本　16 开
字　　数　350 千字
页　　数　194 页
定　　价　398.00 元

实用口腔粘接修复技术图谱

主　　编　姜婷
出　　版　人民卫生出版社
出版日期　2019 年 2 月
开　　本　大 16 开
字　　数　479 千字
页　　数　272 页
定　　价　218.00 元

实用牙周整形手术(第 2 版)

主　　编　(美)塞尔日·迪巴尔特
主　　译　潘亚萍
出　　版　辽宁科学技术出版社
出版日期　2019 年 3 月

开　　本　16 开
字　　数　280 千字
页　　数　168 页
定　　价　198.00 元

树脂粘接式固定桥

主　　编　(德)马蒂亚斯·克恩
主　　译　郑妍华　周锐
出　　版　辽宁科学技术出版社
出版日期　2019 年 9 月
开　　本　16 开
字　　数　350 千字
定　　价　398.00 元

天然牙列和种植体的调殆治疗三维咬合

主　　编　(西)维森特·希门尼斯·洛佩兹
译　　者　张渊
出　　版　辽宁科学技术出版社
出版日期　2019 年 8 月
开　　本　16 开
字　　数　300 千字
页　　数　221 页
定　　价　398.00 元

调殆临床实用技术图解

著　　者　刘洋
出　　版　江苏凤凰科学技术出版社
出版日期　2018 年 6 月
开　　本　16 开
字　　数　138 千字
页　　数　137 页
定　　价　198.00 元

团队口腔医学

主　　编　姚江武
出　　版　辽宁科学技术出版社
出版日期　2019 年 1 月
开　　本　16 开
字　　数　200 千字
页　　数　140 页
定　　价　128.00 元

无牙颌种植理论与实践

主　　编　陈江
出　　版　辽宁科学技术出版社
出版日期　2019 年 9 月
开　　本　16 开
字　　数　450 千字
页　　数　301 页
定　　价　298.00 元

下颌种植修复 老年人群牙列缺失的种植指南

主　　编　(加)艾尔汉姆·埃玛米
(Elham Emami)
(加)乔瑟琳·费恩
(Jocelyne Feine)
主　　译　邹德荣
出　　版　辽宁科学技术出版社
出版日期　2019 年 12 月
开　　本　16 开
字　　数　430 千字
页　　数　266 页
定　　价　298.00 元

现代口腔疾病治疗精要

主　　编　刘丽军
出　　版　吉林科学技术出版社
出版日期　2019 年 5 月
开　　本　32 开
字　　数　166 千字
页　　数　173 页
定　　价　42.00 元

新 PMT 专业化口腔预防、保健与牙周辅助治疗技术

主　　编　(日)内山茂　波多野映子
审　　定　杨四维
主　　译　郑成燚　赵蕊妮
出　　版　重庆出版社
出版日期　2019 年 2 月
开　　本　16 开
字　　数　200 千字
页　　数　134 页
定　　价　128.00 元

牙残冠残根诊疗郭斌 2019 观点

著　　者　郭斌

出　　版　科学技术文献出版社
出版日期　2019 年 8 月
开　　本　16 开
字　　数　78 千字
页　　数　126 页
定　　价　78.00 元

牙齿逃跑了

主　　编　王粉玲
出　　版　浙江人民出版社
出版日期　2019 年 5 月
开　　本　32 开
字　　数　37 千字
页　　数　102 页
定　　价　18.00 元

牙科医生用药小手册

著　　者　杨征　赵科　华成舸
出　　版　人民卫生出版社
出版日期　2019 年 3 月
开　　本　大 64 开
字　　数　63 千字
页　　数　131 页
定　　价　28.00 元

牙髓治疗后冠部修复

主　　编　(波)马切伊·扎罗
主　　译　刘擎　周锐
出　　版　辽宁科学技术出版社
出版日期　2019 年 6 月
开　　本　16 开
页　　数　309 页
定　　价　428.00 元

牙体牙髓病就医指南(口腔科常见及多发病就医指南系列)

主　　编　周学东　李继遥
出　　版　人民卫生出版社
出版日期　2019 年 5 月
开　　本　16 开
字　　数　228 千字
页　　数　226 页
定　　价　88.00 元

口腔颌面部肿瘤就医指南(口腔科常见及多发病就医指南系列)

总 主 编　周学东
主　　编　郭传瑸
出　　版　人民卫生出版社
出版日期　2019 年 5 月
开　　本　16 开
字　　数　228 千字
页　　数　226 页
定　　价　88.00 元

颜面整形与美容就医指南(口腔科常见及多发病就医指南系列)

总 主 编　周学东
主　　编　黄洪章
出　　版　人民卫生出版社
出版日期　2019 年 5 月
开　　本　16 开
字　　数　228 千字
页　　数　226 页
定　　价　88.00 元

牙种植就医指南(口腔科常见及多发病就医指南系列)

总 主 编　周学东
主　　编　宫苹
出　　版　人民卫生出版社
出版日期　2019 年 5 月
开　　本　16 开
字　　数　228 千字
页　　数　226 页
定　　价　88.00 元

儿童牙病就医指南(口腔科常见及多发病就医指南系列)

总 主 编　周学东
主　　编　葛立宏
出　　版　人民卫生出版社
出版日期　2019 年 5 月
开　　本　16 开
字　　数　228 千字
页　　数　226 页
定　　价　88.00 元

镶牙就医指南(口腔科常见及多发病就医指南系

列）

总 主 编 周学东

主 编 陈吉华

出 版 人民卫生出版社

出版日期 2019 年 5 月

开 本 16 开

字 数 228 千字

页 数 226 页

定 价 88.00 元

颞下颌关节与面痛就医指南（口腔科常见及多发病就医指南系列）

总 主 编 周学东

主 编 张清彬

出 版 人民卫生出版社

出版日期 2019 年 5 月

开 本 16 开

字 数 228 千字

页 数 226 页

定 价 88.00 元

牙体组织发育的基础研究

主 编 谢晓华

出 版 科学出版社

出版日期 2019 年 11 月

开 本 16 开

字 数 131 千字

页 数 82 页

定 价 55.00 元

牙周病就医指南（口腔科常见及多发病就医指南系列）

总 主 编 周学东

主 编 潘亚萍

出 版 人民卫生出版社

出版日期 2019 年 3 月

开 本 16 开

字 数 143 千字

页 数 140 页

定 价 65.00 元

牙周病学（第 2 版）

主 编 吴亚菲

出 版 人民卫生出版社

出版日期 2019 年 8 月

开 本 16 开

字 数 724 千字

页 数 432 页

定 价 128.00 元

牙周刮治基础与高级根面刮治（第 8 版）

主 编 （美）吉尔 · S. 格里希
丽贝卡 · 苏达
达琳 · 萨库兹

主 译 闫福华 林敏魁 骆凯

出 版 辽宁科学技术出版社

出版日期 2019 年 1 月

开 本 16 开

字 数 950 千字

页 数 744 页

定 价 598.00 元

牙周检查与治疗基本技术

主 编 王新文 马志伟 储庆

出 版 世界图书出版公司

出版日期 2019 年 8 月

开 本 32 开

字 数 75 千字

页 数 120 页

定 价 56.00 元

英国爱丁堡皇家外科学院口腔正畸考试精品病例解析

主 编 房兵

副主编 朱敏

出 版 人民卫生出版社

出版日期 2019 年 8 月

开 本 16 开

字 数 1 457 千字

页 数 730 页

定 价 398.00 元

浙江省口腔健康现况调查及常见疾病预防

主 编 王慧明 陈晖

副 主 编 朱海华 周 娜

出 版 浙江大学出版社

出版日期 2019 年 6 月

开　　本　16 开
字　　数　412 千字
页　　数　214 页
定　　价　69.00 元

正畸临床拔牙矫治

主　　编　段银钟
出　　版　世界图书出版公司
出版日期　2019 年 8 月
开　　本　16 开
字　　数　400 千字
页　　数　315 页
定　　价　146.00 元

中国成人口腔健康状况报告

主　　编　王春晓　王丽敏
出　　版　人民卫生出版社
出版日期　2019 年 1 月
开　　本　16 开
字　　数　231 千字
页　　数　152 页
定　　价　52.00 元

中国口腔医学年鉴(2018 年卷)

主　　编　周学东
出　　版　四川科学技术出版社
出版日期　2019 年 9 月
开　　本　16 开
字　　数　400 千字
页　　数　272 页
定　　价　86.00 元

中国口腔种植临床精萃(2019 年卷)

名誉主编　邱蔚六　王大章
执行主编　宿玉成
主　　编　王兴　刘宝林
出　　版　辽宁科学技术出版社
出版日期　2019 年 4 月
开　　本　8 开
字　　数　1 400 千字
页　　数　472 页
定　　价　498.00 元

中华医学百科全书口腔医学(三)

总 主 编　刘德培
主　　编　林久祥　赵铱民
出　　版　中国协和医科大学出版社
出版日期　2019 年 5 月
开　　本　16 开
字　　数　845 千字
页　　数　415 页
定　　价　320.00 元

种植临床病例解析

主　　编　(美)纳迪姆·卡瑞姆巴克斯
　　　　　(美)汉斯-彼得·韦伯
主　　译　吴铁群　王凤
出　　版　辽宁科学技术出版社
出版日期　2019 年 6 月
开　　本　16 开
字　　数　700 千字
页　　数　480 页
定　　价　498.00 元

自体牙移植术临床操作图解

主　　编　罗顺云
出　　版　人民卫生出版社
出版日期　2019 年 6 月
开　　本　16 开
字　　数　548 千字
页　　数　347 页
定　　价　199.00 元

(本文作者　吴婷　四川大学华西口腔医学院)

学会工作

学会组织机构

中华口腔医学会及其口腔医学专业委员会与学组

第七届口腔修复学专业委员会名单(2019 年 1 月)

主 任 委 员　陈吉华

候任主任委员　于海洋

副 主 任 委 员　(9 人,按姓名笔画排序)

江青松　李长义　周永胜
周延民　黄　翠　麻健丰
蒋欣泉　程　辉　傅柏平

常 务 委 员　(98 人,按姓名笔画排序)

于海洋　于　皓　万乾炳
马楚凡　王　永　王远勤
王丽萍　王　珏　王　剑
王晓容　王家伟　王　焱
王燕一　卢东民　冯云枝
邢文忠　刘云松　刘伟才
刘　杰　刘洪臣　江青松
汲　平　孙　凤　牟雁东
苏俭生　李长义　李风兰
李　江　李　彦　李鸿波
杨群量　肖　云　吴　哲
吴　琳　何惠宇　何福明
余占海　邹德荣　汪大林
汪振华　沈颉飞　张卫平
张少锋　张文云　张玉梅
张怀勤　张秋霞
张　磊(北京)　张　翼
陈小冬　陈吉华　陈　钢
陈　溯　邵龙泉　邵永新
林云红　金　磊　周永胜
周延民　周　毅　郑东翔
郑　明　孟翔峰　赵　克
赵　彬　胥　春　原双斌
顾新华　钱文昊　徐远志
徐　凌　徐　普　高　平
高　旭　高清平　唐旭炎
黄元瑾　黄庆丰　黄　翠
曹颖光　麻健丰　章少萍
章燕珍　逯　宜　董　研
蒋欣泉　蒋　滔　程　辉
傅柏平　焦　婷　曾利伟
谢伟丽　廉云敏　廖红兵
颜培德　潘在兴　薛靖楠
魏　斌(福建)

委　　员　(281 人,按姓名笔画排序)

丁志雄　于海洋　于　皓
万乾炳　马辰春　马　练
马敏先　马清璇　马楚凡
王少海　王　永　王　伟
王远勤　王志刚　王　芳
王丽萍　王　玮　王　珏
王　剑　王莉莉　王晓容
王益骏　王家伟　王　琛
王景云　王程越　王　焱
王　蔚　王燕一　牛光良
牛丽娜　牛　林　方　明
尹　路　艾红军　卢东民
卢　怡　叶起清　叶晓昂
叶展超　令狐昌智　冯云枝
冯志宏　冯　波　邢文忠

吕　卉　朱丽萍　朱　松
朱娟芳　朱梓园　伊　哲
刘云松　刘文芳　刘玉华
刘伟才　刘亦洪　刘　红
刘　丽　刘劲松　刘茂富
刘　杰　刘洪臣　刘　洋
刘党利　刘晓明　刘　峰
刘清辉　刘湘宁　刘　蔚
江青松　江　泳　汲　平
许卫星　孙　凤　孙玉春
孙　宇　孙迎春　牟雁东
苏俭生　李小凤　李广亚
李水根　李长义　李月玲
李风兰　李亚男　李庆祝
李　江　李志杰　李迎春
李　英　李明勇　李建辉
李星星　李　亮　李　彦
李　涛　李鸿波　李　群
杨　生　杨　立　杨亚东
杨　旭　杨群量　杨德圣
步中琦　肖　云　吴　江
吴国峰　吴　哲　吴清柱
吴　琳　邱子劲　邱晓霞
何　非　何建芳　何惠宇
何福明　余日月　余占海
邹德荣　辛海涛　汪大林
汪饶饶　汪振华　沈颉飞
宋文植　宋光保　宋林林
张卫平　张少锋　张仁国
张文云　张玉梅　张庆福
张志升　张怀勤　张　英
张　昀　张忠提　张　凯
张秋霞　张　晓　张晓南
张鸿军　张　磊(北京)
张　磊(上海)　张　飚
张　翼　陆尔奕　陈小冬
陈永吉　陈吉华　陈　刚
陈庆生　陈志红　陈良建
陈　钢　陈　润　陈　溯
邵龙泉　邵永新　武　峰
范　震　林云红　林亚极
林　青　林　锋　林海升
林　培　林雪峰　林越峰
尚光伟　迪丽努尔·阿吉
金　磊　周立林　周永胜
周延民　周丽晶　周　秦
周　毅　庞丹琳　郑东翔
郑立舸　郑志强　郑　明
孟令强　孟翔峰　赵　克
赵佳明　赵育明　赵　彬
郝志红　胡书海　胡　军
胡志刚　胡闻奇　钟　群
施　乐　洪乐观　洪　航
祝　贺　胥　春　姚贵良
骆小平　袁振飞　夏　勇
原双斌　顾新华　钱文昊
徐远志　徐俊峰　徐　凌
徐培成　徐维宁　徐　普
翁国建　高　平　高冬玲
高　旭　高姗姗　高　海
高清平　郭永锦　郭忠民
郭　玲　唐小山　唐旭炎
陶建祥　黄元瑾　黄达鸿
黄庆丰　黄　翠　黄　慧
曹裕杰　曹颖光　麻健丰
章少萍　章非敏　章燕珍
逯　宜　董　研　蒋欣泉
蒋建磊　蒋　滔　韩　凉
程华谊　程　竑　程　涛
程　辉　傅柏平　焦　婷
曾利伟　曾剑玉　湛　渝
温红卫　温　颖　谢伟丽
谢伟建　谢跃世　蓝　菁
詹志松　解　春　廉云敏
廖红兵　廖　岚　谭　劲
谭建国　熊耀阳　樊明月
滕　伟　颜学德　颜培德
潘在兴　潘韶霞　薛靖楠

魏　贞　魏　斌(福建)
魏　斌(上海)
青 年 委 员　(44 人,按姓名笔画排序)
丁玉梅　王思钱　王艳华
王　梁　王颖卉　邓宏燕
田　敏　刘　一　刘　宇
刘啸晨　阮文仲　孙　平
李　玥　李　健　杨　帆
杨晓红　杨　凌　吴小红
吴珺华　应于康　张长源
张　宇　张　朋　张　怡
张　凌　张静莹　陈文川
陈春霞　陈　熙　周　琳
赵　鹃　赵静辉　胡其勇
姜　华　贺　瑞　顾晓宇
顾　斌　徐明明　徐晓明
隋　磊　韩　冬　韩　影
詹　静　裴丹丹
学 术 秘 书　牛丽娜
工 作 秘 书　沈丽娟
顾　　　问　王贻宁
前任主任委员　刘洪臣

第一届口腔颌面 - 头颈肿瘤专业委员会名单(2019 年 5 月)

主 任 委 员　张陈平
副 主 任 委 员　(5 人,按姓名笔画排序)
孙长伏　李龙江　蔡志刚
廖贵清　魏建华
常 务 委 员　(19 人,按姓名笔画排序)
王志勇　王慧明　孙长伏
孙　坚　李　一　李龙江
何　巍　张东升　张陈平
林李嵩　尚政军　季　平
季　彤　唐瞻贵　彭　歆
韩正学　蔡志刚　廖贵清
魏建华
委　　　员　(57 人,按姓名笔画排序)
马东洋　王元银　王升志
王旭霞　王志勇　王慧明
朱慧勇　任国欣　刘　冰
刘　浩　刘雁鸣　刘　锋
许　彪　孙长伏　孙　坚
麦华明　李　一　李龙江
李吉辰　李　刚　李向军
李　军　李劲松　李春洁
杨宏宇　杨　凯　杨耀武
吴　炜　吴煜农　何　巍
张东升　张陈平　张　胜
张　雷　张　韬　陈传俊
陈林林　林李嵩　尚　伟
尚政军　季　平　季　彤
金武龙　郑　杰　南欣荣
钟来平　段晓峰　侯劲松
贾　俊　唐瞻贵　彭　歆
蒋灿华　韩正学　韩　冰
蔡志刚　廖贵清　魏建华
青 年 委 员　(30 人,按姓名笔画排序)
王　成　王买全　叶金海
冯芝恩　曲彬彬　吕晓智
朱耀旻　刘劲洋　刘法昱
刘剑楠　杨向明　杨丞喆
杨　森　杨新杰　杨　溪
来庆国　张雪明　张富贵
陈　刚　邵　喆　单小峰
胡传宇　侯　伟　贾玉林
夏翼超　郭玉兴　席　庆
韩　伟　谢蟪旭
学 术 秘 书　季　彤
工 作 秘 书　杨　溪
名誉主任委员　张志愿　俞光岩　赵怡芳
顾　　　问　孙沫逸　郭　伟　张文峰
张建国

第二届口腔医学科研管理分会名单(2019 年 9 月)

主 任 委 员　陈谦明
候任主任委员　蒋欣泉
副 主 任 委 员　(8 人,按姓名笔画排序)
邓旭亮　孙宏晨　张　铭
陈莉莉　陈　智　邵龙泉
夏　娟　谢晓莉

常务委员　(31 人,按姓名笔画排序)
马俊青　王左敏　方厂云
邓旭亮　兰泽栋　汤晓飞
孙宏晨　牟永斌　何　淼
宋锦璘　张　铭　张　旗
陈发明　陈　旭　陈莉莉
陈　智　陈谦明　邵龙泉
范志朋　单艳华　胡　敏
夏　娟　徐　骎　郭亚娟
葛少华　蒋欣泉　蒋　琰
程　辉　程　斌　谢晓莉
樊立洁

委　员　(93 人,按姓名笔画排序)
于维先　于　皓　卫　彦
马俊青　王元银　王左敏
王　兴　王　威　王　晶
王　智　王　强　王　福
牛光良　方厂云　邓旭亮
石　晶　田　鲲　冯妍慧芝
兰泽栋　司　燕　朱波峰
任延方　刘来奎　刘欧胜
刘　琳　刘　斌　汤晓飞
孙宏晨　孙　健　孙　强
牟永斌　李志华　李宏捷
李岩峰　李　新　杨　生
杨冬茹　杨　春　何　淼
宋锦璘　张华林　张丽媛
张　铭　张淋坤　张　旗
陆支越　陆松鹤　陈文霞
陈发明　陈　刚　陈　旭
陈莉莉　陈　骊　陈　智
陈谦明　邵龙泉　范志朋
周　建　单艳华　泥艳红
赵　刚　胡　丽　胡　敏
俞梦飞　胥　欣　袁　泉
袁　晓　夏　娟　徐晓梅
徐　骎　郭亚娟　唐正龙
黄桂林　黄　跃　黄　慧
戚孟春　葛少华　葛林虎
蒋欣泉　蒋　琰　韩向龙
程　辉　程　斌　温　宁
谢晓莉　熊　宇　樊立洁
潘乙怀　潘　爽　薛　瑞
薛　鹏　魏福兰

青年委员　(30 人,按姓名笔画排序)
丁佩惠　王月红　王　帅
王　宏　王素苹　王莉莉
牛丽娜　邓振南　麦华明
杨禾丰　何　芸　何丽娜
张长源　张　倩　张　萍
陆家瑜　陈小冰　陈　峰
金　晗　周　苗　周忠伟
郑黎薇　房　维　赵　行
钱　明　唐清明　曹玲燕
董　伟　游月华　潘永初

学术秘书　单艳华　蒋　琰

工作秘书　赵　行

第一届牙及牙槽外科专业委员会名单(2019 年 9 月)

主任委员　胡开进

副主任委员　(7 人,按姓名笔画排序)
邹多宏　张　伟　陈松龄
周　青　赵吉宏　韩　冰
潘　剑

常务委员　(42 人,按姓名笔画排序)
万应彪　马宇锋　王予江
王旭霞　王　涛　叶钟泰
吕东升　朱赴东　朱保玉
华成舸　刘华蔚　刘昌奎
孙国文　李志革　李春明
杨　威　吴　烨　何家才
余东升　邹多宏　宋晓萌
张　伟　张霓霓　陈松龄
周宏志　周　青　单兆臣
孟凡文　赵吉宏　胡开进
胡延佳　洪咏龙　徐光宙
龚忠诚　常群安　崔念晖
韩　冰　蒙　宁　蔡　育
韶　波　潘　剑　薛　洋

委　　员　(129 人,按姓名笔画排序)
丁宇翔　万应彪　马　东
马宇锋　王　了　王文明
王予江　王占义　王立军
王旭霞　王　兴　王绍义
王　俊　王晓飞　王恩博
王　涛　王海文　王瑞永
木合塔尔. 霍加　毛　明
邓永强　卢海彬　叶钟泰
田　亮　史　亮　匡世军
吕友东　吕东升　朱国雄
朱赴东　朱保玉　任贵云
华成舸　朵开伟　刘华蔚
刘昌奎　刘建林　刘　显
刘桂才　刘跃强　许　竞
孙旭东　孙国文　严　瑾
苏江凌　苏　军　杜平功
李大鲁　李文超　李志革
李国林　李京旭　李春明
李唐新　李鹏飞　杨　威
吴纪楠　吴　杨　吴　俊
吴　烨　何家才　余东升
邹多宏　宋晓萌　张　伟
张建英　张智勇　张　斌
张　强　张婷婷　张　雷
张霓霓　陈　丹　陈松龄
陈　洪　邵　敏　周永明
周宏志　周　青　郑根建
郑德春　单兆臣　单　春
房思炼　孟凡文　孟培松
赵文权　赵吉宏　赵　威
赵　科　赵　亮　郝新河
胡开进　胡延佳　胡劲松
段咏华　侯　锐　姜　涛
洪咏龙　洪　勇　贺　维
徐光宙　徐　普　唐正龙
黄从发　龚忠诚　常群安
崔　军　崔念晖　康　娟
梁立山　董志新　董青山
韩　冰　程　涛　焦国良
蒙　宁　雷荣昌　蔡　育
臧庆辉　廖建兴　廖楚航
韶　波　翟幼文　熊利峰
潘　剑　薛化中　薛　洋
薛浩伟

青 年 委 员　(29 人,按姓名笔画排序)
刁伟宏　马媛媛　王东苗
王宇帆　王承勇　王柏胜
王树斌　石　珏　付　丽
邢劲松　刘　宁　刘志国
孙宁宁　李生梅　李永锋
李　涛　李浩渤　吴　训
张宝平　陈　新　周志斐
周忠伟　庞超远　赵苏峰
凌　彬　高　丽　彭　伟
董智伟

学 术 秘 书　薛　洋

工 作 秘 书　郑雪妮

顾　　　问　王　兴　刘宝林

第一届口腔遗传病与罕见病专业委员会名单

(2019 年 9 月)

主 任 委 员　段小红

副主任委员　(6 人,按姓名笔画排序)
王旭东　孙　瑶　宋亚玲
范志朋　郑树国　郑黎薇

常 务 委 员　(19 人,按姓名笔画排序)
王文梅　王旭东　代杰文
朱庆林　许宝山　孙　瑶
何　森　宋亚玲　陈　栋
范志朋　郑树国　郑黎薇
赵震锦　段小红　贾仲林
常晓峰　韩　冬　熊　符
潘永初

委　　员　(57 人,按姓名笔画排序)
万　阔　刁伟宏　马　坚
王卫红　王月红　王　凤
王文梅　王旭东　王海丞
王　福　尹　伟　田广庆
代杰文　朱庆林　朱俊霞

任利玲　刘永红　许宝山
孙　瑶　杜　娟　李　江
吴　炜　吴　涛　何　淼
宋亚玲　宋庆高　宋爱梅
张富贵　张婷婷　张　蕾
陈　卓　陈　栋　范志朋
郑树国　郑黎薇　郑　燕
孟　晶　赵震锦　胡　颖
段小红　袁正林　贾仲林
凌　彬　高玉光　郭　艳
黄盛斌　常晓峰　麻丹丹
梁玉洁　蒋月桂　韩　冬
程　杰　鲍喆煊　熊　符
樊　怡　潘永初　潘　杰

青 年 委 员　(30 人,按姓名笔画排序)
王伟财　王　茜　王柏胜
方绍伟　石　珏　卢　云
卢　婷　吕春旭　刘　赛
孙　宾　孙　雯　李午丽
李　琳　李翠萍　杨少青
杨建堂　吴　娟　张思慧
张趁英　张燕丽　荀雅萍
金　鑫　孟昊天　孟昭松
柳稚旭　段世均　黄　镇
梁　佳　詹渊博　廖正宇

学 术 秘 书　朱庆林
工 作 秘 书　张燕丽

第三届口腔药学专业委员会名单(2019 年 10 月)

主 任 委 员　刘习强
副主任委员　(5 人,按姓名笔画排序)
王建莉　朱李微　刘　青
郑利光　原永芳

常 务 委 员　(19 人,按姓名笔画排序)
王子薇　王建莉　王晓娟
石　晶　冯　斌　朱李微
刘习强　刘　青　刘洪涛
张林祺　张　健　陈　萍
武和明　尚姝环　郑利光
赵电红　原永芳　徐家根
熊世江

委　　　员　(57 人,按姓名笔画排序)
于维先　马　涛　王子薇
王建莉　王晓娟　石　晶
冉令涛　冯　斌　朱李微
任丽洁　刘习强　刘水冰
刘　青　刘洪涛　刘遵望
许亦权　杜书章　李允武
李　刚　李明勇　李春年
李　霞　杨小平　吴飞华
吴仲寅　吴　昊　张大庆
张　立　张　芳　张林祺
张　勇　张　健　陈立忠
陈　萍　武和明　尚姝环
周　瑜　郑利光　赵电红
赵树东　赵梦明　段开文
施　斌　袁红英　原永芳
徐秀娟　徐家根　郭　江
黄　玮　梁　韬　梁　燕
葛　斌　董长安　程　波
曾　琳　蔡兴伟　熊世江

青 年 委 员　(24 人,按姓名笔画排序)
于世宾　王　兴　王婷玉
尹　苗　成黎霏　杜玉娟
李国林　李　佳　沈　焕
张子川　张晓曼　陈　磊
金　剑　周　娜　贾　海
郭志刚　郭锦材　斯日古楞
韩　蕊　韩　璐　程海婷
鲁　毅　谢　静　蔡伟鑫

学 术 秘 书　郭　江
工 作 秘 书　蔡伟鑫

第一届口腔颌面创伤及正颌专业委员会名单(2019 年 11 月)

主 任 委 员　张　益
副主任委员　(5 人,按姓名笔画排序)
王旭东　卢　利　杨学文
何黎升　祝颂松

常 务 委 员　(19 人,按姓名笔画排序)
王旭东　卢　利　田　磊

刘　锋　刘　磊　安金刚
孙　健　李自力　李　智
杨小平　杨旭东　杨学文
何黎升　沈国芳　张　益
邵益森　林李嵩　祝颂松
谢志坚

委　　员　(59 人,按姓名笔画排序)
马宇锋　王旭东　王　杭
王学玖　王晓霞　韦　敏
艾伟健　卢　利　卢晓峰
田　磊　史　俊　玄云泽
毕洪森　曲卫国
多力昆·吾甫尔　刘　锋
刘筱菁　刘　磊　关丽梅
江宏兵　安金刚　孙　健
严颖彬　苏宇雄　李永生
李自力　李　昆　李　智
李锦峰　杨小平　杨旭东
杨宏宇　杨鸣良　杨学文
肖　灿　何冬梅　何黎升
沈国芳　张卫东　张　伟
张　纲　张现军　张　益
陈井鑫　邵益森　林李嵩
赵民朝　胡腾龙　祝颂松
贺　洋　殷卫红　唐正龙
黄光磊　黄旋平　康非吾
商洪涛　富建明　谢志坚
滕　利

青年委员　(30 人,按姓名笔画排序)
于国霞　王　锋　尹鑫海
邓　伟　邓　江　卢旭光
付　坤　白晓峰　巩　玺
吕　俊　刘华蔚　孙　宾
李莉玫　杨　尧　杨荣涛
何　伟　张新华　陈　硕
陈　晨　周忠伟　赵文权
姜　楠　姚志涛　贺文鹏
章　杰　韩小东　雷　杰
蔡卜磊　德乐黑巴特尔

学术秘书　贺　洋
工作秘书　高春丽
顾　　问　胡　敏　李祖兵　刘彦普
杨　驰　谭颖徽　周　诺

第二届口腔激光医学专业委员会名单(2019 年 11 月)

主任委员　宋应亮
副主任委员　(5 人,按姓名笔画排序)
丁　一　束　蓉　赵继志
秦　满　彭　彬

常务委员　(19 人,按姓名笔画排序)
丁　一　马　跃　王　霄
刘　怡　李　倩　束　蓉
吴美娟　佘文珺　邹朝晖
宋应亮　张　英　陈　武
陈　柯　金　涛　赵继志
赵　颖　秦　满　黄晓晶
彭　彬

委　　员　(59 人,按姓名笔画排序)
丁　一　马文斌　马　跃
王成龙　王　丽　王　霄
白　轶　冯　萍　尼　娜
邢　莉　乔　彬　仲维剑
刘　怡　刘筱菁　孙红英
李　为　李　冰　李　倩
杨文东　束　蓉　吴美娟
何文喜　何祥一　佘文珺
邹朝晖　宋应亮　宋　莉
张　英　张明珠　张晓磊
张　磊　陈　武　陈英新
陈　柯　陈敏懋　陈新梅
武明轩　武　影　金　涛
赵继志　赵　颖　秦　满
班　宇　高蔚虹　郭　威
郭新程　容明灯　黄　飞
黄晓峰　黄晓晶　黄旋平
萧智利　龚忠诚　崔　军
彭　彬　董晓曦　甄　蕾
蔡　霞　薛　鹏

青年委员　(26 人,按姓名笔画排序)

马　林　王宇光　王　敏
孔亚群　朱　磊　乔　敏
伍　妍　刘志强　李秋实
李艳芬　何剑锋　沈玲悦
宋　娟　张国权　张思佳
陈　婷　罗思阳　孟　姝
郭春岚　唐　路　梁　节
葛姝云　谢玉峰　熊纪敏
潘文婷　魏洪波

学术秘书　李　倩
工作秘书　张思佳
顾　　问　刘洪臣　周国瑜　赵福运
章锦才

中国医师协会口腔医师分会第五届委员会名单

名誉会长　赵铱民
会　　长　郭传瑸
副 会 长　(13 人,按姓名笔画排序)
王　林　王佐林　王慧明
甘宝霞　边　专　闫福华
沈国芳　张　铭　林　野
周延民　赵志河　常晓峰
程　斌
总 干 事　林　野
副总干事　(6 人,按姓名笔画排序)
孔　亮　朱亚琴　杨　征
张　伟　程　勇　蔡志刚
顾　　问　(2 人,按姓名笔画排序)
沈曙铭　栗震亚
常务委员　(58 人,按姓名笔画排序)
马晨麟　王佐林　王　林
王晓毅　王慧明　孔　亮
邓嘉胤　甘宝霞　付宏宇
白玉兴　冯红超　边　专
吕广辉　朱　林　朱洪水
刘月华　刘泓虎　刘洪臣
刘　浩　刘　斌　闫福华
许　彪　孙宏晨　杨　征
吴补领　何家才　何　巍
沈国芳　张　伟　张并生
张　铭　张　斌　陈小冬
陈　江　陈莉莉　林正梅
林　野　季　平　周延民
周　诺　赵志河　徐　欣
徐　艳　郭传瑸　唐瞻贵
黄永清　龚忠诚　常晓峰
麻健丰　葛少华　董福生
韩晓兰　程　斌　鲁明星
谢志坚　蔡志刚　廖天安
戴红卫
委　　员　(105 人,按姓名笔画排序)
马国武　马晟利　王万春
王仁飞　王立军　王永功
王丽娟　王国庆　王建华
王　涛　王稚英　王鹏来
王　霄　牛玉梅　方厂云
邓　婧　厉　松　卢友光
卢海平　史宝林　冯云枝
冯兴梅　兰泽栋　成　宏
朱亚琴　任秀云　任贵云
刘正彤　刘青梅　刘　娟
刘雁鸣　刘晶莹　刘　新
刘静明　米君国　孙长伏
买买提吐逊·吐尔地
牟雁东　李玉超　李永生
李　江　李　岩　李春明
李　梅　李肇元　李德超
杨再波　杨宏宇　杨尚春
杨　凯　杨　健　肖希娟
肖金刚　吴佩玲　吴家媛
邱嘉旋　何海涛　余优成
汪晓华　张卫平　张东升
张志宏　张英怀　张　凯
张桂荣　张　健　张　蕾
陆支越　陆尔奕　陈文霞
陈　曦　林李嵩　林辉灿
罗　刚　金武龙　周　嫣
赵继志　胡　敏　柳忠豪

姚金光	贺　周	聂　彬	康非吾	屠军波	葛林虎
原双斌	顾新华	徐　普	董　强	程　波	程　勇
高美琴	郭亚丽	黄文霞	傅柏平	谢　辉	雷成家
黄正蔚	黄啸林	曹立群	谭颖徽	冀新江	
曹国庆	曹　猛	常群安			

学术会议和展览会

在中国召开的国际性学术会议

国际牙医师学院中国区 2019 年学术年会暨院士授予大会

时间:2019 年 4 月 25 日

地点:四川省成都市

主办和承办单位:ICD 中国区,四川大学华西口腔医院

内容提要:国际牙医师学院中国区(International College of Dentists Section XIII - China, ICD China Section)2019 年学术年会暨院士授予大会举行。中华口腔医学会刘洪臣副会长、国际牙医师学院(ICD)中国区周学东主席、ICD 十五区 How Kimchuan 主席(马来西亚)、ICD 十五区 William Cheung 副主席(中国香港)和 ICD 十五区 John Ling 秘书长(中国香港)出席了会议。大会由 ICD 中国区陈谦明秘书长主持。国际牙医师学院(ICD)中国区 2019 年学术年会的主题是口腔疾病与全身疾病。大会邀请了 Dr. How Kimchuan 教授、Dr. Pan Yaping 教授和 Chen Qianming 教授分别做了题为"3D Digital Technology in implant restoration incorporating with Orthodontic movements to achieve optimal functional and aesthetic results"、"Correlation between periodontal diseases and systemic diseases——basic and clinical research findings"和"Manifestation of syphilis in oral mucosa: Diagnostic strategies"的主题讲演。本次大会时值 ICD 中国区成立十周年庆典,刘洪臣副会长代表中华口腔医学会在新院士授予大会上致辞,ICD 中国区周学东主席向与会嘉宾介绍了 ICD 和发展使命,以及 ICD 中国区的发展。中华口腔医学会刘洪臣副会长、ICD 中国区周学东主席、秘书长陈谦明教授、ICD 十五区主席 How Kimchuan、副主席 William Cheung 和秘书长 John Ling 为中国区 51 位新当选的院士举行授予仪式。

第七届中日韩牙/骨发育与再生学术研讨会

时间:2019 年 8 月 16 ~ 18 日

地点:四川省成都市

主办和承办单位:四川大学华西口腔医院主办,国家口腔疾病临床医学研究中心(四川大学华西口腔医院)、口腔再生医学国家地方联合工程实验室、口腔转化医学教育部工程研究中心承办

内容提要:来自中国、日本、韩国的近两百余名专家、学者参会。大会开幕式在四川大学华西口腔医院举行,由口腔再生医学国家地方联合工程实验室副主任郭维华教授主持。会议发起人之一美国杜兰大学陈一平教授致开幕辞。大会主席田卫东教授、四川大学华西口腔医院学术院长周学东教授分别致辞。本届学术研讨会以"颅颌面发育及干细胞与口腔组织再生"为主题,分别在两个会场同步进行。通过主题演讲、大会发言、现场提

问、会后讨论、壁报展示等多种形式开展广泛交流和研讨。大会特邀美国杜兰大学陈一平教授、日本岩手医科大学 Hidemitsu Harada 教授、韩国延世大学 Han – Sung Jung 教授、韩国首尔国立大学 Joo – Cheol Park 教授、日本新潟大学 Hayato Ohshima 教授、韩国首尔国立大学 Hyun – Mo Ryoo 教授、东京医科齿科大学 Sachiko Iseki 教授、空军军医大学金岩教授、首都医科大学王松灵教授、中国医科大学孙宏晨教授、上海交通大学蒋欣泉教授、武汉大学陈智教授、北京大学李铁军教授、大连医科大学肖晶教授、中山大学寇晓星教授、四川大学李中瀚教授等国内外著名专家的研究团队向大会做主题演讲，介绍了各自在颅颌面发育与口腔组织再生领域的最新进展及研究成果。本次大会还从近百余篇投稿中择优选出了 36 篇摘要，并由其作者进行大会发言，特邀专家们现场点评。此外，本次大会会前还面向国内外生物医学、干细胞、生物材料领域的学者征集与本次会议主题相关的学术摘要，并择优选出了 38 名学者进行壁报展示，同期由中、日、韩专家组成的评审团进行了综合评比，评选出一批优秀的学术壁报。

第四届丝绸之路国际口腔医学论坛暨丝绸之路口腔器材设备药品展览会

时间：2019 年 9 月 19 ~ 21 日

地点：陕西省西安市

主办和承办单位：陕、甘、宁、青、新、晋、豫、蒙 8 省（自治区）口腔医学会共同发起主办，陕西省口腔医学会承办，空军军医大学第三附属医院、西安交通大学口腔医学院协办

内容提要：中华口腔医学会创会会长张震康教授、俞光岩会长、名誉会长王兴教授，论坛主席、陕西省口腔医学会会长赵铱民教授及丝绸之路沿线 8 省（自治区）口腔医学会领导出席了开幕式，开幕式由陕西省口腔医学会副会长常晓峰教授主持，赵铱民主席代表论坛组委会宣布论坛开幕。

2019 丝绸之路国际口腔医学论坛内容涵盖口腔医学 13 个学科，举办了 17 个专科论坛、7 场工作会议、8 场企业专场、3 个培训学习班、2 场手术直播，同期还举办了丝绸之路沿线国家口腔医学发展交流会、3 场中华口腔医学会学术年会、1 场口腔医学生技能大赛和显微镜现场实操的根管训练营。本次论坛共有 124 位专家参与授课，并有来自 6 个国家的牙科学会领导出席论坛。在国内外口腔各界的大力支持下，来自全国 32 个省（自治区）的参会总人数超过 6 000 人。

本次大会特别邀请了中华口腔医学会的创会会长张震康教授和著名的国防战略专家金一南教授作特邀演讲。会议同期举办首届显微根管治疗术训练营由中华口腔医学会牙体牙髓病学专业委员会候任主任委员、口腔医院余擎教授策划和组织。此外，同期举办了丝绸之路足球赛和乒乓球友谊赛。丝绸之路国际口腔医学论坛暨口腔器材设备药品展览会正在成为一个国内外同行关注度不断增高、具有特色的口腔医学盛会。

第四届当代国际口腔医学会（IACD）全球年会暨第一届东亚国际口腔论坛

时间：2019 年 9 月 26 ~ 28 日

地点：山东省青岛市

主办和承办单位：当代国际口腔医学会（IACD）、山东省口腔医学会、青岛市口腔医学会主办，青岛大学口腔医学院、青岛市民营口腔协会、青岛市立医院、青岛市口腔医院承办

内容提要：当代国际口腔医学会（IACD）成立于 2016 年，是以“学术、科学、语言及文化包容，促进思想交流，双语、双文化亚裔牙科专业人士，消除语言障碍，建立东西方交流通道”为责任使命的国际性医学会组织。每一届的全球年会都会经过两年筹备后举行，第一届举办在香港，第二届举办在纽约，第三届举办在上海，第四届举办在青岛。本届年会以“多学科团队合作，创新性牙科诊治”为主题，举办“第四届当代国际口腔医学会

(IACD)年会”,同期举办“第一届东亚国际口腔学术论坛”,设置学术会议区、主会场与 IDHA 国际牙科卫生士课程大会、口腔多学科病例分享、达芬奇专场、迈尔专场、隐适美专场等近十个分会场。众多知名学者开展近几十场学术、专题讲座,结合口腔医学多元化发展格局,共商发展路径,共谋口腔医学事业发展之道,共同提升口腔医疗水平和服务大众的整体实力,促进学术交流。

上海国际口腔修复大会

时间:2019 年 10 月 30 日 ~11 月 1 日

地点:上海市

主办单位:上海交通大学医学院附属第九人民医院口腔修复科、上海市口腔医学会口腔修复学专业委员会联合主办

内容提要:本次大会邀请到国内外口腔修复学领域多位知名专家进行学术交流,来自全国各地的 500 余名口腔医师参加会议。香港大学口腔医学院 Michael Bornstein 教授、首尔国立大学口腔医学院 Jung - Suk Han 教授、歌德大学口腔外科与种植中心 Mischa Krebs 教授、解放军总医院口腔医学中心刘洪臣教授、四川大学华西口腔医学院于海洋教授、解放军空军军医大学陈吉华教授、武汉大学口腔医学院黄翠教授、北京大学口腔医学院周永胜教授、九院蒋欣泉教授等都带了各自研究领域的新技术、新思路、新方法,共同探讨口腔修复的未来之路。

同期举行了“口腔种植修复新理念与新技术”国家级继续教育学习班,九院黄慧、胥春、程惠娟、顾晓宇、黄庆丰医生等专家从全瓷材料的临床选择、DSD 及三维数字化在口腔修复的应用、临床调𬌗的原则与技术、种植即刻修复的循证与实践展开探讨等方面做了深度讲解并举行了实操班。此次会议将深化中外口腔修复界的了解与沟通,为增进国内外口腔医学院校间的往来及合作提供了良好的平台。大会负责人蒋欣泉教授表示,将继续办好每年一次的“国际口腔修复大会”,加强学科的辐射能力和影响力,进一步推动国际合作与交流,为 2021 年于上海举办的第十九届国际口腔修复(ICP)会议做好充分准备。

国际前沿论坛暨国家口腔疾病临床医学研究中心网络成员单位培训会

时间:2019 年 11 月 2 日

地点:四川省成都市

主办单位:四川大学华西口腔医学院、口腔疾病研究国家重点实验室、国家口腔疾病临床医学研究中心

内容提要:四川大学华西口腔医学院院长叶玲教授首先代表华西口腔对来自国际知名院校的高水平专家学者的到来表示欢迎,同时亦对支持母校建设、心系华西发展的回家校友表示感谢,希望通过此次论坛能够加强前沿学术交流、促进高层次合作、推动华西口腔学科发展。论坛开幕式由常务副院长陈谦明教授主持。作为 2019 年度“口腔医学·成都论坛”和国家 111 学科引智基地的主题活动之一,本次论坛邀请到来自伊利诺伊大学 Allan G. Brodie 讲席教授 Anne George 教授、塔夫茨大学 Joseph J. Massad 教授、宾夕法尼亚大学 Nipul Tanna 教授以及罗切斯特大学 Antonia Kolokythas 教授等高水平专家学者出席。同时,论坛也邀请了华西口腔湛凤凰、洪亮、谢倩、卿海、肖瑾等数位校友作为代表返回母校参与此次论坛。与会专家围绕口腔癌流行病学、生物矿化及牙本质再生、骨肿瘤的治疗、神经肌肉设计义齿、数字化牙科诊疗、种植体并发症及口腔健康管理等科学研究、临床诊疗、健康管理主题,通过大会报告、学术研讨会及工作坊的形式进行深入探讨。论坛内容体系全面,在概览牙科及相关领域前沿发展的同时,也深入探究了交叉学科的前沿问题,为与会人员带来了极大的启发。

中德颅面裂高峰论坛

时间:2019 年 11 月 10 日

地点:上海市

主办单位:上海交通大学医学院附属第

九人民医院(口腔医学院)、University of Duisburg－Essen、International Medical College

内容提要:江帆代表交大医学院为 Joos 教授颁发了客座教授聘书。邱蔚六、张志愿院士获聘德国杜伊斯堡爱森大学 IMC 口腔医学院荣誉教授;沈国芳、杨驰、王旭东教授分别获聘客座教授。

本次论坛以“颅面裂综合序列治疗”为主题进行学术交流与探讨。在论坛中,欧洲颅颌面外科学技术协会会主席 Ulrich Joos 教授、上海九院沈国芳教授、王旭东教授先后围绕“唇腭裂手术中的肌肉重建”、“唇腭裂继发颌骨畸形的外科治疗”、“半侧颜面短小的正颌外科治疗”三个主题分享了术中案例及解决办法。国际微笑行动中国整形外科医生组组长王国民教授提出“面对先天性面裂,我们应该做些什么”、中国医学科学院整形外科医院唇腭裂中心主任尹宁北教授提出“理论创新的起源与意义”,阐述了对于颅面裂疾病患者的诊断及治疗的深刻思考。德国明斯特颅颌面外科中心 Robert Schuon 医生、中华口腔医学会口腔颌面外科专业委员会主任委员石冰教授、中国医师协会美容与整形外科精准与数字鼻整形分会主任委员戴传昌教授及九院口腔颅颌面科副主任朱敏分别讲述了唇腭裂患者及颅颌面畸形患者的听力障碍、腭裂的 SF 修复法、唇腭裂畸形的美学修复、正畸在颅颌面修复中的角色,深刻阐明了“未病先防、既病防变、病后防复”的含义。

第十二次亚洲口腔麻醉学术会议

时间:2019 年 11 月 15 ~ 17 日

地点:北京市

主办及承办单位:中华口腔医学会麻醉专业委员会主办,北京大学口腔医学院承办

内容提要:来自日本、韩国、印尼、泰国、印度、俄罗斯和菲律宾等 8 个国家的外宾 40 余名和来自国内各省市地区的 400 余名代表参会。会议包含了亚洲口腔麻醉学术联盟(FADAS)年会、全国口腔麻醉学术年会和中华医学会麻醉专业委员会五官麻醉学组论坛。会议期间召开了 FADAS 的理事会,口腔麻醉的常委会、青委会和全委会,设有“口腔门诊的镇静镇痛”专场、“困难气道和围术期管理”专场、“青年麻醉医师汇报”专场、“五官麻醉学组非住院手术与 ERAS 论坛”专场、“困难气道 Workshop”专场,共计 30 余场专题讲座及学术交流展示,围绕我国口腔麻醉和亚洲口腔麻醉的发展、临床麻醉进行了充分交流和广泛讨论,学术氛围浓烈。与会专家报告了口腔麻醉管理、气道管理、麻醉质控、麻醉教育、以及口腔麻醉邻域的新理论和前沿技术,分享国内外麻醉新进展及口腔麻醉方面的最新科研成果和临床经验,使参会代表们享受到一场学术盛宴。同时,在 FADAS 理事会上北京大学口腔医院麻醉科主任杨旭东当选新一届 FADAS 中国常务理事。

复旦－哈佛国际口腔健康论坛

会议时间:2019 年 11 月 24 ~ 26 日

会议地点:上海市

主办单位:复旦大学上海医学院、复旦大学附属口腔医院(筹)主办

内容提要:作为复旦大学上海医学院高水平地方高校试点建设国际合作与交流项目之一,本次论坛聚焦“经典与创新,精准与整合”,邀请到了包括美国哈佛大学、澳大利亚墨尔本大学、德国图宾根大学、北京大学、四川大学、上海交通大学、空军军医大学、武汉大学、复旦大学等十余所国内外知名大学专家学者做学术演讲。复旦大学常务副校长、复旦大学上海医学院院长桂永浩出席论坛开幕式。2018 年起,复旦和哈佛在医学教育方面展开新的深入合作,启动复旦－哈佛临床科研人员培训项目(GCSRT)、临床师资培训项目(T2T)等项目,提升了附属医院医生的临床研究能力和临床教学能力。复旦大学附属口腔医院要以本届论坛的召开为契机,提高站位、谋篇布局,对标国内外一流大学口腔医学院,整合上海医学院口腔资源,加强与国

内外知名院校的交流合作，进一步加大创新发展力度，切实做好人才培养、队伍建设、学科发展和社会服务，围绕健康中国战略，提升服务人民群众健康的能力，朝着“一流育人质量、一流学术成果、一流社会贡献、一流学科建设”的目标继续不懈努力。

第四届全球齿科教育峰会

时间：2019 年 11 月 25 日

地点：陕西省西安市

主办单位：空军军医大学第三附属医院

内容摘要：来自美国、英国、日本等 6 国 11 所口腔医学院的院长、副院长出席会议。包括学生代表共 200 余人参加了开幕式。全球齿科教育峰会 2016 年由美国波士顿大学牙科学院、泰国朱拉隆功大学牙科学院、日本东京医科齿科大学、北京大学口腔医学院、上海交通大学口腔医学院和第四军医大学口腔医学院共同创办。今年全球齿科教育峰会，除 6 所创办院校之外，还邀请了英国曼彻斯特大学牙科学院、英国卡迪夫大学牙科学院、韩国首尔国立大学牙科学院、香港大学牙科学院、宁夏医科大学口腔医学院和昆明大学口腔医学院 5 所友好院校加盟。

开幕式上，张铭院长全面介绍口腔医院的整体情况和近年发展成就。在“人文教育”主题讨论会上，医务处孔亮处长做了题为“‘IT IS’ Promote Medical Humanistic Education”的演讲，全面介绍了人文教育模式。其他院校也分别介绍各自的人文教学情况，并围绕人文教育主题展开深入讨论。会后，嘉宾们实地参观国际口腔医学博物馆、院史馆、国家临床教学示范中心、军事口腔医学国家重点实验室、颅颌面外科中心和自主式种植牙机器人等。

中华口腔医学会及其专业委员会会议

第十三次全国口腔医院管理学术会议

时间：2019 年 3 月 2 日

地点：广东省广州市

主办和承办单位：中华口腔医学会口腔医疗服务分会主办，中山大学光华口腔医学院 · 附属口腔医院承办

内容提要：中华口腔医学会会长、秘书长、分会名誉主任委员和分会全体委员以及全国各大口腔医院代表 150 余人参加会议。大会开幕式由分会主任委员凌均棨教授主持开幕式，中山大学光华口腔医学院 · 附属口腔医院程斌院长、分会周学东名誉主任委员及中华口腔医学会俞光岩会长先后发表讲话。开幕式后，北京大学口腔医院院长郭传瑸教授、上海交通大学医学院副院长吴正一教授、四川大学华西口腔医院副院长杨征教授等三位国内口腔知名专家做了专题报告，来自全国各大口腔医疗机构的 10 位管理同行进行了大会交流。专家们围绕口腔医疗“质量、技术、服务、维权”的主题，旨在交流管理智慧、分享学术成果，以提升医院管理能力，共同推进全国口腔医院管理工作的健康发展。本次会议进行了论文征集，共收到论文 110 篇，并经过专家评审，选出 20 篇优秀论文。编制了《2019 年中华口腔医学会口腔医疗服务分会第十三次全国口腔医院管理学术会议论文汇编》。

第十七次全国口腔医学数字化学术会议

时间：2019 年 7 月 13 ~ 14 日

地点：湖南省长沙市

主办和承办单位：中华口腔医学会口腔医学计算机专业委员会主办，中南大学湘雅口腔医学院承办

内容提要：本次年会以“普及和推广数字化技术在口腔医学的应用”为主题，邀请美国国立卫生研究院、康州大学牙学院、丹麦奥胡

思大学、香港大学牙学院、四川大学华西口腔医学院、空军军医大学等十余名海内外口腔专家开展学术交流,聚焦口腔医学前沿。

开幕式由沈国芳教授主持。周诺教授,周学东教授,陈立章教授,唐瞻贵教授分别致辞。与会嘉宾在致辞中指出,举办年会旨在为口腔医学计算机研究者和从事医学数字化相关工作的同仁提供相互学习、交流信息和分享经验的平台,同时也促进大家增进了解、发展友谊,特别是推动我国自主知识产权的数字化技术发展。衷心希望通过与会代表的学术交流和精彩讨论能够给行业内带来碰撞,并给行业今后的发展带来思想上的启迪,进一步推动数字化技术在我国口腔医学领域的临床与科研应用。

会议期间,吕培军教授,周永胜教授,周诺教授,沈国芳教授,王勇教授,柳忠豪教授作大会主旨演讲,详细介绍了数字化技术在口腔各个领域的应用进展,尤其是在口腔修复、种植、外科以及正畸方面所取得的临床经验与突破。同时,本次会议在口腔医学数字化创新、口腔医学数字化应用、口腔医学数字化资源建设与服务以及口腔医学数字化教育与人才培养等领域广泛征文,共收到投稿论文 83 篇,20 余名优秀投稿人在会上进行了发言。

第十一次全国口腔种植学术大会

时间:2019 年 7 月 19 ~ 21 日

地点:重庆市

主办和承办单位:中华口腔医学会口腔种植专业委员会主办,重庆医科大学附属口腔医院承办

内容提要:超过 4 000 名口腔种植医生参会。大会特别邀请中华口腔医学会名誉会长王兴教授致辞。大会主题是"梦想与现实:口腔种植的融合与创新",葡萄牙 Joao Carames 教授对无牙颌种植修复中如种植体数量、材料应用等临床问题进行了详解。意大利的 Mauro Merli 教授就复杂病例的临床对策分享了自己的经验。巴西的 Mauricio Araújo 教授介绍拔牙后的软硬组织变化处理,如何提高口腔种植效果。华为赵伟总监做题为"5G 助力数字医疗"的演讲。北京大学口腔医院的李铁军教授展示以"种植的梦想"的主题摄影作品。同济大学附属口腔医院王佐林教授介绍穿牙槽嵴上颌窦提升的相关信息,浙江大学附属口腔医院王慧明教授从数字化技术辅助无牙颌种植修复为例,展示数字化技术如何在种植修复中体现出优势。重庆医科大学附属口腔医院季平、付钢、黄元丁、王超与黄弘五位专家做"口腔种植的新视角与新进展"的主题演讲,从模拟牙形态的 3D 打印种植体,到使美学区即刻种植适应证得以扩展的改良 Socket Shield 技术,到解决复杂骨增量的 3D 打印个性化钛网,再到生长因子在口腔种植中的应用,从材料学、工程学、生物学等多个角度分享了他们在口腔种植细分领域所做的前沿探索与结果。

第十二次全国牙体牙髓病学学术大会

时间:2019 年 8 月 25 ~28 日

地点:山东省青岛市

主办和承办单位:中华口腔医学会牙体牙髓病学专业委员会主办,上海交通大学医学院附属第九人民医院承办

内容提要:中华口腔医学会牙体牙髓病学专业委员会副主任委员、上海第九人民医院牙体牙髓科主任梁景平教授主持开幕式。中华口腔医学会会长俞光岩教授、中华口腔医学会牙体牙髓专业委员会主任委员边专教授、中国工程院院士张志愿教授、上海第九人民医院院长吴皓分别大会致辞。

来自全国牙体牙髓病学及口腔届同行就牙体牙髓病领域最新研究成果、临床技术进展进行交流分享。本次大会纳入汇编论文 370 篇,通过网络照片直播观看会议逾 35 260 人次。本次学术大会内容丰富、形式多样。名师大咖、中青年专家及年轻学者们济济一堂,充分展示了各自风采和学术魅力。会上,

梁景平教授、束蓉教授，以及凌均棨教授、余擎教授、侯本祥教授等共 5 位口腔界名师做客“名师讲坛”分别作主题发言。

第十二次全国唇腭裂学术会议

时间：2019 年 9 月 6 ~7 日

地点：贵州省贵阳市

主办和承办单位：中华口腔医学会唇腭裂专业委员会主办，贵州医科大学附属口腔医院承办

内容提要：本次会议以“同心奋斗、携手同行、点亮征程、共筑梦想”为主题，贵州省人民政府副省长王世杰，原国家卫生部部长张文康，原贵州省政协副主席陈敏，贵州省卫生健康委员会党组书记李奇勇，中国人口福利基金会副理事长武家华，中华口腔医学会唇腭裂专业委员会主任委员石冰，中华口腔医学会唇腭裂专业委员会侯任主委，中国医学科学院整形外科医院唇腭裂中心主任尹宁北，中华口腔医学会唇腭裂专业委员会副主任委员马莲，首都医科大学附属北京口腔医院唇腭裂治疗中心主任陈仁吉，中国唇腭裂专业委员会副主任委员王国民，中华口腔医学会唇腭裂专业委员会前任主委傅豫川，美国著名唇腭裂整形外科专家 Richard. J. Redett Ⅲ，美国华盛顿大学 Harborview 医学中心专家 Raymond Tse，东京大学生物工程系主任 Kazuto Hoshi 等来自国内外的唇腭裂医护专家和学者齐聚共谋唇腭裂医学事业发展之道。本次大会以“创新和多学科融合”为主要内容，就临床治疗的多学科研究成果，基础研究前沿的学科进展，和交叉学科的最新成果和进展进行学术分享和交流，且同期开设外科会议及分会场、正畸培训班及分会场、语音培训班及分会场、护理培训班及分会场等相关内容，在总结各地治疗经验的同时，制定相应诊治规范，促进唇腭裂畸形的治疗与基础研究，推动各学科的融合发展。会议期间，石冰教授、傅豫川教授在口腔外科、麻醉科、手术室的紧密配合下进行唇腭裂手术直播。此次大会对推动唇腭裂医学发展、大力实施“健康中国战略”、全力推动省唇腭裂医学的跨越发展具有重要意义。

第九次全国口腔生物医学年会

时间：2019 年 10 月 11 ~ 13 日

地点：贵州省遵义市

主办和承办单位：中华口腔医学会口腔生物医学专业委员会主办、遵义医科大学附属口腔医院承办

内容提要：600 余名全国口腔医学研究工作者参会。会议特邀美国南加州大学柴洋教授、美国国立卫生研究院陈万军教授、中山大学施松涛教授、首都医科大学王松灵教授、空军军医大学金岩教授、北京大学口腔医学院李铁军教授等国内外著名专家学者莅临大会并作特邀报告。此外，会议邀请国内口腔医学领域的杰出学者对目前干细胞、生物材料、肿瘤、微生物等口腔医学研究热点问题进行专题讨论。会议同期举行第八届口腔生物医学优秀青年研究展示及第四届中华口腔医学会口腔生物医学新锐研究展评，为我国致力于口腔生物医学研究的中青年学术骨干提供了学术交流和科研成果分享的平台。

第八次全国口腔药学学术会议

时间：2019 年 10 月 16 日

地点：贵州省贵阳市

主办和承办单位：中华口腔医学会口腔药学专业委员会主办，贵州医科大学附属口腔医院承办

内容提要：本次会议为传播安全、合理用药知识，提高口腔疾病的药物治疗水平，为全国口腔医疗同行提供分享药学与其他学科在口腔临床治疗中的研究成果及学科自身建设与发展的经验交流的平台。会议以“口腔药学临床研究与创新”为主题。南部战区总医院吴新荣主任药师、北京大学口腔医院沈署铭副研究员、山东大学齐鲁医院周文主任药师、贵州遵义医科大学附属医院陈灵主任药师、贵州医科大学附属医院方琴主任药师、贵

州医科大学附属口腔医院吴亚东副教授分别做演讲。一百多名来自全国口腔医药界学者就口腔感染、医院评审、药物临床试验等工作的多方面进行学术分享和交流,促进了合理用药的纵深推进,同时也推动了药学和其他学科的融合发展。

第十一次口腔黏膜病学术大会暨第九次中西医结合学术大会

时间:2019 年 10 月 25 ~ 27 日

地点:山东省青岛市

主办和承办单位:中华口腔医学会口腔黏膜病专业委员会主办,中西医结合专业委员会青岛市口腔医院、山东口腔医学会口腔黏膜病专业委员会、青岛口腔医学会口腔黏膜病专业委员会、北京大学口腔医院、上海交通大学医学院附属第九人民医院联合承办

内容提要:大会主题是"新进展、新规范、新策略"。大会邀请中国工程院院士、长江学者等在内的国内外著名专家及学者做主题演讲,包括中国工程院院士廖万清教授,南京中医药大学国际经方学院院长黄煌教授,中山大学教授、华南颅颌面干细胞中心主任施松涛教授,美国罗切斯特大学伊斯特曼牙科健康研究所所长 Eliav 教授以及急诊科主任任延方教授,四川大学华西口腔医院陈谦明教授,中国医学科学院北京协和医院赵继志教授,美国弗吉尼亚州福克斯大学 Sarah 教授及上海交通大学医学院附属第九人民医院李江教授等为大家带来精彩的学术报告。组委会共收到全国各院校的病例投稿 181 篇,分别进行了口腔黏膜常见病例和疑难罕见病例的口头汇报展示以及壁报展示。此外本次大会还创新了交流形式,特设口腔黏膜大咖"崂山论道"座谈讨论以及青年医师病例展示活动。

本次大会基础研究聚焦真菌病的防控和口腔干细胞的再生和免疫治疗,临床研究聚焦灼口综合征和口腔扁平苔藓的规范诊治,以及口腔黏膜病常用经方和激光治疗,体现了多学科交叉融合;学术交流互动形式新颖,"崂山论道 – 口腔扁平苔藓的临床和病理互动交流"紧贴临床情境,重现了临床诊疗的思路;临床病例展示和壁报展示环节,展现了青年医师在临床和研究工作对于常见疾病的诊治规范、临床新技术的应用策略。

儿童口腔医学技术进步与发展高端论坛

时间:2019 年 11 月 15 ~ 17 日

地点:重庆市

主办和承办单位:中华口腔医学会儿童口腔医学专业委员会、中国国际科技交流中心主办,重庆医科大学附属口腔医院、重庆市口腔医学会预防及儿童口腔医学专业委员会承办

内容提要:本次大会由中华口腔医学会儿童口腔医学专业委员会主任委员秦满教授致开幕词,重医附属口腔医院院长季平教授致欢迎辞,中华口腔医学会白玉兴副会长莅临现场。本次论坛盛况空前,一百余名儿童口腔医学专家、七百余名来自全国各地的儿童口腔医学同仁参会。本次论坛涵盖儿童口腔医学领域的最新临床技术、研究成果和发展趋势。诚邀国际、国内一流专家与会做专题报告,针对儿童口腔医学的热点问题进行了广泛充分的交流探讨,搭建了良好的学术交流平台。大会特别设立了"跨专业合作论坛",邀请来自美国、韩国等多名国外知名专家和国内口腔医学不同领域的权威专家作主题演讲 12 场,论坛主题涵盖年轻恒牙的牙体修复、儿童颌面创伤的诊治、儿童口腔药物性行为管理、咬合诱导与早期矫治等;大会还设立了"儿童口腔护理论坛",举办专题讲座 9 场。同时,大会举办了儿童口腔专业主题讲座 7 场;进行了"儿童口腔科椅旁诊疗知识宣讲作品"优秀作品展示与交流 30 人次;修复与数字化、咬合诱导及牙髓基础研究、牙外伤等专题口头发言 48 人次;壁报作品展示 117 件,论文汇编 69 篇。本次会议真正搭建了学术交流、碰撞、争鸣和切磋的平台,以多种多样的形式,分享了近年来儿童口腔医学领域的最新成果和发展趋势,无论在规模上还是

学术水平上都达到了国内儿童口腔专科学术会议的巅峰，有助于提高我国儿童口腔规范化治疗水平，对促进儿童口腔医学在我国口腔医学领域的发展具有重要的意义。

中华口腔医学会青年托举人才巡讲

时间：2019 年 12 月 3 日

地点：吉林大学口腔医院

主办和承办单位：中华口腔医学会科研管理分会主办，吉林大学口腔医院承办

内容提要：中华口腔医学会青年托举人才巡讲活动是中华口腔医学会科研管理分会为展示中华口腔医学会在过去四届中国科学技术协会青年人才托举工作中的独特做法与成绩，进而形成科研正能量，引领口腔医学领域的青年一代勇于开拓，引领中国口腔医学青年研究者的健康成长，经过中华口腔医学会总会批准后举行的。

此次活动由胡敏副院长主持。首先，科研管理分会主委陈谦明教授就巡讲的背景与意义进行了说明。北京大学的卫彦教授阐述了有关“临床医生如何做科研”的相关问题；空军军医大学的牛丽娜教授做了“既然选择了远方便只顾风雨兼程”的主题讲座；然后，武大口腔的陈刚副教授发表“细胞外囊泡与肿瘤免疫：从基础研究到转化应用”的演说；四川大学华西口腔医院的赵行研究员讲解了“双面对称核苷分子的设计合成及其在口腔医学中的应用研究”；吉林大学的徐晓薇做了“可注射温敏型水凝胶缓释阿司匹林/EPO 促进牙周组织再生研究”的报告；最后，陈谦明教授发表了有关“须关注的科学基金发展动态”的报告。在报告中，专家们分别就各自最新的研究成果进行了介绍，结合各自的成长经历、体会，与大家一起探讨科研之路。

地方口腔医学会会议

第六届 GBT 中欧专家高峰论坛(成都站)

时间：2019 年 6 月 23 日

主办单位：四川大学华西口腔医院牙周病科、四川省口腔医学会牙周病学专业委员会联合主办

地点：四川省成都市

内容提要：会议由华西口腔医院牙周病科主任赵蕾副教授致开幕词。国际牙周病学和口腔种植学界公认的大师、瑞士伯尔尼大学首席名誉教授、香港大学名誉教授、苏黎世大学教授 Niklaus Peter Lang 对“GBT 方案在常规牙周治疗及维护中的合并运用”进行演讲，并由香港大学临床牙周病学硕士董潇潇老师翻译。此外，本次会议还邀请到四川省口腔医学会牙周专业委员会副主任委员、四川大学华西口腔医院牙周病科黄萍教授就牙周牙髓联合病变的治疗策略与考量展开讨论；四川省口腔医学会牙周专业委员会委员孟姝副教授就口腔多学科治疗中的牙周思维进行分享；赵蕾副教授对牙周再生治疗的要素管理和质量控制进行分析总结。

空军军医大学第三附属医院 2019 年学术年会

时间：2019 年 6 月 29 日

地点：陕西省西安市

主办单位：空军军医大学第三附属医院

内容摘要：空军军医大学俞梦孙院士、苏景宽副校长、罗正学处长、王建昌教授，空军后勤部卫生局谌章林处长，空军八家帮扶医院院长，医联体成员单位代表，医院全体院常委、三级教授、科室正副主任和全体科技人员、研究生共计四百余人参会。本次年会邀请空军军医大学俞梦孙院士做了题为“新时代中医现代化工程—有序性环境因子快速增强健康计划”报告；空军后勤部卫生局谌章林处长做了题为“空军卫勤保障需求”的报告；

空军特色医学中心王建昌教授做了题为“航空临床医学中口腔问题的思考”的报告；国家重点实验室赵铱民主任做了题为“颌面战创伤救治研究及卫勤训练”的报告。会上，陈吉华、金岩、杨继庆、张惠、段小红、赵晋龙、张浚睿、田宇、高勃、轩昆、白石柱、刘世宇等 12 位教授代表分别从军事医学、基础医学和临床医学三个方面汇报了自己的研究成果。

吉林省口腔医学会儿童口腔医学专业委员会成立大会

时间：2019 年 8 月 9 日

地点：吉林省长春市

主办和承办单位：吉林省口腔医学会儿童口腔医学专业委员会主办，吉林大学口腔医院承办

内容提要：吉林省口腔医学会会长、吉林大学口腔医院院长周延民教授，吉林省口腔医学会副会长、吉林大学口腔医院党委书记张志民教授，吉林省口腔医学会副秘书长董长安，中华口腔医学会儿童口腔医学专业委员会副主任委员黄洋教授等出席了专业委员会成立大会，并有来自吉林省 9 个地区近 50 名医生代表参会。本次大会由董长安副秘书长主持，吉林省口腔医学会会长、吉林大学口腔医院院长周延民教授致开幕词。黄洋教授当选为主任委员。吉林省口腔医学会儿童口腔科专业委员会的成立，响应了中华口腔医学会儿童口腔医学专业委员会专科发展的号召。为促进吉林省儿童口腔医学进一步标准化诊疗流程，提高儿童口腔医务工作者的诊疗水平，搭建信息化共享交流平台做贡献。

湖南省口腔医学会第三次全省会员代表大会暨 2019 年学术年会

时间：2019 年 8 月 23 ~ 25 日

地点：湖南省常德市

主办和承办单位：湖南省口腔医学会主办，湘雅医院口腔医学中心承办

内容提要：会议由湖南口腔医学会秘书长、湘雅医院口腔颌面外科主任蒋灿华教授主持，省内外口腔医学各个领域的专家、学者近八百余人出席。

湖南省口腔医学会会长、首届“湘雅名医”、湘雅医院口腔医学中心翦新春教授致欢迎词。本次年会的学术交流环节，共有口腔颌面外科与牙槽外科、牙体修复种植美学、口腔正畸、全科口腔医学等 7 个专场。陈谦明教授以口腔黏膜溃疡的临床辨析策略为题，讲解常见及罕见口腔溃疡的临床诊疗策略；孙坚教授，张诗雷教授分别以“上颌骨肿瘤切除术后精确重建的回顾与现状”“全数字化口腔颅颌面外科 – 应用与前沿进展”为题做报告；胡开进教授围绕舒适拔牙这一主题，讲述外科舒适拔牙及牙槽窝的处理；李巍然教授从错𬌗畸形早期矫治入手，分析错𬌗畸形早期矫治的时机及必要性，欧阳翔英教授以“种植前的牙周准备”为题分析并强调系统性牙周治疗对种植义齿手术成功的重要性；南昌大学第二附属医院宋莉教授介绍光动力在口腔疾病治疗中的应用；中山大学附属第三医院艾虹教授讲授正畸治疗中的“关节”陷阱。湘雅医院口腔医学中心主任、全科口腔医学专业委员会主委方厂云教授讲授了“牙体颈部损伤与修复”、举办了“单支锉根管预备及热牙胶充填操作培训班”；口腔医学中心党支部书记、中心副主任雷勇华教授讲授“埋伏阻生牙的矫治”；口腔颌面外科主任、口腔颌面外科专业委员会主委蒋灿华教授讲授“带蒂穿支皮瓣在口腔颌面外科的应用”；湘雅医院人力资源部主任郭峰教授讲授“口腔癌手术中的效率管理”；中心副主任苏彤教授分享“二甲双胍防治口腔癌的临床及基础初步研究”；牙周病学专业委员会主委许春姣教授，以及口腔医学中心高清平、欧新荣、尹乒副教授和马立为主治医师等人参与学术报告、实操班授课。

此次大会举办了多种形式的学术论文交流，包括口头报告、壁报展示、青年论文竞赛、动手实操等。会议同期举办湖南省首届“湘

颌杯”口腔颌面外科青年医师竞赛。

首届长城口腔种植青年论坛

时间:2020 年 1 月 11 ~ 12 日

地点:北京市

主办单位:北京口腔医学会北京种植专业委员会

内容提要:首届长城口腔种植青年论坛共吸引百余位从事口腔种植青年医师参加,以优秀病例汇报 + 专家点评的形式进行。经过大会组委会筛选,最终有 12 名青年医师的优秀病例入选大会报告。涉及前牙美学种植修复、即刻种植修复、无牙颌种植修复、数字化种植修复、跨学科种植修复、骨增量技术等目前种植领域的热点、难点。12 位医师病例报告为首都医科大学附属北京口腔医院王新的“前牙美学区即刻种植永久基台即刻修复病例一例”、北京大学首钢医院谭陶的“前牙外伤牙再植 + 种植美学修复一例”、解放军总医院第七医学中心王超的“上前牙外伤即刻种植修复一例”、解放军总医院第四医学中心刘乐的“全口综合治疗 - 上颌前牙种植联合全冠美学修复、后牙种植修复”、北京大学口腔医院梁峰的“种植支持的牙列缺损咬合重建”、中部战区门诊部周磊的“种植覆盖义齿的理解和应用”、北京市第二医院李培的“倾斜种植体在上颌后牙游离缺失伴余留牙槽骨高度不足时的应用”、北京大学口腔医院第四门诊王鹃的“无牙颌种植固定修复”、解放军总医院第三医学中心翟羽的“下颌即刻拔除即刻种植即刻负重一例”、瑞尔齿科北京国际大厦医院郭帅的“采用即刻种植,自体骨增量全数字化技术完成上下前牙外伤缺失修复病例一例”、解放军总医院第八医学中心王凤泽的“自体牙移植”、北京大学口腔医院李德利的“前牙美学区正畸种植功能修复”。

第一届基于整合牙槽学理念的牙槽骨垂直骨增量培训会

时间:2019 年 11 月 15 日

地点:上海交通大学医学院附属第九人民医院

主办单位:上海交通大学医学院附属第九人民医院

内容提要:本次会议围绕整合牙槽学这一新理念,重点讨论了牙槽骨缺损修复及垂直骨增量方面的新技术与新思路。牙槽骨是牙种植及正畸的基础,其被誉为牙科学的“大地或母亲”。上海九院治疗模式首次以整合牙槽学为理念,基于 GBR 原理,利用帐篷钉及 Sausage 技术进行牙槽骨垂直、水平及混合型缺损的骨增量方案。采用该治疗方案可单独应用 Bio - Oss 和 Bio - Gide 膜完成 5 mm 以上的牙槽骨垂直骨缺损的修复重建。此治疗手术方案的研发和应用,在 GBR 骨增量领域被誉为续 Urban 方案后的又一次突破性进展;另外,利用介入的疗法,为巨大型颌骨囊性牙槽骨缺损患者进行牙槽骨再生修复提供微创、安全及无痛的治疗方式,这些最新的治疗方案为牙槽骨垂直性骨缺损或骨损伤的修复重建提供了更多的治疗选择。

上海交通大学医学院附属第九人民医院口外牙种植专科团队,基于杨驰教授的整合牙槽学理念、徐光宙教授的微创介入疗法及邹多宏教授的帐篷钉系列专利产品,进行创新性、全面性及系统性地演示上海九院治疗模式的牙槽骨骨增量方案。同时特邀华西满毅教授及深圳陈刚教授传授三维骨缺损骨增量的最新技术。

第一届颅颌面神经疾病诊治研讨会

时间:2019 年 11 月 17 日

地点:上海交通大学医学院附属第九人民医院

主办单位:上海交通大学医学院附属第九人民医院

内容提要:本次研讨会发起人陈敏洁主任医师主持了开幕式,邱蔚六院士、张志愿院士、杨驰教授分别对此次研讨会致辞。本次研讨会的主题是“三叉神经痛的诊治新认识”,分为三个专题进行阐述,分别是“三叉神经的解剖、影像和诊断”、“三叉神经痛的非手术治疗”和“三叉神经痛的手术治疗”。会议邀请了“个性化精准治疗三叉神经痛 MDT 团队”专家张伟杰主任医师、郭智霖主任医师、董幼镕副主任医师、吴颖为副主任医师、纪均副主任医师、邵滋旸医生等从疾病的病因、诊断、各类治疗方法等分别进行了详细的讲解，充分体现了多学科学技术协会作共同治疗三叉神经痛的理念。通过本次研讨会的举行，旨在促进多学科学技术协会作在三叉神经痛诊疗中的作用。研讨会上，来自全国各地的多学科医生齐聚一堂，带来了各自研究领域的新技术和新方法，共同探讨了三叉神经痛治疗的未来。

第二届粤港澳大湾区口腔医学合作论坛

时间：2019 年 11 月 17 日

地点：广东省广州市

主办和承办单位：暨南大学口腔医学院主办，暨南大学附属第一院口腔医疗中心、暨南大学附属口腔医院、暨南大学附属穗华口腔医院承办

内容提要：来自国内外的十余位口腔界专家、知名学者以“口腔教育及职业规划”为主题进行授课交流，探讨欧美、澳门与国内大陆不同牙科教育和职业发展的特点，参会师生 200 余人。口腔医学院校友联谊会黎应华副会长、沈山副会长和孔卫东副会长、黄立舒副会长分别主持论坛。口腔医学院校友联谊会梁霞副会长做了题为“Dentistry in America 在美国学牙科”的演讲；黄骏杰副会长分享了“浅谈澳门牙科医生执业政策及就业前景”；林俊生副会长主讲了“浅谈大陆口腔医生职业规划与发展”；黄跃院长主讲了“欧洲牙科教育简介”。此次口腔医学合作论坛为广大师生丰富了学识。

西北民族大学口腔医学国家民委重点实验室暨甘肃省口腔疾病研究重点实验室 2019 年学术委员会会议

时间：2019 年 11 月 25 日

地点：甘肃省兰州市

主办单位：西北民族大学口腔医学国家民委重点实验室

内容提要：重点实验室学术委员会主任委员、四川大学华西口腔医学院学术院长、国际牙医师学院中国区主席、四川大学口腔疾病研究国家重点实验室主任周学东教授，重点实验室学术委员会副主任委员、同济大学口腔医学院院长王佐林教授，重点实验室学术委员会委员四川大学口腔疾病研究国家重点实验室副主任于海洋教授、广西医科大学口腔医学院副院长陶人川教授、兰州大学口腔医学院余占海教授、任利玲教授，甘肃省人民医院口腔医疗中心主任何健民主任医师，兰州大学第一医院口腔科主任何等旗主任医师以及校内委员、科研处负责同志参加了学术委员会会议。

会议由口腔医学院院长、甘肃省口腔疾病研究重点实验室主任李志强教授主持，副院长、口腔医学国家民委重点实验室主任包广洁教授做了重点实验室工作情况汇报。会上，各位委员认真听取了工作汇报，对口腔医学国家民委重点实验室顺利通过教育部专家组的评估给予了充分肯定。同时，委员们就如何推动口腔医学学科建设与发展、如何应对口腔重点实验室和科研团队建设面临的问题和挑战以及重点实验室下一步工作目标和重点任务等内容展开了热烈讨论，形成了重点实验室学术委员会决议。

中国医师协会口腔医师分会相关会议

中国医师协会口腔医师分会第四期基层口腔医师学术培训资助活动

时间:2019 年 6 月 8 ~ 12 日

地点:北京市

主办单位:中国医师协会口腔医师分会

内容提要:为促进基层口腔医学事业发展、提升偏远地区口腔卫生服务能力,分会于在京顺利举办第四期基层口腔医师学术培训资助活动。本次是继 2016 年、2017 年、2018 年连续三年资助西部 12 个省、市、自治区基层医师赴京参加学术培训活动后,分会再次面向西部地区组织的第四期活动,共有 32 名基层口腔医师参加了第 24 届中国国际口腔设备材料展览会学术交流与培训班。自 2016 年以来,分会组织四期活动累计资助基层医师 129 名,在对西部基层医师开阔眼界、提高学术水平及临床诊疗能力、激励职业自信心与服务基层使命感等方面起到积极推动作用。活动同时得到中华口腔医学会、国家卫生健康委员会国际交流与合作中心的大力支持,相关调研工作也在持续开展。

中国医师协会口腔医师分会第五届委员会选举成立会议暨第一次全体委员工作会议

时间:2019 年 6 月 9 日

地点:北京市

主办单位:中国医师协会口腔医师分会

内容提要:中国医师协会副会长杨民教授、中华口腔医学会会长/中国医师协会副会长俞光岩教授出席。口腔医师分会完成第五届委员会改选换届工作,北京大学口腔医院院长郭传瑸教授当选会长,王林、王佐林、王慧明、甘宝霞、边专、闫福华、沈国芳、张铭、林野、周延民、赵志河、常晓峰、程斌等教授当选副会长,推任空军军医大学赵铱民教授为名誉会长,北京大学口腔医院林野教授为总干事。换届后的第五届委员会共计 163 人,其中常委 58 人、委员 105 人。

中国医师协会对于本次会议高度关注,杨民副会长在会上作重要讲话,对新一届委员会寄予希望与要求。选举成立会后,新任会长郭传瑸教授在第一次全体委员工作会议上向第五届委员会通报分会过去四年工作成绩,并从“坚持依法民主办会,走可持续发展之路;不忘初心,服务为先,进一步加强工作责任感、使命感和凝聚力;夯实基础,扎根基层,会员工作积极践行群众路线”三方面提出第五届委员会的工作原则与发展方向,为分会履行服务政府、服务行业、服务口腔专科会员的社会责任做出积极的引领与表率作用。

中国医师协会口腔医师分会第十七届口腔医师论坛

时间:2019 年 6 月 9 日

地点:北京市

主办单位:国家卫生健康委国际交流与合作中心、中国医师协会口腔医师分会共同举办

内容提要:国家卫生健康委国际交流与合作中心王健副主任、中国医师协会口腔医师分会郭传瑸会长出席论坛并致辞。本次论坛邀请了赵铱民、孙正、林野与郑树国教授分别就“与人共舞——医用机器人的昨天,今天与明天”“HIV 职业暴露感染的危险性评估和职业暴露的处理”“从循证医学的角度看全牙弓即刻种植修复可行性与临床问题”“从防治结合的角度看儿童口腔疾病诊疗的理念——现在和将来”做了专题报告。主要讲授空军军医大学口腔医院在国内率先自主研发的口腔种植机器人科研成果与前景;艾滋病口腔表征与 HIV 职业暴露处理程序;ALL - on - Four 种植修复临床经验总结;防治结合理念在儿童口腔疾病诊疗中的重要地位等内容。专家们总结自身数十年的临床经验,分析了

大量诊疗病例，授课观点鲜明、重点突出、科学严谨。同时，专家们提出的口腔医学高新技术与成就、口腔诊疗中所蕴含的人文关怀、医疗技术临床应用反思、患儿治疗的首要原则等观点，让参会者耳目一新。会场反响热烈，参会者就自己日常诊疗工作中的困惑、专业发展方向、治疗中的难点问题与授课专家进行互动交流，并纷纷表示在口腔临床诊疗技术应用、风险防范、诊疗思路提升等方面均获益匪浅。本次论坛参会者近400人次，听众多数为中、初级口腔医师，同时有医学生、护理、管理等人员，参加口腔医师分会第四期基层口腔医师学术培训资助活动的西部基层医师也到会聆听。

口腔器械消毒灭菌技术操作规范师资培训会

时间：2019年10月23～25日

地点：辽宁省大连市

主办和承办单位：中国医师协会口腔医师分会、国家口腔医学质控中心、大连市口腔医院共同举办

内容提要：中国医师协会口腔医师分会常晓峰副会长、国家口腔医学质控中心张伟执行主任、辽宁省大连市卫生健康委曲刚副主任、大连市口腔医院陈小冬院长出席开幕式并致辞。

会议邀请来自国家医院感染质量管理与控制中心、复旦大学附属中山医院、杭州市疾病预防控制中心、北京大学人民医院、中山大学孙逸仙纪念医院、北京市/辽宁省医院感染管理质控中心以及三级口腔专科医院的专业师资，分别就从口腔感染暴发事件看口腔感控能力提升、多重耐药菌防控现状与策略、灭菌质量监测技术进展与热点问题、英国感控一周、口腔院感检查中常见问题及实施策略、《软式内镜清洗消毒技术规范》标准实践等内容进行授课，同时首次引入由口腔临床感控医师结合不同专业口腔诊疗器械特点以及《口腔器械消毒灭菌技术操作规范》要求的器械分类处理原则分专科、分专业详细解读有关要点。授课充分结合了医院感控管理的实际工作经验，口腔专业感控理念与方法更具可操作性，对基层感控工作具有极强的指导作用。本次培训会对口腔感控理念的提升、知识的更新，以及各省口腔感控骨干师资队伍培训、《规范》执行的统一性与同质化、感控人员自信心与凝聚力的增强等方面起到积极推动作用。

医院感染控制管理是口腔医疗机构提升医疗质量、保障患者安全的重要组成部分。中国医师协会口腔医师分会一直致力于《口腔器械消毒灭菌技术操作规范》在口腔行业中的正确解读、科学落实与宣贯推广相关工作，携手联合《规范》起草单位及主要起草人分别于2013年6月、2014年10月、2016年6月、2017年7月、2018年9月在北京、南京、西安、武汉、福州等五地面向全国口腔医院感控管理专（兼）职人员以及广大口腔医务工作者共计1 200余人举办了五期《规范》专题培训，为培养省市级口腔专业医院感染控制管理骨干及科学规范地开展医院感控管理工作提供大信息量的专业知识与经验指导，同时也为国家卫生健康委在全国颁布实施这一卫生行业标准起到了广泛宣传与推动作用。据不完全统计，截至2019年9月，各地就《规范》所开展的不同形式培训工作已经覆盖全国31个省市自治区，受众达6.2万人次。

本次第六期《规范》专题培训会，参会学员共计580余人，来自全国30个省市自治区的294家医疗机构，其中口腔专科医院89家、综合医院口腔科159家、民营口腔医疗机构46家，其中注册学员521人，各省市自治区口腔质控中心派员379人。

口腔设备器械展览会暨学术研讨会

第二十三届中国国际口腔器材展览会暨学术研讨会

时间:2019 年 10 月 30 日至 11 月 2 日

地点:上海市浦东新区上海世博展览馆

主办和协办单位:中国国际科技会议中心、海交通大学医学院附属第九人民医院、海市口腔医学会、海博星展览有限公司主办,上海交通大学口腔医学院、上海市口腔医学研究所、同济大学口腔医学院、复旦大学附属口腔医院协办

内容提要:本届展会展示面积近 50 000 平方米,汇聚了来自 25 个国家和地区的 850 家展商,吸引了专业观众 115 000 人次前来参观洽谈。展会期间,世界知名口腔企业展示了口腔医疗设备、器械、材料的最新产品、技术与解决方案,包括口腔内科、口腔外科、口腔修复、口腔正畸、口腔种植、义齿加工、口腔保健等各个领域。同期举办的 194 场课程,邀请了 200 多位演讲者,就行业的热点话题及面临的具体问题展开了深入探讨。大会顾问委员会主席由邱蔚六院士担任,大会联合主席为张志愿院士和俞光岩会长,学术委员会主席为张志愿院士,组织委员会主席为沈国芳院长,并得到近 200 家全国各省、市口腔医学院、口腔医院的大力支持。同期活动包括中国国际口腔学术研讨会、中国上海国际口腔修复大会、第六届上海市口腔医学会口腔种植专业委员会学术会议暨第二十三届口腔种植国家级继续教育学习班、华东地区第十一次口腔医学学术会议暨上海市口腔医学会学术年会及系列活动、第二届口腔微整形创新论坛、国家口腔疾病临床医学研究中心 2019 年"首届临床研究方法培训会议"、上海口腔正畸大师论坛、上海口腔医学会科普专业委员会成立大会暨口腔科普案例展示、2019 年中国国际口腔修复工艺实操展示暨医技交流会、2019 年第二届国际牙科学生技能竞赛、经典案例技术分析研讨会、北上广民营口腔现状大数据分析与发展趋势、展商技术交流会、Workshop 培训班等,赢得一致好评。

第十八次西部国际口腔展暨中国(西部)国际口腔医学学术会

时间:2019 年 4 月 23 ~ 27 日

地点:四川省成都市

主办和协办单位:亚洲牙科中心(ADC)、中国西部口腔医学协作组、四川省口腔医学会、陕西省口腔医学会、重庆市口腔医学会、四川大学华西口腔医学院、空军军医大学口腔医学院、重庆医科大学口腔医学院、中国牙谷、资阳高新技术产业园区管理委员会、湖北好博塔苏斯展览有限公司成都分公司联合主办,成都市博览局、天府新区成都管委会文创和会展局、中国西部口腔医学协作组各成员单位协办

内容提要:2019 西部国际口腔展开幕式由四川省口腔医学会副会长、西南医科大学副校长聂敏海教授主持。西部国际口腔展是西部地区规模最大、影响力最强的专业口腔展览会。本届展会的展览面积达 48 000 平方米,设 4 个场馆,吸引了来自 20 个国家和地区的 603 家参展企业,数量较上一年增长 14.3%,国际品牌参展率占 35%,展会国际化程度持续提升。来自德国、韩国、美国、日本等 20 个国家和地区的国际展商带来先进牙科技术与设备。展会吸引了 35 168 名的专业买家及医生前来参观展会。其中来自成都的 10 182 名、成都外 24 986 名。西部国际口腔展已成为口腔医疗行业学习和采购的一站式最佳贸易平台之一。

2019 年展会同期举办 218 场学术会,11 个口腔临床新技术实操培训班,全面讲授医学领域中各科临床实用新技术和新进展。学

术会代表达 8 953 人,较上一年增长 14.5%。展会邀请到了 20 位口腔领域大咖级国外专家,百余位演讲嘉宾及院士出席,堪称历届展会中学术层次及嘉宾国际化程度最高的一届。国际上,世界根尖手术鼻祖 Dr. Syngcuk Kim 教授、美国加州大学洛杉矶分校(UCLA)牙学院 Dr. Kang Ting 教授、宾夕法尼亚大学牙学院 Dr. Dana Graves 教授分享行业洞见,带来了国际领先的口腔医学新技术与趋势。国内以上海交通大学附属第九人民医院张志愿院士、中华口腔医学会副会长、解放军总医院口腔医学中心主任刘洪臣教授、四川大学华西口腔医学院学术院长周学东教授为首的重磅嘉宾带来了学术分享。

恰逢 ICD 中国区成立十周年,在西部国际口腔展学术会现场,举办了百余位院士的授予大会。国际牙医师学院(International College of Dentists,ICD)是国际三大牙科组织之一,是全球最早建立的、最优秀的著名国际口腔医学组织,旨在促进各国牙医之间的专业交流。ICD 由全球在口腔医学领域取得杰出成就和优良服务的最优秀的牙医精英院士组成,在筛选及授予院士时具有多方面的考核标准,尤其注重道德素质及专业素质,“国际牙医师学院院士”是全世界牙医师的最高荣誉称号。

其他会议

中华医学会杂志社·中华口腔医学杂志指南与进展”的首站巡讲

时间:2019 年 4 月 19 ~ 21 日

地点:河南省郑州市

主办和承办单位:《中华口腔医学杂志》编委会和中华医学会杂志社主办,中华口腔医学会协办,郑州大学第一附属医院、河南省口腔医学会老年口腔医学专业委员会、郑州大学口腔医学院承办

内容提要:河南省卫生健康委副主任刘延军,副院长荀建军,郑州大学口腔医学院党总支书记王庆祝,中华医学会杂志社社长兼总编辑魏均民,原第四军医大学校长、第四军医大学口腔医学院院长(少将)赵铱民等出席并致辞。来自省内外口腔专家教授、医生、研究生、进修生共 500 余人参加了本次活动。

魏均民指出中华口腔医学杂志是以推进学术进步为目标,以提升学术质量为核心,通过举办宣讲、巡讲活动来提升我们口腔医学的整体水平,促进口腔医学的整体学术进步。2019 年把巡讲的第一站放在郑州大学第一附属医院,导向明确,意义重大。

在巡讲和交流环节,赵铱民教授作了“自主式口腔种植机器人的研制及临床研究”、刘洪臣教授作了“准确掌握咬合理论及调𬌗技术”、何巍教授作了“浅谈数字化技术在口腔颌面外科中的应用”等精彩授课,举办了显微根管治疗规范化操作培训班。

山东大学口腔医学院(口腔医院)学术会议暨第九届全国组织工程与再生医学大会

时间:2019 年 6 月 22 ~ 23 日

地点:山东省济南市

主办和承办单位:中国生物医学工程学会组织工程与再生医学分会主办,山东大学口腔医学院(口腔医院)承办

内容提要:来自全国四百余名代表参会。大会开幕式由组织工程与再生医学分会新当选的主任委员、浙江大学欧阳宏伟教授主持。大会名誉主席、解放军总医院生命科学院院长付小兵院士,名誉主席、南通大学教育部·江苏省神经再生重点实验室主任顾晓松院士,名誉主席、组织工程国家工程研究中心主任曹谊林教授,大会主席、组织工程与再生医学分会顾问金岩教授应邀出席会议,参加大

会的还有来自海内外组织工程与再生医学研究领域的特邀专家和知名学者、新一届组织工程与再生医学分会全体委员等。6 月 22 日举行开幕式并由 17 位专家做专题报告,6 月 23 日会议设为三个分会场,举办了涵盖类器官与器官构建、智能型生物材料、干细胞与组织再生、3D 打印及生物制造、硬组织再生、组织工程与临床转化等多个分论坛,同时设立第二届组织工程与再生医学杰出贡献奖、优秀青年研究奖、优秀论文奖等多个奖项,借此表彰为我国组织工程与再生医学发展做出贡献的专家教授、青年学者。

国家卫生健康委员会第二轮口腔住院医师规范化培训教材暨第一轮口腔专科医师规范化培训教材主编人会议

时间:2019 年 7 月 7 日

地点:上海市

内容提要:人民卫生出版社总编辑杜贤编审,中国工程院院士、全国口腔教材评审委员会名誉主任委员邱蔚六教授,中国工程院院士、全国口腔教材评审委员会副主任委员张志愿教授,以及俞光岩、郭传瑸、樊明文、周学东、沈国芳、王松灵等教授与相关编辑近 140 人参加了本次会议。

对此次教材的修订、编写提出了八项具体要求:一是紧扣大纲对接标准:紧扣大纲中对住院医师“六大核心能力”的要求和国家住培标准,专培需要通过教材编写逐步建立标准。二是符合规律体现特色:遵循国际医学教育规律、“5 + 3”医学教育规律、医学人才成才规律和中国医学教材建设规律。三是突出“三力”彰显“五性”:突出发现问题、分析问题和解决问题的能力培养,彰显科学性、权威性、规范性、指导性。四是坚持传承着重创新:延续以“PBL + CBL”的编写思想,创新内容、形式和载体。五是“六三”特色统筹兼顾:实现住培教材与五年制本科对接、与执业医师考试对接、与专科医师培训对接,专培教材与住培教材对接、与住培考试对接、与博士教育对接;做好基本理论向临床实践、基本知识向临床思维、基本技能向临床能力的转化;强化三个临床,即早临床、多临床、反复临床;体现三个能力,重点培养解决问题、创新思维、科学研究的能力;培养三种素质,即专业素质、综合素质、人文素质;实现三医目标,即医病、医身、医心。六是编者队伍坚持三性:坚持教材主编权威性、副主编的代表性、编委的覆盖性。七是纸数融合协同创新:建设纸质、富媒体素材、网络资源、数字教材和慕课课程的“五位一体”深度融合的教材体系。八是严格要求打造精品:坚持三个一流、三次会议、三次审读、三审三校、六精标准打造学生好学、老师好教、临床好用的“三好教材”。开幕式上,杜贤总编辑为两套教材的主编、副主编代表颁发了聘书。

间充质干细胞在组织再生和系统疾病治疗中的应用学术研讨会

时间:2019 年 7 月 27 ~ 28 日

地点:广东省广州市

主办和承办单位:中国生物医学工程学会组织工程与再生医学分会主办,中山大学光华口腔医学院 · 附属口腔医院、华南颅颌干细胞转化研究中心承办

内容提要:本次会议参会代表近三百人,中山大学光华口腔医学院 · 附属口腔医院院长程斌教授主持开幕式,中国生物医学工程学会组织工程与再生医学分会前任主任委员、空军军医大学金岩教授作开幕式致辞,中山大学光华口腔医学院 · 附属口腔医院陈望南书记致欢迎辞。美国堪萨斯大学医学中心解亭教授、空军军医大学金岩教授、香港中文大学李光申教授、美国南加州大学徐俭教授、中山大学项鹏教授和施松涛教授分别作特邀报告,杨瑞莉、胡成虎、寇晓星、李蓓、刘世宇、陈泽涛、刘文佳、谭家莉(陈晓丹代)作青年学者论坛报告。会后,施松涛、金岩、解亭等教授以及专家团队成员围绕干细胞医疗应用等学术问题,进行了专题汇报与讨论。

第三届中国数字化口腔学术研讨会

时间:2019年9月6~7日

地点:四川省成都市

主办和承办单位:全国卫生产业企业管理协会数字化口腔产业分会(CSDDI)主办,四川大学华西口腔医院承办

内容提要:来自全球的数字化种植专家以及国内种植、修复、正畸、牙体牙髓的领军学者均参加了本次数字化年会,来自全国的各大口腔院校、民营医院约三百余人参加了本次数字化年会。四川大学华西口腔医院杨征副院长致开幕词。四川大学华西口腔医院种植科满毅教授作为数字化口腔产业分会主委向大会致辞。瑞士前EAO主席Christoph Hammerle教授、意大利罗马大学教育与研究部Alessandro Pozzi教授、华西口腔医院正畸科赵志河教授、种植科满毅教授、牙体牙髓科程磊教授及北京大学口腔医院刘峰主任医师等8位专家就无牙颌的数字化骨增量技术、无牙颌的数字化种植策略、数字化正畸新进展、牙体牙髓的数字化诊疗、数字化辅助的全口无牙颌即刻种植及多种数字化种植手段的应用等相关内容进行了精彩的演讲。数字化年会的第二部分为优秀数字化口腔病例展评,经过前期严格的筛选评比,最终有7名医生进入第二届数字化口腔病例展示环节,病例展示涉及正畸、修复、牙体牙髓、软组织增量及颌面外科等多个领域,展现了新一代医生的在数字化治疗方面的专业水准,增进了口腔各领域的交流。

首届“丝路杯”口腔医学生临床技能邀请赛

时间:2019年9月20日

地点:陕西省西安市

主办单位:空军军医大学第三附属医院

内容提要:来自全国18所院校的师生代表,共一百余人参加了开幕式。此次邀请赛以“育人、交流、创新”为宗旨,利用仿真头颅教学模型、虚拟慕格操作系统、OSEC系统人机对话、全自动电脑心肺复苏AED除颤模拟人等口腔教学最新的虚拟仿真设备,通过个人赛和团体赛2种模式和6个站点项目全面考核口腔医学生的临床综合诊疗能力。

赛场上,选手们通过查问诊断、器械选择、临床操作、评委问答等步骤,在规定的时间内完成手中的操作,展现了较为扎实的理论功底和实践水平。同时,评委们细致观察选手操作,严格按照评分标准对选手的表现进行打分,公正执裁。邀请赛颁奖嘉宾分别为获得精湛团队奖、精业团队奖、精益团队奖的院校颁奖。陕西省口腔医学会赵铱民会长、口腔医院汪亮政委和赵九龙副院长为获得优秀组织奖的单位颁奖。

第八届颞下颌关节外科高级研讨会

时间:2019年11月15日

地点:上海市

主办和协办单位:上海交通大学医学院附属第九人民医院主办,中华口腔医学会颞下颌关节病学及 学专业委员会、国家口腔疾病临床医学研究中心、上海口腔医学会口腔颌面外科专业委员会协办

内容提要:本次会议主要针对颞下颌关节外科领域的热点难点问题进行深入探讨,进行了颞下颌关节盘移位继发牙颌面畸形诊治理念的介绍,颞下颌关节盘复位关键技术介绍,颞下颌关节重建关键技术介绍等内容,并以此为核心,拟开展多中心前瞻性研究,获得参会代表的积极响应。会议同期组建成立了颞下颌关节病及继发牙颌面畸形诊治专科联盟(以下简称专科联盟),此次成立的专科联盟旨在促进颞下颌关节外科与整合治疗理念和创新技术的持续有序发展,实现颞下颌关节病相关医、教、研等医疗资源的互联互通,全面贯彻落实国家医药卫生体制改革精神。专科联盟专业方向涵盖颞下颌关节外科,正畸科,影像科,联盟成员单位覆盖全国20省市自治区,共36家单位,为颞下颌关节病及相关牙颌面畸形诊治水平的共同发展提供了良好的合作平台。

第六次中国口腔医学研究实验室联盟发展战略研讨会

时间:2019 年 11 月 24 日

地点:广东省广州市

主办和承办单位:中国口腔医学研究实验室联盟主办,中山大学光华口腔医学院·附属口腔医院承办

内容提要:全国共 56 个单位,一百四十余人参会。会议由中国口腔医学研究实验室联盟秘书长陈谦明教授主持,口腔疾病研究国家重点实验室主任周学东教授和中山大学光华口腔医学院·附属口腔医院院长程斌教授分别致开幕词和欢迎词。

会上,口腔疾病研究国家重点实验室主任周学东教授作"国家战略与口腔医学的发展"的特邀报告,军事口腔医学国家重点实验室白石柱教授作"口腔自主式种植机器人项目"成果报告,口腔疾病研究国家重点实验室林云锋教授作"基于 DNA 四面体纳米材料的基因和药物传递系统"项目成果报告,口腔数字化医疗技术和材料国家工程实验室王宇光副教授作"国家工程实验室研究进展和科研转化"报告,上海市口腔医学重点实验室蒋欣泉教授作"口腔颌面组织再生与功能修复研究与转化"项目成果报告,湖北省口腔基础医学重点实验室-省部共建国家重点实验室培育基地,口腔生物医学教育部重点实验室陈刚教授作"细胞外囊泡与肿瘤免疫及治疗"项目成果报告,全牙再生与口腔组织功能重建北京市重点实验室范志朋教授作"二细胞基因敲除动物建模新方法及恒牙发育启动机制"项目成果报告,广东省口腔医学重点实验室王智教授作"口腔黏膜免疫失衡与疾病防治"项目成果报告,新疆口腔医学实验室赵今教授作"借力搭建新疆口腔医学科研平台,促进口腔全面发展"报告。

大会设有特邀报告、联盟实验室年度代表性成果汇报、需求介绍、联盟内互动讨论等环节,搭建了交流学术思想,是展示研究成果的良好平台。

深圳大学医学部口腔医学院成立仪式暨深圳大学口腔医学发展战略研讨与学术交流会

时间:2019 年 12 月 17 日

地点:广东省深圳市

主办单位:深圳大学医学部

内容提要:中国科学院院士、首都医科大学副校长王松灵教授,四川大学口腔医学院学术院长、口腔疾病研究国家重点实验室主任周学东教授,以及赵赵铱民、凌均棨、石冰、陈吉华等教授与口腔医学院师生共 110 人参会。

在大会开幕式中,深圳大学医学部口腔医学院正式揭牌,并成立了深圳大学口腔医学发展专家委员会,聘任周学东担任专家委员会主任,俞光岩、张志愿、王松灵 3 人担任副主任,赵铱民等 11 人担任委员,口腔医学院副院长沙鸥教授担任秘书长,该委员会的成立将加快深圳大学口腔医学学科的发展。随后举行了深圳大学口腔医学发展战略研讨会,会议由医学部主任朱卫国教授主持,沙鸥对口腔医学院建设历程及发展规划做汇报,内容包括专业申报、教学实验室建设、人才培养方案制定、本科教育、院校交流等。专家组对口腔医学院、口腔医院建设方案给予了充分肯定,也提出了许多宝贵的意见和建议。深圳大学医学部口腔医学院 2019 学术交流会同期举行。参会专家和来宾考察了口腔医学院教学实验室,其中包括口腔显微镜及技工实训室、口腔虚拟仿真教学实训室、人工智能牙科机器人、仿真人头模多媒体互动实训室和口腔临床前技能实训室。

院校新闻动态

上海第九人民医院成立“儿童颅颌面畸形筛查诊治中心”

2019 年 1 月 16 日，上海市儿童颅颌面畸形筛查诊治中心在上海第九人民医院正式挂牌并召开工作启动会。该中心依据国家《全国出生缺陷综合防治方案》和《上海市遗传咨询技术服务管理办法》文件精神，由上海第九人民医院和上海市儿童健康基金会共同发起，经上海市卫生健康委员会批准成立。

出生缺陷是指婴儿出生前发生的身体结构、功能或代谢异常，是导致早期流产、死胎、婴幼儿死亡和先天残疾的主要原因。据估算，我国出生缺陷总发生率约为 5.6%。唇腭裂是儿童颅颌面畸形出生缺陷中常见缺陷，全球发生率约 0.15%，但不同地域、种族和经济状况的人群中唇腭裂的发生率存在较大差异。数据显示，上海市近 10 年期间唇腭裂总的出生缺陷率为 9.37/万，研究表明唇腭裂产前超声诊断准确率高达 85%。

北京大学口腔医院获“首都劳动奖状”荣誉称号

2019 年 4 月 26 日，北京市总工会揭晓 2019 年首都劳动奖状、奖章、北京市工人先锋号名单，北京大学口腔医院获颁“首都劳动奖状”荣誉称号。“首都劳动奖状”是北京市总工会为表彰一批为首都经济建设、政治建设、文化建设、社会建设以及生态文明建设和党的建设做出突出贡献的先进集体。北京大学口腔医院作为三级甲等口腔专科医院，连续多年荣获“首都文明单位”称号；2014 年被评为“北京市模范职工之家”；2017 年获“北京高校先进基层党组织”、2018 年“北京市思想政治工作优秀单位”等荣誉称号。在 2017 全国第四轮学科评估和 2018 首次专业学位评估中均荣列 A +。

张陈平教授获评首批“上海医务工匠”荣誉

通过单位推荐、资格审查、专家评审、社会公示等环节，经市医务工会常委会审议决定全市 21 家医院的 25 位专家被命名为首批“上海医务工匠”。上海交通大学第九人民医院口腔颌面 - 头颈肿瘤科张陈平教授获奖。张陈平，中共党员，教授，博士研究生导师。一直从事医教研一线工作，致力于口腔颌面头颈肿瘤的临床及基础研究，擅长头颈肿瘤的外科治疗和口腔颌面部缺损功能重建，累计医治颌面肿瘤病人万余例，在晚期/复发恶性肿瘤根治方面有所创新，尤其在下颌骨缺损的形态与功能重建方面独树一帜。国际上首创血管化腓骨结合同期牵引牙种植（DID）技术实现下颌骨功能性重建，发明了相关功能性颌骨重建配套器械，授权发明专利 6 项，实用新型专利 3 项并获注册证，制定了国内首个下颌骨重建的临床规范，相关成果在全国 45 家三甲医院单位进行推广应用。以第一完成人获得上海市科技进步一等奖和中华医学科技二等奖。发表论文 314 篇，SCI 收录 65 篇。负责各级课题 15 项，获上海市十佳医生、全国优秀科技工作者、上海市科技领军人才和上海市科学技术委员会优秀学科带头人等荣誉。

第三届国之名医

2019 年 8 月 9 日，由人民日报社指导，人民网和健康时报联合主办的第三届国之名医盛典（2019 年度）在北京举行。会上发布了国之名医系列榜单，来自全国 87 个三级疾病专科的 304 位杰出医生代表入选。中华口腔医学会创会会长张震康教授、邱蔚六院士荣膺“特别致敬”奖，名誉会长张志愿院士、名誉会长王兴教授、名誉会长赵铱民教授荣膺“卓越建树”奖。

蒋欣泉教授当选国际口腔修复学会副主席

2019 年 9 月 4 日至 7 日，国际口腔修复学会(International College of Prosthodontists, ICP)于在荷兰阿姆斯特丹举行第 18 届国际口腔修复学术大会。会上，蒋欣泉教授当选 ICP 副主席。本次 ICP 理事会提名蒋欣泉教授担任 ICP 共同副主席，并在 ICP 全体大会上通过，是该组织创建以来中国学者首次担任领导职务。此外，蒋欣泉教授于 2015 年韩国首尔第 16 届 ICP 大会期间竞选成为中国首位 ICP 理事，并在 2016、2017 两届 ICP 理事会上经过激烈竞争，由中国上海获得 2021 年 ICP 大会举办权。本届大会期间，播放了 2021 年中国上海的宣传片，获得国内外同行的热烈响应，这将是中国首次举办这项口腔修复领域的国际盛事。ICP 是国际上规模最大、最富影响力的口腔修复学学术组织，成立于 1984 年，由国际著名的口腔修复大师 George Zarb、Jack Preston、Harold Preiskel 等成员创立。ICP 每两年在世界各区域轮流举办学术会议。

吉林大学医学学科暨原白求恩医科大学创建 80 周年学术报告会

2019 年 9 月 20 日，吉林大学口腔医(学)院召开庆祝吉林大学医学学科暨原白求恩医科大学创建 80 周年学术报告会及“医往昔”校友见面会。参会代表两百余人，除校内重要人士外，还包括若干国内外校友。校友会由胡敏副院长主持。学术报告会共邀请王军、王晓军、武洲、刘佳、滕伟、汤晓飞、胡敏和周延民等教授 8 位校友做讲座。值此原白求恩医科大学建校八十周年庆之际，借着“医往昔”校友见面会的契机，举行了第二届刘佳奖学金捐赠签约仪式，签署了刘佳与吉林大学口腔医学院设立“刘佳奖学金、奖教金”协议书。

山东省口腔生物材料与组织再生工程实验室获批

2019 年 4 月，山东省发展和改革委员会公布了 2019 年山东省工程实验室名单通知，山东大学口腔医院(山东省口腔医院)的“山东省口腔生物材料与组织再生工程实验室”获得批准。山东省工程实验室是依托企业、科研机构或高等院校，围绕提高产业自主创新能力和核心竞争力，促进产业结构调整，推动产业转型升级而设立的研究开发平台，是基础研究成果向工程技术转化的重要途径，是山东省自主创新体系的重要组成部分。山东省口腔生物材料与组织再生工程实验室以口腔医学临床需求为目标，采取学科交叉及融合战略，集山东大学相关学科(材料、机械、信息、药学等)的优势，重点开展多学科交叉的口腔医学研究。实验室建成后，会形成高校、科研院所、医院、企业单位所组成的医产学研用合作组织，将为山东省口腔医学创新和应用研发做出重要贡献。

口腔医学国家民委重点实验室通过评估

2019 年 5 至 7 月，国家民委教科司委托教育部科技发展中心对委属 5 所高校 10 个重点实验室(生命科学及化学化工领域)进行了评估，西北民族大学口腔医学国家民委重点实验室参加了此次评估。10 月，西北民族大学收到国家民委反馈结果，口腔医学国家民委重点实验室初评和现场考察总成绩位列第五，通过评估。本次评估工作分为初评答辩和现场考察两个阶段。初评答辩于 6 月 6 日在中国地质大学国际会议中心举行，口腔医学国家民委重点实验室在国家民委十个受评重点实验室中以第五的成绩通过初评答辩，7 月 6 日对重点实验室进行了现场考察。

2019 年中国技能大赛全国卫生健康行业口腔修复体制作工职业技能竞赛

2019 年 10 月，竞赛决赛由国家卫生健康委人才交流服务中心、中国就业培训技术指导中心主办，厦门医学院、厦门市卫生人才服务中心承办，共有 58 位来自全国 14 个省、自治区、直辖市，平均年龄 26.2 岁的选手。比赛分职工组和学生组两个组别，职工组参赛对象为口腔修复体制作的从业人员,学生组参赛对象为在校学生。经过前期报名及选拔,职工组 28 人参赛,学生组为 30 人。比赛项目分为理论和技能操作两个部分。理论部分竞赛题型为单项选择题,采取人机对话考试形式。技能操作竞赛时间为 240 分钟,采取工作现场模拟的形式,职工组内容包括雕牙和数字化冠桥修复,学生组内容包括雕牙和全口义齿制作。最终职工组和学生组分别评出一、二、三等奖各 1 名,优秀奖 12 名。职工组一等奖:江武(厦门医学院 2017 届口腔医学技术专业学生);二等奖:黄清冷(厦门医学院 2013 届口腔医学技术专业学生);三等奖:陈子王(厦门医学院 2019 届口腔医学技术专业学生)。优秀奖:蔡晴雯、蔡斌斌、张国耀、徐亚彪、杨猛、张周斌、李林、莫嘉丽、牛照原、陈云昊、盛晃、张志清。学生组一等奖:郑晓玥;二等奖:黄美丽;三等奖:叶攸扬;优秀奖:洪雅玟、孔万里、郭娜、张志鹏、胡雨盟、赵石玉、张进业、莫永强、唐文文、游雅宇、谢嫣然、廖斌。

华中科技大学获批口腔医学一级学科博士学位授权点

2019 年末,经国务院学位委员会审议,华中科技大学同济医学院获批口腔医学一级学科博士学位授权点。为增强学科竞争力和提高研究生培养质量,华中科技大学同济医学院口腔系自 2003 年建系以来持续奋发。获批博士学位授权点是华中科技大学口腔医学发展史上的一个里程碑式的进步。

人　物

中国科学院院士

王松灵

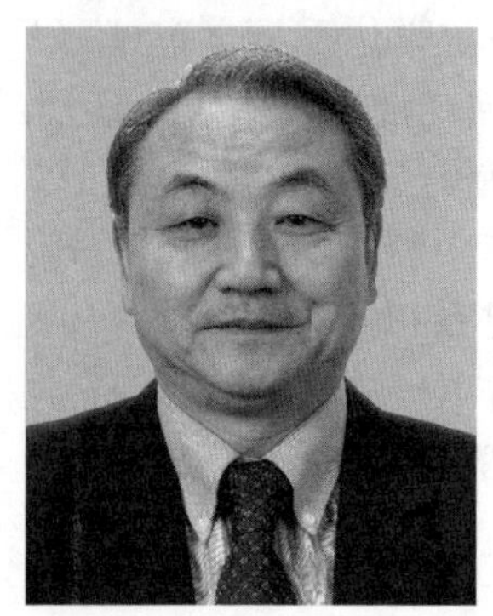

王松灵，男，1962 年 11 月出生于湖南湘乡。中国科学院院士。1989 年毕业于北京医科大学口腔医学院，获医学博士学位。1991—1992 年在日本东京医科齿科大学做访问学者。1996—1998 年在美国国立卫生研究院牙颅颌研究所做高级访问学者。现任首都医科大学副校长。全国政协委员，中华口腔医学会副会长，北京医学会副会长，中国高等教育学会口腔医学教育学组组长。*Oral Diseases* 及 JOR 副主编，《中华口腔医学杂志》等 6 本期刊副主编。发表论文 209 篇，其中以通讯作者发表在 *PNAS*、*EMBO J*、*Blood*、*Nat Commun* 等英文论文 117 篇，英文 review article 11 篇。以第一完成人获 2003 年及 2010 年国家科技进步二等奖两项、2018 年北京市科技进步一等奖；获国际口腔权威的威廉盖茨（William J. Gies）奖、吴阶平医药创新奖、中源协和生命医学奖 – 成就奖、干细胞转化成果奖、何梁何利奖；入围 Elsevier“中国高被引学者”榜，当选英国皇家外科学院（爱丁堡）Fellowship ad hominem（FRCS）。

研究方向为唾液腺疾病、牙发育和再生。提出慢性腮腺炎性疾病新分类并创建新疗法；揭示腮腺是硝酸盐转运的关键器官，发现人细胞膜硝酸盐转运通道及硝酸盐对人体组织器官的重要保护作用；揭示牙发育新机制，研发牙髓干细胞新药，成功实现生物牙齿再生。

（首都医科大学附属北京口腔医院供稿）

2019 年度国家卫生健康委员会有突出贡献中青年专家

周永胜

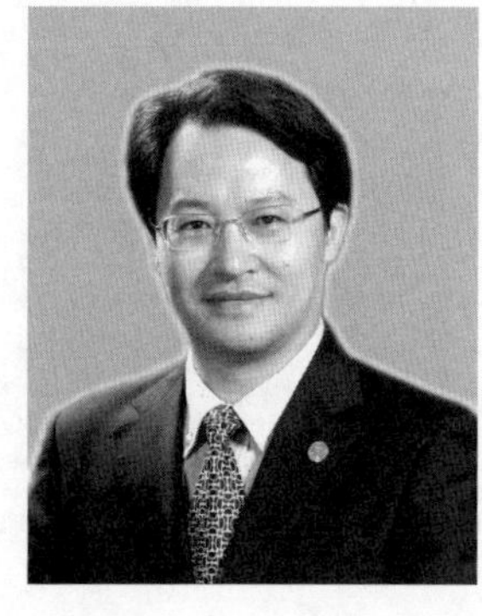

周永胜，男，1972 年 1 月出生。北京大学口腔医学院教授，主任医师，博士生导师。2019 年度国家卫生健康委员会有突出贡献中青年专家。

周永胜教授针对口腔骨丢失前沿防治技术研发中的关键科学问题，系统研究了口腔骨丢失的前沿防治策略，在骨组织再生、数字口腔修复技术研发等领域引领学科发展。在国际著名期刊或相关专业排名领先的杂志如 *Biomaterials*, *Stem Cell Reports*, *Stem Cells*, *J Bone Min Res*, *Bone Res* 发表 SCI 论著 60 余篇，核心期刊 50 余篇；申请国家及 PCT 专利 29 项，获批 8 项；主编、副主编和参编十余部教材和专著。负责国家重点研发计划项目、5 项国家自然科学基金项目、国家临床重点专科建设项目及其他 10 余项省部级项目。入选国家百千万人才工程、教育部新世纪优秀人才、科技北京百名领军人才、中华口腔医学科技创新人物等;系国家重点研发计划首席科学家;荣获北京市科学技术奖 2 项、北京市教学成果奖 2 项(含一等奖)、中国学位与研究生学会医药学研究生教学成果一等奖、全国住培优秀专业基地主任、北京市师德先进个人、北京医学会优秀中青年医师、首都十大杰出青年医生等奖项和荣誉。兼任中华口腔医学会常务理事、中华口腔医学会口腔颌面修复学专业委员会主任委员、中华口腔医学会口腔修复学专业委员会副主任委员、国家口腔疾病临床研究中心副主任、国际牙医师学院(ICD)院士、国际种植学会(ITI)专家组委员、ITI 奖学金国际培训中心主任、亚洲口腔修复学会(AAP)理事等学术职务。兼任《国际口腔修复学杂志》(*Int J Prosthodont*)副主编,《中国牙科研究杂志》(*Chin J Dent Res*)等 11 本学术杂志编委等。

(北京大学口腔医学院供稿)

第三届"白求恩式好医生"获奖

葛立宏

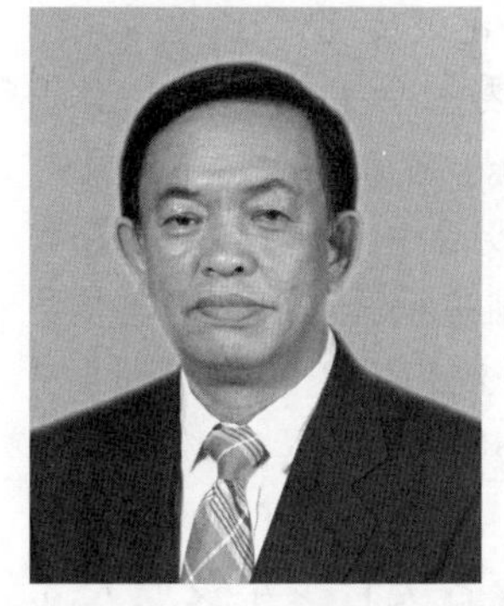

葛立宏,男,1952 年 9 月出生,籍贯河北,汉族,中共党员。1978 年毕业于北京医学院口腔医学系,博士研究生学历。北京大学口腔医学院教授,主任医师,博士生导师。享受国务院特殊津贴专家,中国牙病防治基金会理事长,全球零蛀牙联盟中国区联合主席,北京大学干细胞与生物材料协同创新中心学术委员会主任委员,国际牙医学院院士,香港牙科学院荣誉院士。

葛立宏在北京大学口腔医院从事儿童口腔专业,从业 40 年来,是患儿欢迎、学生爱戴的知名口腔医学专家。他联合国内专家提出了从孕期开始的综合干预措施和"零蛀牙计划";率先在国内开展了无痛镇静技术;率先提出并开展了早期矫正技术。先后主持国家自然科学基金等科研项目 17 项。主编、主译著作共计 15 部,参编著作共计 16 部;发表学术论文共 103 篇,其中 SCI 论文收录五十余篇。2008 年获"教育部科技发展中心优秀学者"称号、北京大学优秀德育奖;2010 年获"首都教育先锋教学创新"先进个人;2011 年获北京市科学技术三等奖;2012 年获"全国医药卫生系统创先争优活动先进个人"称号、北京大学杨芙清－王阳元院士优秀教学科研奖、北京大学医学部教育教学成果奖;2015 年获"北京大学医学部教学名师"称号;2016 年获"北京大学优秀共产党员标兵"称号。

(北京大学口腔医学院供稿)

陈永进

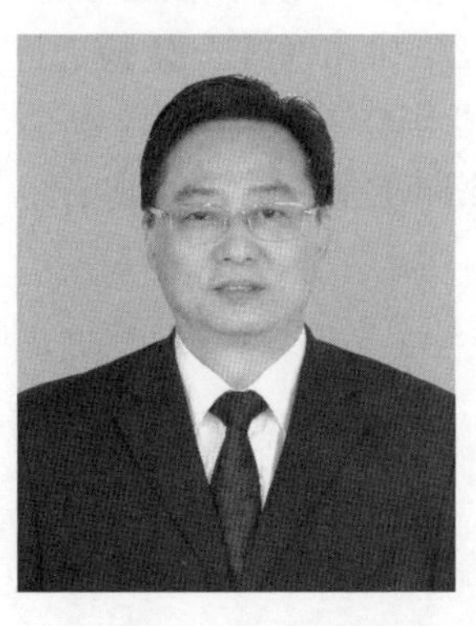

陈永进,男,1961 年 11 月出生于陕西省汉中市,籍贯江西。现任空军军医大学第三附属医院急诊与综合临床科教授、主任医师,博士研究生导师。先后于 1983 年、1986 年、1993 年在第四军医大学口腔医学院获学士、硕士和博士学位。1986 年 8 月至 1990 年 8 月在空军西安医院口腔科工作;1993 年 8 月至 2004 年 10 月在第四军医大学口腔医院解剖生理教研室工作并先后任讲师和主治医师、副教授和副主任医师以及教授、主任医师;2004 年 11 至 2019 年 8 月任急诊与综合临床科任主任、教授、主任医师;目前为空军军医大学第三附属医院急诊与综合临床科任教授、主任医师。

主要从事口颌系统的病理生理、心理应激对口颌系统影响的机理、颞下颌关节病及临床咬合学等方面的研究,具有丰富的牙科疑难疾病综合诊治经验,在国内率先依据国际标准开展牙外伤的规范化综合诊治;组织、成立我国口腔急诊医学专业委员会并担任首届主任委员。主持课题 12 项,发表论文 120 余篇,出版专著 7 部;以第一完成人获中华口腔医学会科技奖一等奖 1 项、军队科技进步二等奖 2 项、陕西省教学成果特等奖 1 项。获总后勤部"优秀党务工作者""陕西省卫生系统精神文明建设先进个人""中国人民解放军育才金奖""陕西省教学名师""优秀博士研究生导师""第三届全国白求恩式好医生""空军军医大学伯乐奖"等荣誉称号。

(空军军医大学口腔医学院供稿)

陈莉莉

陈莉莉,女,1974 年 10 月出生于湖北省钟祥市。华中科技大学同济医学院口腔医学系主任,协和医院口腔医学中心主任,教授,主任医师,博士生导师,"华中卓越学者"领军岗。北京大学博士,美国哈佛大学访问学者。

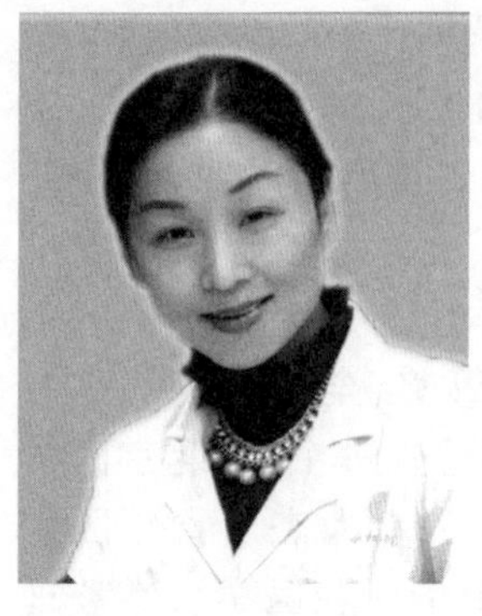

2017 年、2013 年两次获得"湖北省科技进步一等奖"(均排名第一)。湖北省口腔颌面发育与再生重点实验室主任、湖北省口腔全科诊疗中心主任、湖北省一流本科专业建设点负责人。近 5 年来,围绕口腔颅颌面生长发育与再生修复,取得创新性成绩,在 *Adv Mater*、*Circ Res*、*Adv Sci*、*ACS Nano* 等国际权威期刊发表 SCI 论文 40 余篇。现为中华口腔医学会口腔医学科研管理分会副主任委员,中华口腔医学会全科口腔医学专业委员会候任主任委员,中国医师协会口腔医师分会常委,中华口腔医学会口腔正畸专业委员会常委,武汉市口腔正畸专业委员会主任委员。担任《中华口腔正畸学杂志》副总编辑,国家卫生健康委员会"全国高级卫生专业技术资格考试用书"《口腔医学》副主编,国家卫生健康委员会口腔住培规划教材《口腔正畸学分册》副主编,全国高等学校规划教材《口腔科学》编委。

临床上,擅长治疗各类青少年及成人牙颌面畸形,对成人正畸治疗、中重度骨性错殆畸形非手术正畸治疗、严重骨性错殆畸形正畸 - 正颌联合治疗、多学科联合治疗口腔疑难病例有丰富的经验。

(华中科技大学同济医学院供稿)

2019 年新增口腔医学博士研究生导师

邸　萍

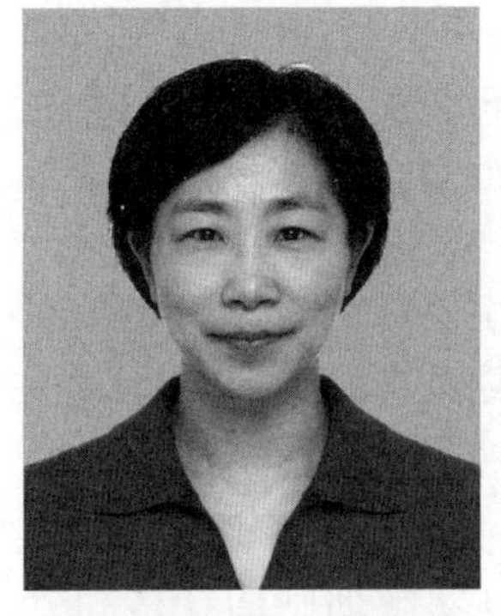

邸萍,女,1969 年 4 月出生于北京市,河北人。教授,主任医师,博士研究生导师。1991 年毕业于北京大学医学部(原北京医科大学)口腔医学系;2001 年获得北京大学口腔医学院口腔组织病理学硕士学位;2011 年获德国图宾根大学牙医学院口腔修复专业博士学位。现任北京大学口腔医院种植科主任。主持国家自然科学基金及省部级科研项目数项。发表专业学术论文三十余篇,其中 SCI 源刊物 11 篇;参编规划教材 2 部,出版专著 5 部。担任中华口腔医学会口腔种植专业委员会常委,北京医学会口腔种植专业委员会常委,北京医学会美学专业委员会常委,中国卫生信息与健康医疗大数据学会口腔医学专业委员会委员,国际口腔种植专业杂志《临床牙科种植学及相关研究》(CIDRR)及《国际口腔颌面种植学》(JOMI)杂志中文版副主编。

主要研究方向:牙种植体表面改性促进骨结合的方法和机制研究、重度牙周炎及牙列缺失患者的全牙弓即刻种植修复系列研究、口腔种植数字化修复临床研究。业务专长:口腔种植修复疑难复杂病例的诊治,在国内较早将牙种植即刻修复、全牙弓种植即刻修复、数字化种植修复等技术用于牙列缺损和牙列缺失的种植治疗中。

(北京大学口腔医学院供稿)

冯云枝

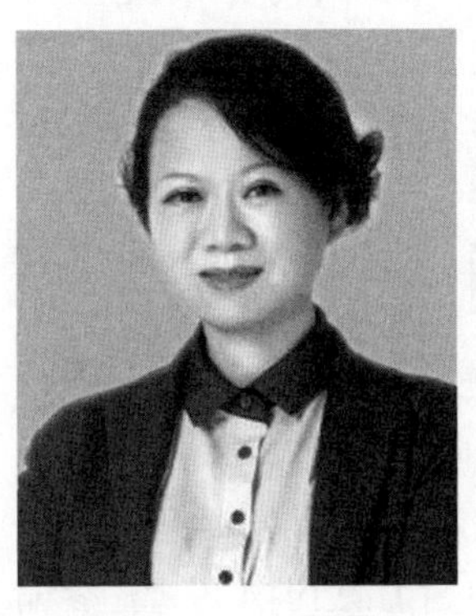

冯云枝,女,1966 年 3 月出生于湖南省常德市。教授,主任医师,博士研究生导师。1990 年获华西医科大学口腔医学院口腔医学学士学位,1998 年获中南大学口腔医学硕士学位,2004 年获北京大学口腔修复学博士学位,2010 年完成有关口腔修复材料的博士后研究工作从中南大学材料学与工程博士后流动站出站。2012 年赴美国华盛顿大学做访问学者。现为中南大学湘雅二医院口腔医学中心主任、口腔修复专科主任,湖南省口腔临床质量控制中心副主任。主持国家自然科学基金及省部级科研项目十余项,发表专业学术论文 80 余篇,其中 SCI 源刊物 10 篇,以第一完成人申请国家专利 2 项;参编专著 5 部,参与国家卫生和计划生育委员会住院医师规范化培训规划教材编写。担任中华口腔医学会口腔修复专业委员会常委,中国整形协会口腔整形美容分会美容修复学术委员会副主任委员,湖南省口腔医学会副会长等。

主要研究方向:生物材料、牙槽骨吸收机理、残根残冠的保存修复及颌面缺损修复等。擅长各种口腔修复疑难杂症的诊治,尤其在口腔颌面部缺损的赝复治疗、前牙美容修复、高难度全口义齿修复方面有较深造诣。

(中南大学湘雅口腔医学院供稿)

高玉光

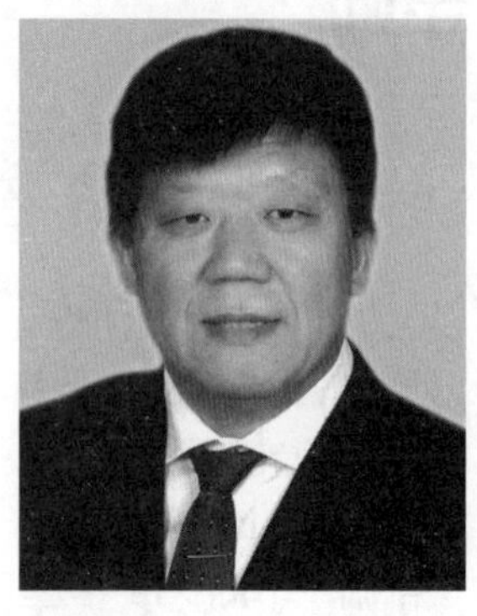

高玉光,男,1965年6月出生于山东省烟台市。教授,主任医师,博士研究生导师。本科毕业于滨州医学院,并于1998年在武汉大学(原湖北医科大学)获口腔医学博士学位。现任滨州医学院口腔医学院副院长、附属口腔医院院长、口腔医学研究所主任。主持国家自然科学基金5项及省部级科研项目3项。发表专业学术论文81篇,其中SCI源刊物19篇;参编国家级规划教材1部。担任学术团队和任职:中华口腔医学会第六届儿童口腔医学专业委员会委员,中华口腔医学会第一届口腔遗传病与罕见病专业委员会委员,山东省医师协会口腔科医师分会第二届委员会常委,山东省口腔医学会牙体牙髓病学分会第一届委员会副主任委员,山东省滨州市医学会口腔医学专业委员会主任委员。主要研究牙釉质生物矿化的分子调控。擅长牙体牙髓病和儿童口腔牙病的诊治。

(滨州医学院口腔医学院供稿)

龚启梅

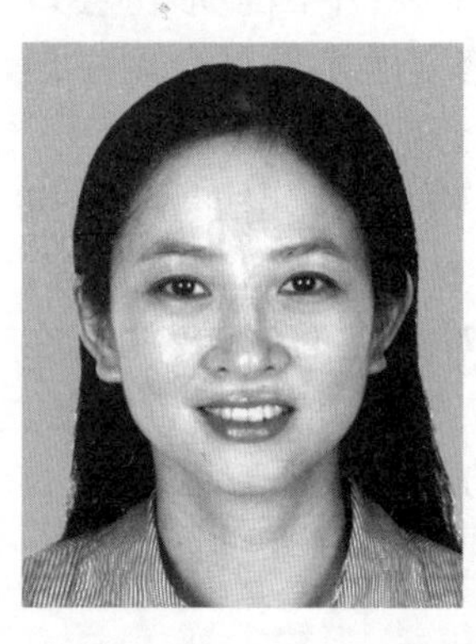

龚启梅,女,1980年7月生于安徽省阜阳市。副主任医师,博士研究生导师。本科毕业于安徽医科大学口腔医学院;于2011年中山大学光华口腔医学院获口腔临床医学博士学位;2016—2017年,美国哥伦比亚大学访问学者。荣获广东省杰出青年医学人才、中山大学临床优秀带教老师奖和“叶任高－李幼姬”夫妇临床医学优秀中青年教师奖。主持国家级自然科学基金及省部级和校级科研项目5项,在国内外重要学术刊物上发表论著二十余篇。参编专著3部。作为主要参与人获得省级科技成果奖和教学成果奖4项,包括广东省科学技术奖一等奖、中华口腔医学会科技奖一等奖、广东省教学成果奖一等奖等。担任广东省口腔医学会牙体牙髓病学专业委员会委员。

主要研究牙髓损伤修复的分子生物学和组织工程学、牙髓根尖周病的炎症免疫调控机制。擅长牙体牙髓疾病诊治、显微根管治疗和龋病微创治疗等。在国际上较早发现趋化因子和miRNAs调节牙髓细胞的迁移和分化;外泌体调控牙髓的促血管生成潜能以及根尖周病的炎症和免疫反应等,为牙髓损伤再生修复和临床活髓保存及根尖周病的防治提供了理论依据。

(中山大学光华口腔医学院供稿)

龚忠诚

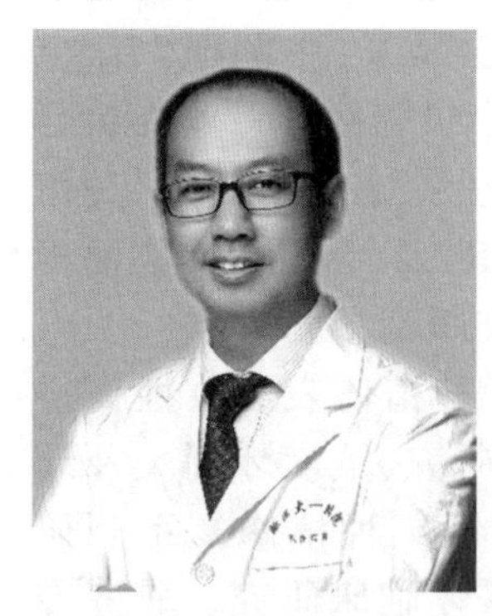

龚忠诚,男,1974年9月出生于新疆伊犁,陕西紫阳人。教授、主任医师,博士研究生导师。本科毕业于新疆医科大学,于2010年获得武汉大学口腔医学院口腔医学博士学位。现任新疆医科大学口腔医学院、新疆医科大学第一附属医院(附属口腔医院)副院长。荣获国际牙医师学院中国区院士,新疆维吾尔自治区“天山英才”二层次,新疆医科大学教学能手。主持国家自然科学基金2项和省部级基金10项。发表专业学术论文一百二十余篇,其中SCI源刊物10篇;参编专著 5 部。以第一完成人获得新疆维族尔自治区科技进步奖二等奖 2 项，新疆医学科技奖二等、三等奖各 1 项，西部转化医学奖三等奖 1 项。担任新疆口腔医学会副会长，中国医师协会口腔医师分会常委，自治区唇腭裂专家组组长等职。担任 *Clinics in Surgery*、《实用肿瘤学杂志》编委；《华西口腔医学杂志》《中国循证医学杂志》《中国组织工程研究》《新疆医科大学学报》审稿专家。

主要研究颞下颌关节组织工程、异常咬合与颞下颌关节紊乱病的临床与基础研究、颞下颌关节骨关节病的机制，口腔致病菌与肿瘤微环境在口腔癌发生发展中的机制研究、IgG4 相关性疾病的临床等。擅长颞下颌关节疾病的规范诊治，在新疆开设了首家颞下颌关节专病门诊，并积极推广至各地州；擅长口腔颌面部肿瘤修复重建，应用各类带蒂或游离软组织瓣、肌骨瓣等修复口腔颌面部缺损；擅长口腔颌面部先天后天畸形以及口腔颌面部损伤的规范诊治；在新疆率先将数字化技术应用于口腔颌面外科领域、率先开展涎腺镜微创外科和前张成骨等。

（新疆医科大学口腔医学院供稿）

古丽莎

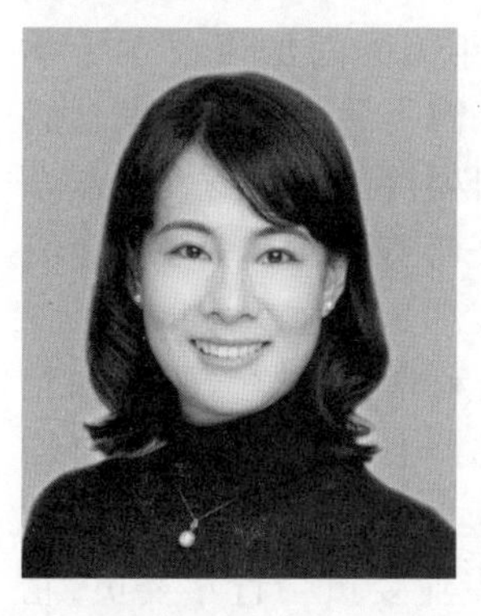

古丽莎，女，1980 年 11 月出生于广东省广州市，广东河源人。主任医师，博士研究生导师。本科毕业于中山大学光华口腔医学院口腔医学专业，并于 2010 年获中山大学光华口腔医院院口腔临床医学博士学位；2008—2010 年获国家留学基金委资助赴美国佐治亚医学院攻读联合培养博士；2013 年赴美国宾夕法尼亚大学牙学院研修显微根尖外科手术和显微根管治疗；2016—2017 年，获国家留学基金委资助下赴美国奥古斯塔大学佐治亚牙学院作访问交流。

现任中山大学附属口腔医院牙体牙髓病科副主任。2013 年入选广州市珠江科技新星专项；2014 年荣获国际牙科研究协会中国分会杰出青年学者奖。主持国家自然科学基金 2 项，省部级项目 6 项。发表专业学术论文五十余篇，其中 SCI 源刊物 34 篇，参编《显微牙髓治疗学》专著。研究成果获 2014 年广东省科学技术奖一等奖和 2014 年中华口腔医学会科技奖一等奖，以及国际牙科学技术协会会颁发的 2012 年度威廉盖茨（William J. Gies）奖。2014—2018 年连续入选“爱思唯尔（Elsevier）高被引学者”榜单。中华口腔医学会口腔材料专业委员会委员、中华口腔医学会牙体牙髓专业委员会青年委员，*Journal of Dentistry Editorial Board Member* 等。

主要研究方向：仿生矿化技术在树脂牙本质粘接中的应用、牙体牙髓疾病的基础与临床应用研究。业务专长：牙体微创修复、牙髓根尖周疾病的诊断与显微微创治疗，在国内较早将显微根尖外科治疗、牙髓根尖周疑难病例数字化导航治疗等技术用于牙体牙髓疾病的治疗，2019 年荣获广东省牙体牙髓病学学术年会优秀病例一等奖。

（中山大学光华口腔医学院供稿）

关晓兵

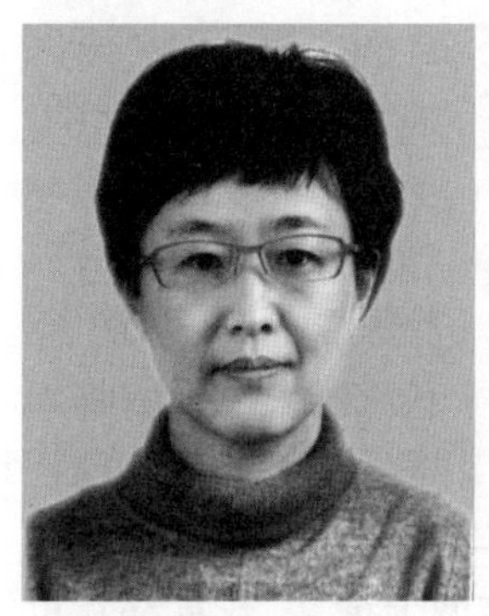

关晓兵，女，1967 年 4 月出生于北京。教授，主任医师，博士研究生导师。本科毕业于首都医科大学口腔医学院，2011 年获得博士学位。现任首都医科大学附属北京口腔医院黏膜科主任，口腔医学院黏膜病教研室主任。主持并参与国家自然科学基金及省部级等科研项目十余项。发表专业学术论文十余篇，其中 SCI 源刊物 9 篇，参编专著 6 部。中华口腔医学会第七届口腔黏膜病专业委员会常务委员，北京中西医结合学会第三届口腔科专业委员会主任委员，北京口腔医学会第二届口腔黏膜病专业委员会候任主任委员，北京中西医结合学会第八届理事，国际牙医师学院（ICD）院士，北京医学会医疗事故鉴定专家，第二届北京市住院医师规范化培训专业委员会口腔医学专业委员，《北京口腔医学》《中华老年口腔医学杂志》编委。

主要研究方向：口腔癌的化学预防以及口腔癌的早期诊断，长期从事中药及其提取物、天然食品对口腔潜在恶性疾患阻断以及抑制作用的研究，降低口腔癌的发生率。在早期诊断方面，应用口腔脱落细胞学、外泌体等方法进行微创或无创伤监测口腔潜在恶性疾患的癌变已取得一定的研究成果。擅长口腔黏膜疑难病的临床诊治工作。开展口腔黏膜病的临床研究，目前担任首都医科大学附属北京口腔医院药物临床试验的专业负责人，承担多项药物临床试验工作。

（首都医科大学附属北京口腔医院供稿）

郭继华

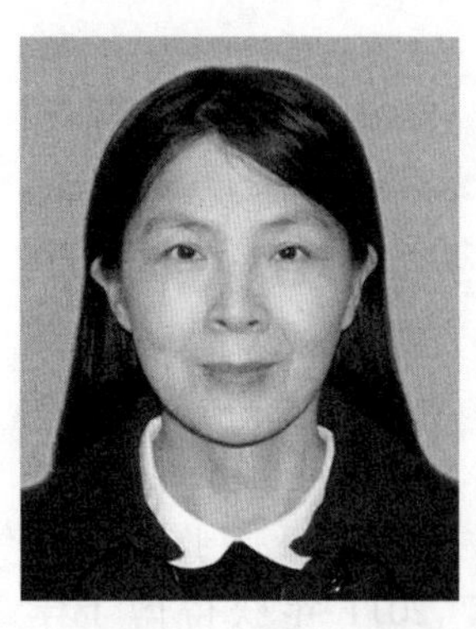

郭继华，女，1973 年 3 月出生，河南郏县人。教授、主任医师，博士研究生导师。本科毕业于郑州大学（原河南医科大学）口腔医学系；于 2003 年获武汉大学口腔临床医学博士学位。现任武汉大学口腔医学院口腔专业英语教研室主任。荣获全国百篇优秀博士论文、教育部新世纪优秀人才计划。主持国家科技支撑计划 1 项，国家自然科学基金 4 项。以第一或通讯作者发表 SCI 专业学术论文二十余篇；参编专著 2 部。获国家科技进步奖二等奖 1 项，中华医学科技奖二等奖 1 项；获批专利 7 项。担任《口腔医学研究》杂志编委，曾任中华口腔医学会牙体牙髓专业委员会青年委员。

主要研究方向：RUNX2 基因的可变剪接及其调控因子 YBX1 在牙髓损伤修复中的作用和机制；去 miR－9 作用增强靶向防龋 DNA 疫苗免疫效果和机制研究；RNA 干扰抑制 STAT3 表达以增强防龋 DNA 疫苗黏膜免疫效果研究。擅长口腔牙体牙髓病的诊治。

（武汉大学口腔医学院供稿）

韩 冬

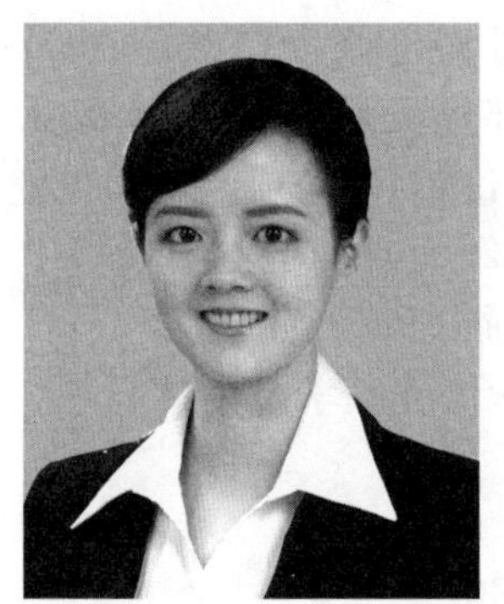

韩冬，女，1981 年 1 月出生于陕西省西安市，山西长治人。副教授，副主任医师，博士研究生导师。本科毕业于北京大学医学部口腔医学系，2009 年获北京大学口腔医学院口腔修复学专业博士学位；2010—2012 年美国南加州大学牙学院颅面分子生物学中心博士后。主持国家自然科学基金及省部级科研项目 5 项。发表专业学术论文四十余篇，其中 SCI 期刊论文 38 篇；参编专著 4 部。作为第一发明人获国家发明专利 2 项。获中华口腔医学会科学技术奖二等奖和北京市科学技术奖三等奖。中华口腔医学会口腔遗传病与罕见病专业委员会常务委员，中华口腔医学会口腔修复学专业委员会青年委员，北京口腔医学会口腔修复学专业委员会青年委员。担任 *Regenerative Dentistry*、*Frontiers in Dentistry* 的编委，*Journal of Dental Research*、*Oral Diseases*、*Journal of Cellular and Molecular Medicine*

等国际学术期刊的评阅专家。

主要研究方向：先天性牙齿发育异常的分子机制及胚胎发育期纠正治疗；牙根发育及生物再生牙根的分子调控。擅长口腔修复疑难病的诊治和先天性缺牙序列治疗。

（北京大学口腔医学院供稿）

韩立赤

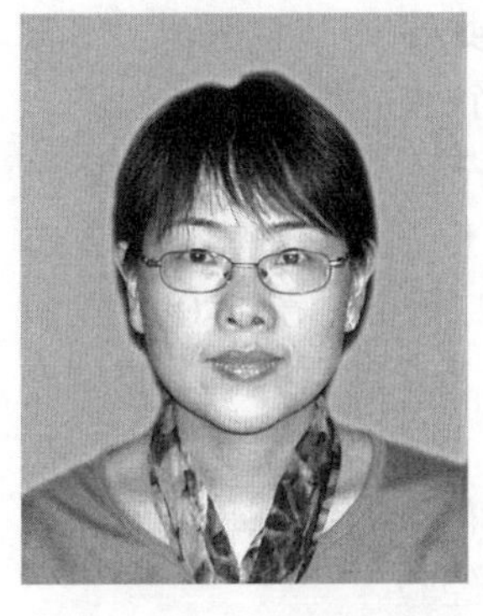

韩立赤，女，1970 年 10 月出生于辽宁省鞍山市，辽宁人。副教授，副主任医师，博士研究生导师。本科毕业于大连医科大学（原大连医学院）口腔医学系；2005 年获四川大学华西医科大学口腔医学博士学位。现任大连大学医学院口腔系副主任。主持辽宁省自然科学基金 1 项，参与国家自然科学基金及省部级科研项目 7 项。发表专业学术论文三十余篇，其中 SCI 源刊物 2 篇；参编专著 2 部。教育部学位评审中心评审专家，辽宁省口腔医学会第三届颞下颌关节病学及殆学专业委员会副主任委员，辽宁省口腔医学会第五届口腔正畸学专业委员会委员，大连市医学会口腔专科分会委员。

主要研究方向：正畸正颌的基础与临床研究；充质干细胞在张应力作用下成骨的信号分子转导通路研究；炎性因子作用下骨细胞的成骨和破骨信号通路研究。擅长各种口腔错殆畸形疑难杂症的诊治。

（大连大学医学院供稿）

何惠宇

何惠宇，女，1963 年 7 月出生于新疆喀什，广西人。教授，主任医师，博士研究生导师。1999 年 6 月获得新疆医科大学硕士学位；

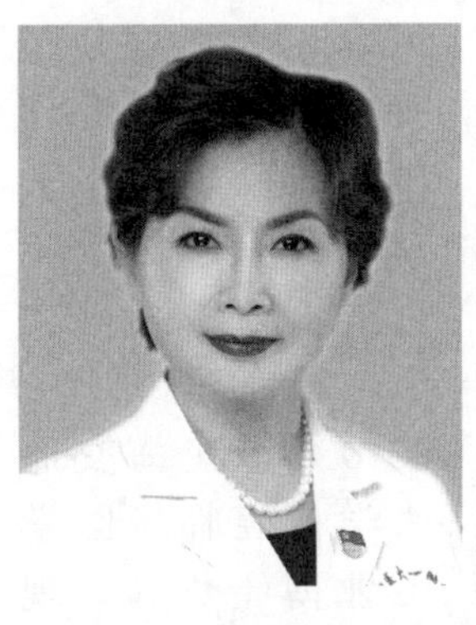

2007 年 6 月获得新疆医科大学博士学位。现任新疆维吾尔自治区、新疆医科大学口腔医院口腔修复科主任，口腔修复教研室主任。国际牙科学会院士，新疆医科大学天山英才工程第三层次人才培养。主持国家及自治区级科研项目 10 项，校级科研项目十余项。从事口腔医学的临床工作三十余年，教学和科研工作 25 年余。发表文章百余篇，其中 SCI 文章 5 篇；主编出版教材 5 册。获得新疆维吾尔自治区科技进步二等奖 3 次，新疆医学三等奖 2 次，乌鲁木齐市科技进步三等奖 1 次。担任学术团队和任职：中华口腔医学会口腔修复专业委员会常委，中华口腔医学会口腔材料专业委员会委员，新疆口腔医学会副秘书长，口腔修复专业委员会主任委员，新疆维吾尔自治区口腔质控中心副主任。新疆维吾尔自治区干部保健专家，新疆维吾尔自治区医疗事故鉴定组专家，《中国组织工程研究》《口腔颌面修复学》杂志编委。

主要研究天然高分子材料修复颌面部骨缺损，结合 3D 打印、分子生物学及基因工程学、口腔颌面部三维数字化识别、免疫荧光及组织工程学等技术与方法，利用新疆特色的天然高分子材料（如鹿角粉，羊椎骨粉，蚕丝蛋白等）构建新型荧光标记的可降解组织工程骨支架，修复牙列缺损、牙列缺失等造成的牙槽骨缺损。擅长各种口腔修复疑难杂症的诊疗，率先在疆内开展圆锥型套筒冠进行牙周病修复治疗、复杂牙列缺损、牙列缺失咬合重建修复治疗。

（新疆医科大学口腔医学院供稿）

何家才

何家才，男，1963 年 9 月出生于安徽省桐

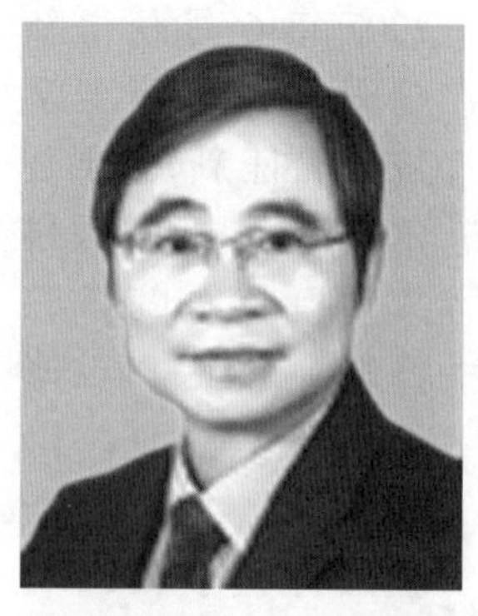

城市。教授，主任医师，博士研究生导师。本科毕业于上海交通大学医学院（上海第二医科大学）口腔医学系；2010 年获上海交通大学口腔临床医学专业博士学位。现任安徽医科大学口腔医学院（附属口腔医院）院长。安徽省学术和技术带头人，江淮名医，国际牙医师学院院士。主持国家自然科学基金项目 2 项，省厅科研项目 5 项。发表学术论文一百二十余篇（其中 SCI 收录 13 篇）；参编学术专著 5 部。获安徽省科技进步奖三等奖 3 项，安徽省自然科学奖三等奖 1 项。担任学术团队和任职：中华口腔医学会常务理事，安徽省口腔学会会长，中华口腔医学会口腔医学教育专业委员会常务委员，中国医师协会口腔医师分会常务委员，中华口腔医学会口腔种植专业委员会常务委员，中华口腔医学会口腔医疗服务分会委员，教育部高等学校口腔医学类专业教学指导委员会委员。

主要研究血管化组织工程骨在修复节段性骨缺损中的作用及机制。业务专长为牙列缺损和牙列缺失的种植修复。

（安徽医科大学口腔医学院供稿）

何　园

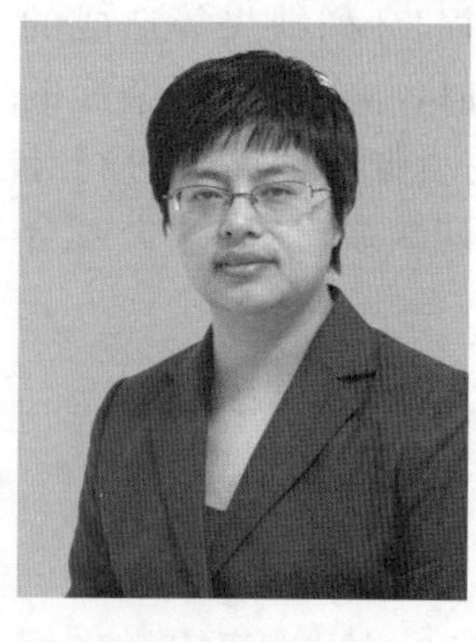

何园，女，1975 年 11 月出生于云南省大理市，浙江宁波人。副教授，主任医师，博士研究生导师。本科毕业于四川大学华西口腔医学院；2014 年获四川大学口腔临床医学博士学位。获上海市教委优秀青年教师称号。主持国家自然科学基金及省部级科研项目 10 余项。发表专业学术论文三十余篇，其中 SCI 源刊物 10 篇；参编专著 7 部。担任学术团队和任职：中华口腔医学会口腔黏膜病专业委员会常务委员，教育部学位与研究生教育发展中心评审专家，国家自然科学基金评审专家，上海口腔医学会口腔黏膜病专业委员会常务委员，上海口腔医学会中西医结合专业委员会副主任委员，《口腔医学》杂志编委，*Microbiome* 等多个 SCI 期刊审稿专家。

主要从事口腔扁平苔藓与口腔白斑发病机制及防治的研究；致力于口腔扁平苔藓患者口腔宏基因组学，尤其是口腔共生菌在 OLP 发病中的作用与机制研究以及口腔白斑与口腔鳞癌分子生物标志的研究。擅长口腔内科疾病，在口腔黏膜病、牙周病、牙体牙髓病及牙周牙髓联合病变诊治方面有丰富经验。

（同济大学口腔医学院供稿）

胡晓莉

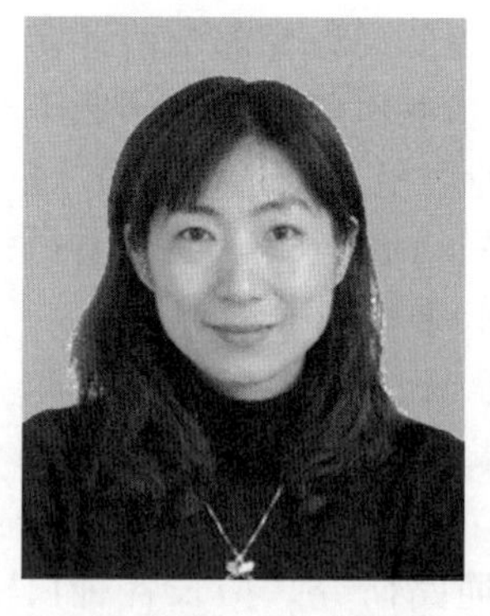

胡晓莉，女，1973 年 1 月出生于湖北省武汉市，湖北武汉人。副主任医师，博士研究生导师。1996 年本科毕业于武汉大学医学院口腔医学系；2001 年获中山大学硕士学位；2010 年获 *National University of Singapore* 口腔医学博士学位。2001 年起在中山大学附属口腔医院工作至今，2011 年获得副主任医师资格，2018 年获中山大学博士生导师资格，并荣获“广东省杰出青年医学人才”称号。广东省口腔医学会牙体牙髓专业委员会常委，广东省医学会口腔保健分会常务委员，广东省口腔医学会老年口腔医学会委员。

主要研究方向：微纳米尺度牙本质化学结构及物理特性表征、粪肠球菌黏附定植机制；人工细胞外基质组织工程支架的构建、牙髓病及根尖周病的病因及防治机制等。业务专长：个性化和微创理念开展美学治疗；椅旁 CAD - CAM 技术；显微根管术治疗及显微根尖手术。多次获"登士柏"杯全国及广东省根管治疗技术大赛一等奖。主持国家自然科学基金面上项目及省部级科研项目十余项。在国内外专业期刊发表论文四十余篇，其中 SCI 收录论文 27 篇，包括 5 篇临床型研究。作为主要完成人获中华医学科技进步二等奖，中华人民共和国教育部科学技术二等奖，广东省科学进步一等奖及二等奖。担任 *Journal of Endodontics*Scientific Advisory Board Member，SCI 杂志 *Clinical oral investigation*，*Journal of advanced research*，*Stem cell research & therapy* 及《中华口腔医学研究杂志（电子版）》审稿人。

（中山大学光华口腔医学院供稿）

共 13 项。近年来在国内外杂志上发表论文 78 篇，其中作为第一或通讯作者发表论文 41 篇，SCI 收录论文 18 篇；参编专著 3 部，参译专著 1 部。中国整形美容协会牙颌颜面医疗美容分会常务委员，中华口腔医学会颞下颌关节病学及殆学专业委员会委员，中华口腔医学会正畸专业委员会青年委员。担任国家自然基金同行评审专家，*Angle Orthodontist*、《医用生物力学》等多个国际和国内杂志审稿人。

长期从事口腔正畸专业，主攻牙列不齐和牙颌面畸形的正畸综合治疗，擅长青少年和成人复杂病例的正畸治疗，特别对涉及颞下颌关节病、牙周病、种植、修复等疑难病例的多学科联合治疗。围绕生物力学作用下的牙槽骨改建机制和遗传性颅面骨发育畸形的发病机制研究，已形成以临床问题为导向，基础研究与临床应用相结合的科研团队。

（上海交通大学口腔医学院供稿）

江凌勇

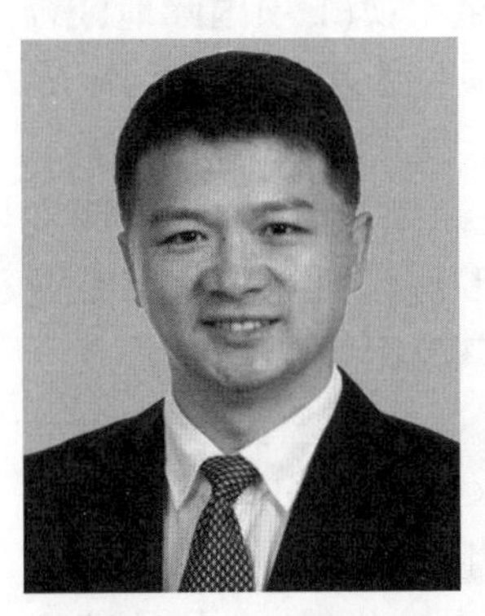

江凌勇，男，1978 年 1 月出生于浙江省台州市，浙江台州人。主任医师，博士研究生导师。本科毕业于四川大学华西口腔医学院；2006 年获四川大学口腔临床医学博士学位；2014 年在美国 Baylor College of Medicine 进行博后研究。现就职于上海交通大学医学院附属第九人民医院口腔颅颌面科。荣获上海市卫计委 "医苑新星"杰出青年医学人才、上海市教委口腔高峰学科"双百人"、上海交通大学晨星青年学者、"九龙医学杰出青年人才奖"等人才项目。主持国家自然科学基金 4 项，上海市自然科学基金等在内的科研项目

蒋备战

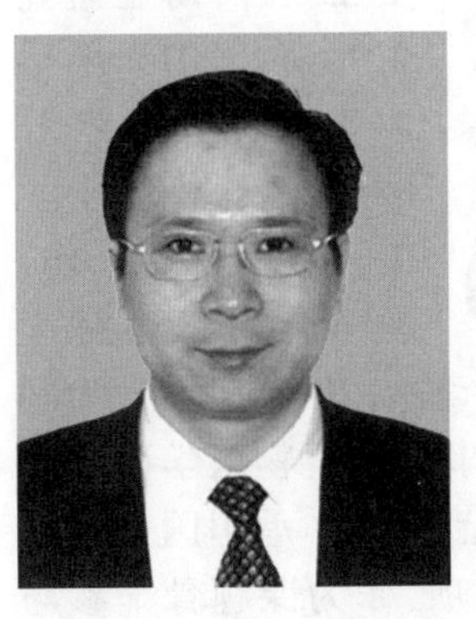

蒋备战，男，1970 年 10 月出生于湖南省邵阳县，湖南邵阳人。主任医师、副教授、博士研究生导师，国际牙医师学院院士。本科毕业于同济大学口腔医学院（原上海铁道医学院口腔医学系）；同济大学附属口腔医院毕业，博士学位。现任同济大学口腔医学院 附属口腔医院儿童口腔教研室主任、口腔预防教研室主任、儿童口腔科主任。主持省部级科研项目 6 项。公开发表专业学术论文四十余篇，其中以第一作者或通讯作者发表 SCI 论文 10 篇；参编专著 1 部。

中华口腔医学会口腔预防专业委员常务

委员,中华预防医学会口腔保健专业委员会常务委员,中华口腔医学会牙体牙髓专业委员会委员,中国卫生信息系统与健康医疗大数据学会口腔健康大数据联合体委员会委员,上海市口腔医学会口腔预防专业委员会副主任委员等,担任《口腔医学》杂志编委,*European Journal of Histochemistry* 审稿专家。

主要研究方向:细胞外基质成分蛋白聚糖、透明质酸等在牙齿生长发育过程中的作用及相关机理、儿童青少年牙髓血运重建及牙髓再生相关等。擅长于儿童青少年牙体牙髓各种疑难疾病的诊治,在"牙髓再生性治疗"、"显微镜下疏通堵塞根管"等方面积累了丰富的临床经验。

(同济大学大学口腔医学院供稿)

李道伟

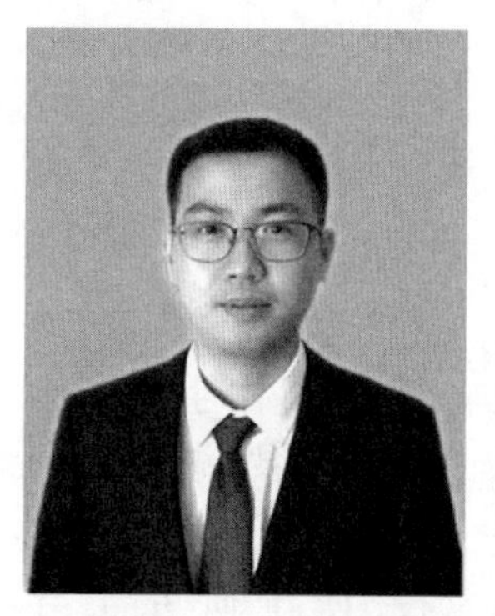

李道伟,男,1988 年 7 月出生于安徽省寿县。副教授,副主任医师,博士研究生导师。2015 年毕业于吉林大学口腔医学院,获得博士学位,同年留校工作;2016 年进入吉林大学化学学院博士后流动站;2018 年晋升为副教授、副主任医师,从事口腔生物医学研究和颞颌关节相关疾病诊治工作。承担国家自然科学基金青年项目 1 项,作为课题骨干参与国家重点研发专项 1 项,参与多项国家、省部级科研项目。发表 SCI 论文十余篇。担任中华口腔医学会口腔生物医学专业委员会青年委员。

主要研究方向:骨再生和骨重塑机理。基于骨微环境设计纳米材料,结合促骨再生小分子、多功能蛋白,构建适合成骨细胞分化的"土壤"促进骨再生;利用碳纳米点等荧光纳米材料,构建诊疗一体化的促骨再生纳米药物;研究单核巨噬细胞在骨重塑中的作用机制。擅长颞下颌关节疾病、磨牙症和咬合紊乱治疗。

(吉林大学口腔医学院供稿)

李全利

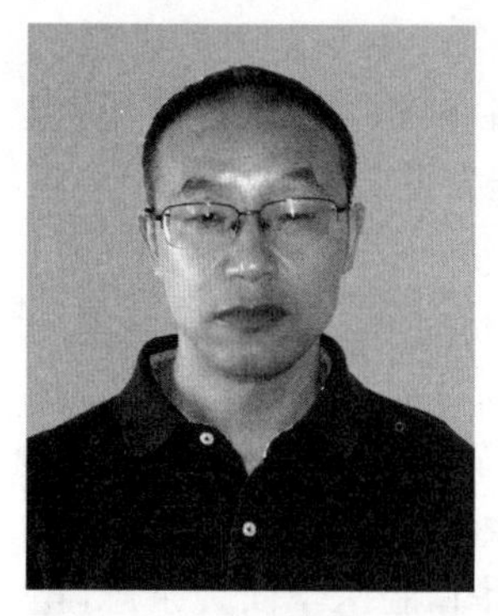

李全利,男,1966 年 6 月出生于安徽省阜南县,安徽颍上县人。教授,博士研究生导师。1991 年、1997 年、2005 年分别获得四川大学华西口腔医学院(原华西医科大学口腔医学院)学士、硕士、博士学位;2006—2018 年在西南交通大学材料科学技术学院从事博士后研究。现任安徽医科大学口腔医学院/附属口腔医院口腔修复学教研室/修复科主任。主持国家自然科学基金 4 项(1 项国际地区合作项目)及省级科研项目 5 项。发表国际专业学术论文八十余篇,其中第一作者或通讯 SCI 源刊物三十余篇;参编专著 3 部;申请发明专利 7 项。中华口腔医学会口腔材料专业委员会委员,安徽省口腔医学会口腔修复专业委员会副主任委员。

主要研究方向:人体硬组织替代材料的生物医学基础研究和生物材料的设计、合成、改性,钛表面改性,仿生矿化等,尤其长期进行牙体组织仿生矿化的研究系列的仿生矿化研究探索,采用非细胞的仿生矿化策略诱导牙体组织早期病损的自愈性修复,课题组长期与香港大学牙医学院开展了实质性的持续研究合作,课题组建立了系列牙体组织仿生矿化研究技术参数、技术条件。

(安徽医科大学口腔医学院供稿)

李岩峰

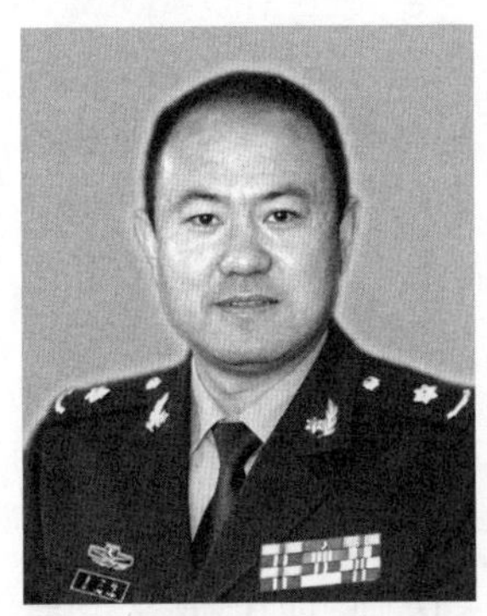

李岩峰,男,1975年7月出生于辽宁朝阳。副教授,主任医师,博士研究生导师。1994年就读于锦州医学院口腔系,分别获学士、硕士学位;2005年毕业于军医进修学院口腔临床医学专业,取得博士学位后留解放军总医院口腔科工作;2011年在北京大学口腔医学院博士后出站。自2014年任解放军总医院四医学中心口腔科主任。近年先后获北京市科技新星、北京市优秀中青年医师、解放军总医院十大杰出青年、解放军总后勤部"爱兵精武"标兵、北京医学会优秀青年医师等称号。2013年参加在上海举行的BITC口腔种植病例大奖赛获得银奖,2015年获得金奖。

从事口腔医学跨二级交叉专业临床、教学和科研工作,对口腔疑难疾病联合治疗、烧伤引起的小开口度患者口腔治疗等均达领先水平,主持了8项国家、军队、北京市等课题。近年培养毕业了21名研究生,所带领科室团队连续多年在全院(中心)保持医疗数质量增长率第一,积极创新,坚持立足部队建设,积极开展临床科学研究。近年以第一发明人授权发明专利7项(国际专利1项),实用新型专利9项。以第一作者和通讯作者发表论文66篇(教学论著1篇,SCI收录12篇);参与出版专著7部,获省部级科技及医疗成果奖4项。

(解放军总医院供稿)

李宇红

李宇红,女,1971年2月出生于湖北省荆门市。教授,主任医师,博士研究生导师。本科毕业于武汉大学(原湖北医科大学)口腔医学

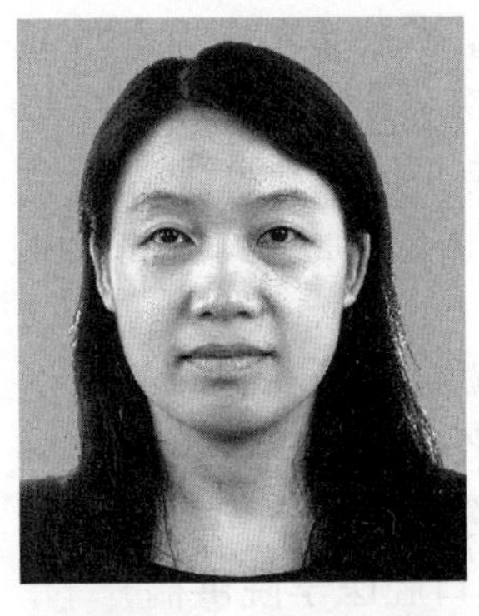

系;2005年获武汉大学口腔临床医学博士学位。现工作于武汉大学牙体牙髓科。主持国家自然科学基金5项。发表专业学术论文五十余篇,其中SCI源刊物近三十篇;参编专著2部。参与学术团队:中华口腔医学会会员,牙体牙髓专业会员,口腔生物学专专业会会员。

主要研究方向:龋病和牙体牙髓病菌斑治病机制,口腔生物膜的生物活性抗菌分子及作用机制,免疫防龋疫苗研发和作用机制研究,口腔黏膜免疫细胞发育及功能与疾病相关性等研究。擅长各种口腔牙体牙髓病疑难杂症的诊治,显微根管治疗,显微根尖手术,冠根一体化CAD/CAM修复治疗。

(武汉大学口腔医学院供稿)

李自力

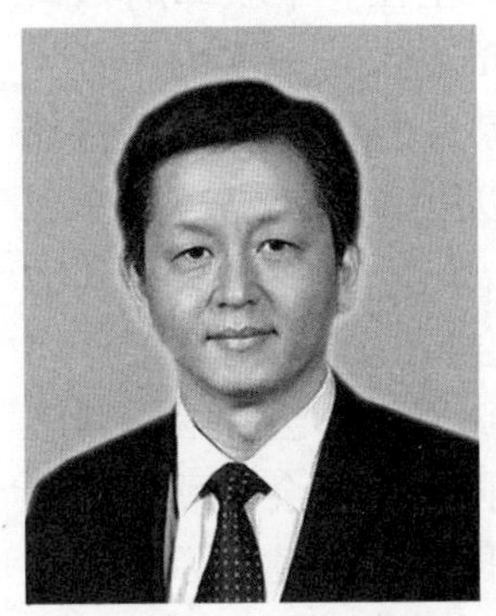

李自力,男,1964年11月出生于北京。医学博士,教授、主任医师,博士研究生导师。1988年毕业于北京医科大学口腔医学院,获医学学士学位;1997年于北京医科大学口腔医学院攻读博士学位;2000年毕业于北京大学口腔医学院,获医学博士学位。自1988年至今工作于北京大学口腔医院口腔颌面外科,历任住院医师、主治医师、副主任医师,副教授、教授,现任院长助理兼口腔颌面外科一病区(正颌外科病区)主任。指导研究生十余名。发表科研论文四十余篇,其中SCI论文约15篇;参与编写专

著 5 部,编译专著 2 部。参加多项国家和省部级科研项目,主持省部级科研项目 3 项。中华口腔医学会颌面创伤与正颌外科专业委员会常务委员,北京口腔医学会口腔颌面外科专业委员会副主任委员。

主要从事各类牙颌面畸形和颌面部创伤的临床治疗与研究工作,具有丰富的临床与科研工作经验和较高的临床临床治疗水平。

(北京大学口腔医学院供稿)

梁玉洁

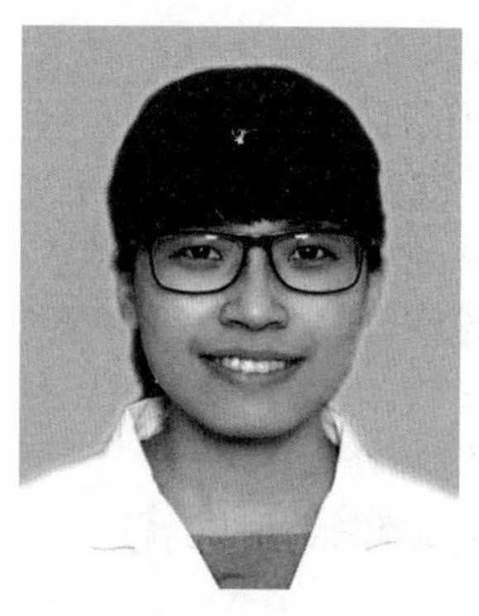

梁玉洁,女,1983 年 9 月出生于广东省信宜市。副教授,副主任医师,博士研究生导师。本科毕业于中山大学光华口腔医学院;2012 年获中山大学口腔临床医学博士学位。现任中山大学附属口腔医院口腔颌面外科副主任、口腔颌面 – 头颈肿瘤外科病区主任。荣获邱蔚六口腔颌面外科发展基金希望奖、广州实力中青年医生等称号。主持国家自然科学基金及省部级科研项目十余项。以第一作者或通讯作者发表专业学术论文二十余篇,其中 SCI 源刊物 16 篇。中华口腔医学会口腔遗传病及罕见病专业委员会委员,中国康复医学会吞咽障碍康复专业委员会委员,中国抗癌协会头颈肿瘤专业委员会青年委员,中国医疗保健国际交流促进会颅底外科分会委员会青年委员。

主要进行口腔颌面 – 头颈肿瘤精准防治及分子机制研究。口腔癌分子分型的建立、口腔癌颈淋巴转移的早期诊断、口腔颌面头颈肿瘤免疫微环境可视化描绘及分子对话机制。擅长口腔癌精准诊疗、个性化修复重建及术后功能康复,口腔颌面头颈肿瘤疑难重症诊治,颌骨肿瘤微创及序列治疗。在国内较早地开展颅底导航手术、全外显子引导下的口腔癌患者全程管理以及口腔癌吞咽障碍的评估及训练。

(中山大学光华口腔医学院供稿)

刘劲松

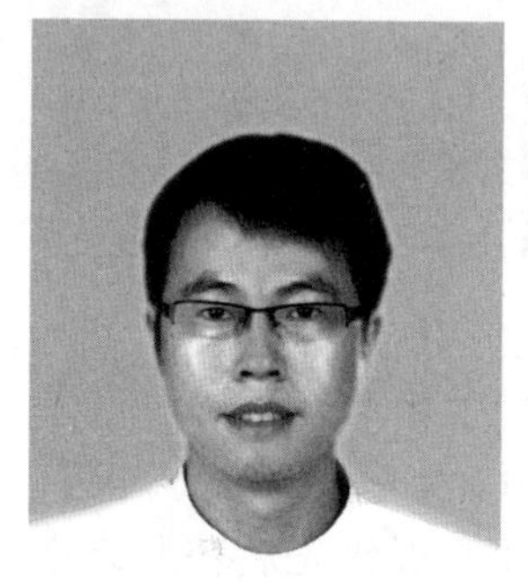

刘劲松,男,1974 年 4 月出生于四川省达州市。教授,主任医师,博士研究生导师。本科毕业于四川大学华西口腔医学院;2010 年获四川大学华西口腔医学院口腔临床医学专业博士学位。现任温州医科大学附属口腔医院副院长。浙江省 151 人才第二层次、浙江省卫生高层创新人才、浙江省高校中青年学科带头人。主持国家自然科学基金及省部级科研项目 5 项。发表专业学术论文四十余篇,其中 SCI 源刊物 35 篇;参编专著 2 部;申请专利 8 项。中华口腔医学会口腔医学教育专业委员会委员,中华口腔医学会口腔修复学专业委员会委员,中华口腔医学会口腔生物医学专业委员会委员,浙江省口腔医师分会理事,温州市口腔医学会秘书长。

主要进行口腔种植体表面改性,口腔组织工程材料研究。擅长各种口腔修复疑难杂症的诊治以及口腔美学修复。

(温州医科大学口腔医学院)

马净植

马净植,女,1970 年 12 月出生于重庆市。教授,主任医师,博士研究生导师。本科毕业于空军军医大学(原第四军医大学)口腔医学院,并于 2013 年华中科技大学同济医学院获外科学专业博士学位。现任华中科技大学同济医学院

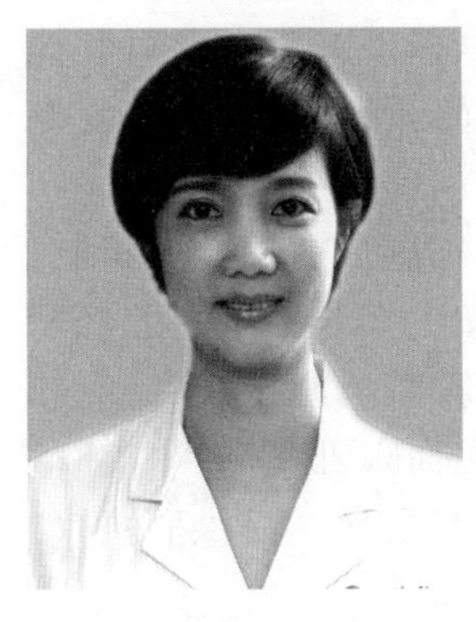

附属同济医院口腔医学中心(口腔医学教研室)主任。主持国家自然科学基金2项,主持多项省、市和大学科研课题及教学研究基金。以第一及通讯作者发表论文四十余篇,其中SCI论文20篇;主编、参编及副主译,副主译著作各一本。中国整形美容协会口腔整形美容分会常务理事,中华口腔医学会第六届牙体牙髓病学专业委员会常务委员,中华口腔医学会第五届口腔医学教育专业委员会委员,湖北省口腔医学会第五届理事会副会长,湖北省口腔医学会第四届牙体牙髓病学专业委员会前任主委,湖北省口腔医学会第四届口腔医学教育专业委员会副主任委员,湖北省医师协会口腔医师分会第三届委员会副主任委员,武汉市口腔医学会第四届理事会副会长,湖北省政协第十一、十二届委员,中华全国青年联合会第十一届委员,武汉知识分子联谊会第四届理事会副会长,《临床口腔医学杂志》副主编、编辑部主任。

主要研究口腔细菌生物膜,根管冲洗,镍钛根管预备器械及口腔生物材料等。擅长口腔内科各类疾病的诊断与保守治疗,以及复杂根管治疗术,牙体美容修复术等。

(华中科技大学同济医学院供稿)

欧晓艳

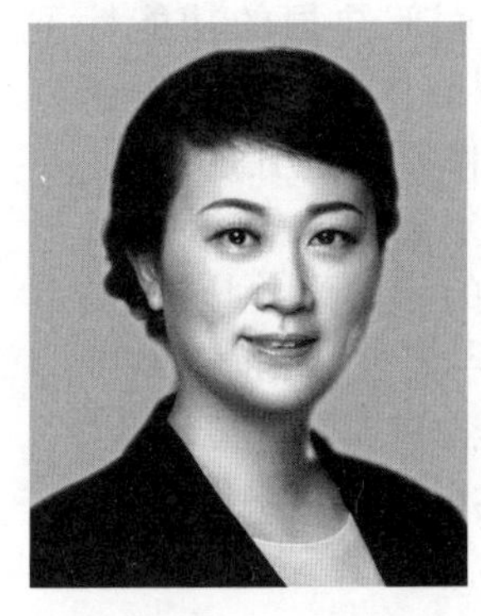

欧晓艳,女,1968年10月出生于江西省南昌市。教授,主任医师,硕士、博士研究生导师。本科毕业于南昌大学医学院(原江西医学院)口腔医学系。现任南昌大学附属口腔医院副院长。荣获江西省百千万人才工程人选、“江西省三八红旗手”、“江西省卫生系统学术和技术带头人培养对象”、“江西省高校中青年骨干教师”、“全国百名口腔健康卫士”。中华口腔医学会预防口腔医学专业委员会副主任委员,中华预防医学会口腔卫生保健专业委员会常委,中国牙病防治基金会专家委员会委员,江西省口腔医学常务理事、常务副秘书长,江西省口腔医学会预防口腔医学专业委员会主任委员,江西省预防医学会理事,江西省卫计委领先建设学科带头人。主持国家、省、厅级科研课题共十余项,在SCI、CSCD核心版、中文核心发表文章二十余篇。

主要进行龋病和牙周病防治的基础研究、口腔流行病学、口腔公共卫生政策研究等,其中无创渗透技术阻断早期龋的基础研究在国内领先,目前聚焦葡萄籽原花青素对龋病和牙周病防治机理的研究、老年人牙齿缺失与全身疾病的研究。擅长成人及儿童的牙体牙髓、根尖周病和牙外伤的诊治;龋病微创治疗;成年人牙周疾病、口臭的诊治;年轻恒牙的护髓治疗和根尖诱导成形术;儿童错颌畸形的早期干预及咬合诱导;前牙的美学修复;龋病及牙周疾病的预防。

(南昌大学口腔医学院供稿)

潘乙怀

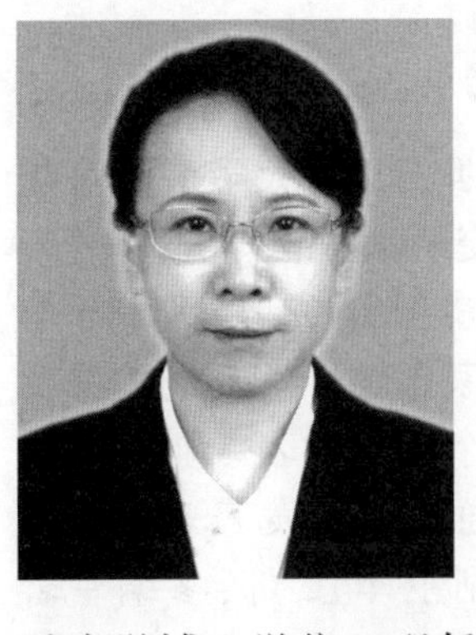

潘乙怀,女,1970年5月出生于浙江省温州市,浙江瑞安人。教授,主任医师,博士研究生导师。本科毕业于哈尔滨医科大学口腔医学系;2012年获武汉大学口腔医学院牙体牙髓病学博士学位。现任温州医科大学口腔医学院/附属口腔医院党委副书记/院长。主持包括国家自然科学基金在内的科研项目8项。发表专业学术论文40篇,其中SCI源刊物9篇;主编、主译专著各1部。曾获黑龙江省卫生厅新技术新疗法二等奖。国际牙医师学院院士,中华口腔医学会牙体牙髓病学专业委员会常委,口腔生物医学专业委员会委员,口腔科研管理分会委员,浙江省口腔医学会理事,牙体牙髓病学专业委员会副主任委员,浙江省医师协会口腔医师分会常委,温州市口腔医学会副会长,牙体牙髓病学专业委员会主任委员,全国高等学校口腔医学专业五年制本科教育部、国家卫生计生委"十三五"规划教材《牙体牙髓病学》(第5版)编委。

主要进行根管系统数字化研究,牙髓组织损伤和修复机理的研究。擅长为复杂牙齿、牙列缺损的综合诊治、方案设计及疑难根管治疗和再治疗。

(温州医科大学口腔医学院供稿)

裴丹丹

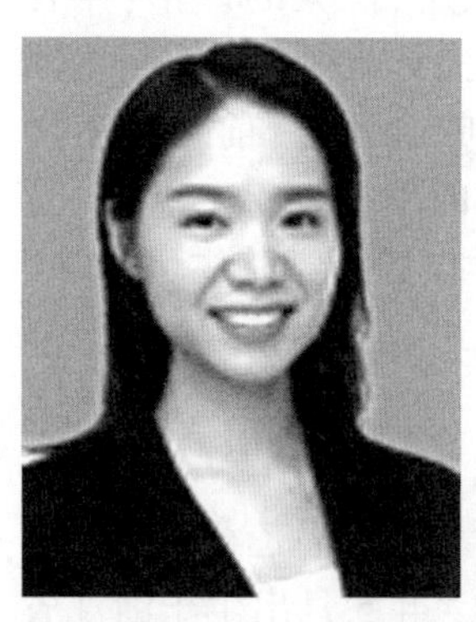

裴丹丹,女,1986年7月出生于陕西省兴平市。副主任医师、副研究员,博士研究生导师。2012年毕业于武汉大学口腔医学系八年制(本硕博),并获武汉大学口腔临床医学博士学位。毕业后于西安交通大学口腔医院修复科工作,获西安交通大学医学部攀登人才称号。2015年前往美国奥古斯塔大学牙学院访学一年。主持国家自然科学基金2项及其他科研项目共计十余项。发表专业学术论文四十余篇,第一和通讯作者发表SCI源刊物15篇;参译专著(副主译)2部,参编专著(副主编)1部。中华口腔医学会口腔生物医学专业委员会委员,中华口腔医学会口腔修复专业委员会青年委员,陕西省口腔修复专业委员会委员兼秘书。

主要研究方向:干细胞成骨分化的机制;口腔修复学材料和粘接。擅长各种口腔修复疑难杂症的诊治,擅长种植修复、美学修复和微创修复的病例及相关临床研究。

(西安交通大学口腔医学院供稿)

单小峰

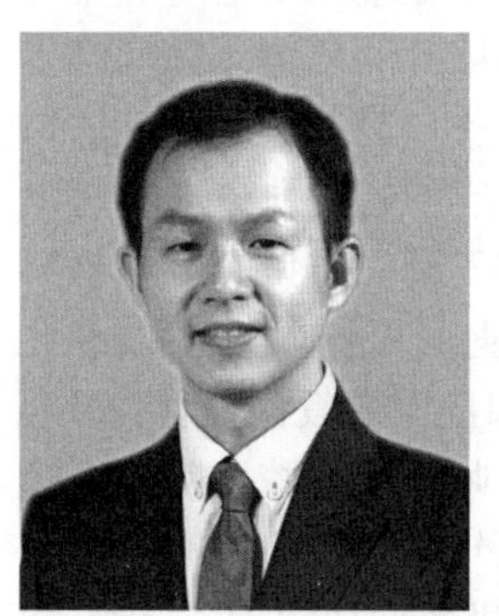

单小峰,男,1979年12月出生于安徽省广德县,安徽广德人。副教授、主任医师,博士研究生导师。本科毕业于北京大学口腔医学系,于2009年获北京大学口腔医学院的口腔医学博士学位。就职于北京大学口腔医院口腔颌面外科。主持国家自然科学基金1项,首都特色医疗项目1项,参与国家自然科学基金项目4项。以第一作者或通讯作者发表SCI论文十余篇。2015年于美国华盛顿大学医学中心头颈外科交流学习。中华口腔医学会口腔颌面外科专业委员会委员,口腔颌面修复专业委员会青年委员,中国抗癌协会头颈肿瘤专业委员会青年委员会委员。参研项目获得华夏医学科技奖一等奖和教育部颁发的科学技术进步奖二等奖。

主要研究口腔颌面部缺损的功能性重建,A型肉毒毒素抑制腺体分泌的机制研究和数字化外科技术在修复重建在的应用、导航技术在颌骨缺损修复重建中的应用,较早开展颌骨缺损重建后的种植牙治疗、擅长口腔颌面部肿瘤的诊断与治疗,颌面部缺损的修复与重建,以及复杂骨缺损的种植牙治疗。

(北京大学口腔医学院供稿)

单兆臣

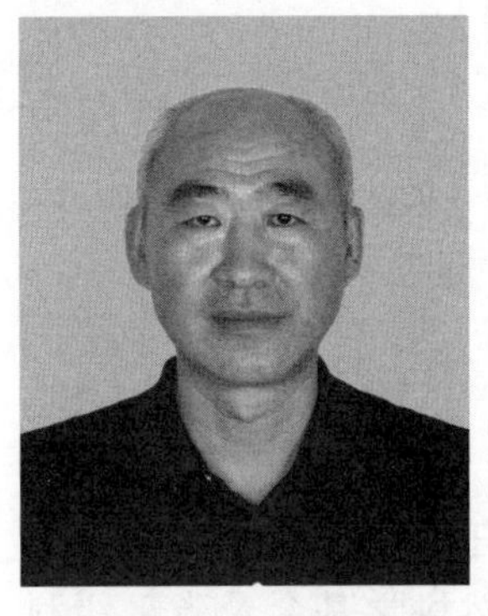

单兆臣，男，1966 年 6 月出生于黑龙江省佳木斯市，籍贯山东。教授，主任医师，博士研究生导师。本科毕业于佳木斯医学院口腔医学系；2004 年获首都医科大学附属北京口腔医学院博士学位；2007 年在英国国王大学牙科学院涎腺中心访问学习。首都医科大学附属北京口腔医院颌面外科门诊主任。2006 年荣获全国百篇优秀博士学位论文，2008 年获中华医学科技奖三等奖。主持国家自然科学基金 1 项，国家重大研发计划项目“低模量高强度亲水牙种植体研发”课题 1 项，全国优秀博士学位论文专项资助 1 项，北京市自然课题 1 项，北京市优秀人才资助 1 项，参与多项国家自然科学基金课题和省部级课题。以第一作者或通讯作者发表 SCI 论文 8 篇；参与编写 *Oral Sciences*，《老年口腔医学》两篇论著。中华口腔医学会牙及牙槽外科专业委会常委，中华老年口腔医学专业委员会委员，北京老年口腔专业委员会副主任委员，北京口腔种植专业委员会委员。

主要从事牙槽外科、口腔种植和涎腺放射损伤疾病的诊治。研究方向：涎腺放射损伤的动物模型的建立以及基因转导治疗和预防涎腺放射损伤的研究，放射损伤的涎腺功能重建；新型口腔种植体研发的动物实验研究，牙槽外科的相关临床研究。研究成果：构建了小型猪涎腺放射损伤动物模型及小型猪肾性贫血的动物模型，通过涎腺转导水通道基因治疗涎腺放射损伤，小型猪涎腺转导促红细胞生素基因治疗肾性贫血。

（首都医科大学附属北京口腔医院供稿）

苏　彤

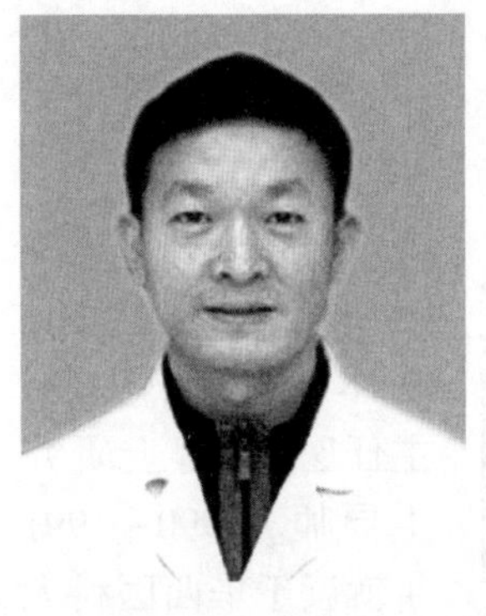

苏彤，男，1971 年 11 月出生于湖南省长沙市。博士，教授，主任医师，博士研究生导师，国家临床重点专科湘雅医院口腔颌面外科主任。本科毕业于中南大学湘雅医学院（原湖南医科大学）口腔医学系；2006 年获武汉大学口腔医学院口腔医学专业博士学位。湖南省青年骨干教师。湖南省健康管理协会口腔分会副主任委员，湖南省口腔医学会常务理事，中华口腔医学会口腔颌面外科专业委员会委员，中华口腔医学会口腔生物学专业委员会委员等以及教育部学位与研究生教育发展中心评审专家，*Cancer Management and Research*，*Clinical Epidemiology*，*OncoTargets and Therapy*，*Therapeutics and Clinical Risk Management* 等杂志特邀审稿人。

主要从事口腔颌面外科临床、科研和教学工作，擅长口腔颌面部多种疾病的诊断和治疗，主攻口腔癌的综合序列治疗以及临床基础研究，承担“口腔科学”“口腔颌面外科”“口腔颌面医学影像诊断学”“口腔生物学”等课程教学。在研究工作中，系统性提出二甲双胍防治口腔癌复发尤其是第二原发的观点，初步证实二甲双胍在非糖尿病患者口腔癌患者预后方面的改善作用，创新性地将二甲双胍应用于口腔鳞癌术后防治并取得较好效果；在口腔罕见性遗传病方面也有一定的研究。主持国家自然科学基金及省部级科研项目 6 项，发表专业学术论文三十余篇，其中以第一或通讯作者发表 SCI 论文 14 篇。

（中南大学湘雅口腔医学院供稿）

唐子圣

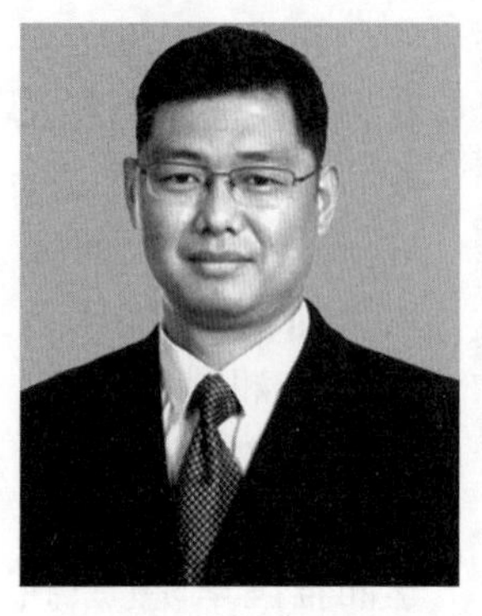

唐子圣,男,1972年8月出生于浙江衢州,浙江衢州人。上海交通大学医学院附属第九人民医院牙体牙髓科,教授,主任医师,博士研究生导师。1990—1997年就读于华西医科大学口腔医学院七年制口腔医学专业,获口腔医学学士和硕士学位;2003年毕业于上海第二医科大学,获口腔临床医学博士学位。同年留校工作。2009年,在美国加州大学洛杉矶分校牙学院牙髓病学科做访问学者。中华口腔医学会牙体牙髓病学专业委员会委员,上海口腔医学会牙体牙髓病学专业委员会常委。

擅长显微根管治疗术和显微根尖外科手术,专注于口腔微生物和口腔常见疾病关系研究,口腔纳米抗菌材料的研发。主持包括国家自然科学基金面上项目等各类科研项目15项。已发表通讯作者或第一作者论文48篇,SCI总影响因子67分,5分以上论文7篇,已获授权专利1项。获2018年度高等学校科学研究优秀成果奖(科学技术)自然奖二等奖(第二完成人),获2019年度上海市白玉兰口腔医学科技奖三等奖(第一完成人)。参编专著6部,教育部全国高等学校研究生规划教材《牙髓病学》编委。研发3D数字化根管治疗模拟教学系统,在此基础上"3D数字化根管预备技术及评测虚拟仿真实验"项目入选国家虚拟仿真实验教学项目。2018年度上海市住院医师规范化培训优秀带教老师。

(上海交通大学口腔医学院供稿)

陶小安

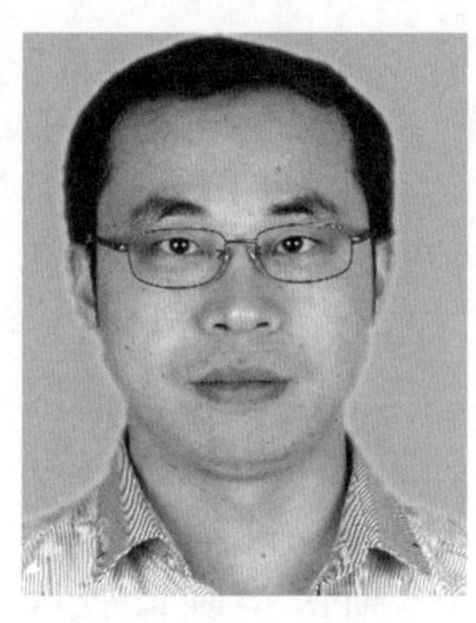

陶小安,男,1980年7月出生于江西省南昌市。主任医师,博士研究生导师。本科毕业于南昌大学医学院(原江西医学院)口腔医学系,并于2008年获中山大学光华口腔医学院口腔医学博士学位。现任中山大学附属口腔医院黏膜病科主任兼临床研究中心办公室主任。主持国家自然科学基金及省部级科研项目5项。发表专业学术论文二十余篇,其中SCI源刊物22篇。中华口腔医学会口腔黏膜病专业委员会委员,广东省口腔医学会黏膜病专业委员会常委,广东省医调委专家,广东省医疗器械评审委员会专家。

主要进行口腔黏膜疾病炎症/免疫发病机制研究和细胞代谢紊乱在口腔潜在恶性疾病发生发展中作用及其机制研究。擅长各种口腔黏膜疑难杂症的诊治,在国内较早地引入"头戴式放大/显微镜评估"、"光动力治疗"等技术用于口腔黏膜疾病的治疗。

(中山大学光华口腔医学院供稿)

王卫红

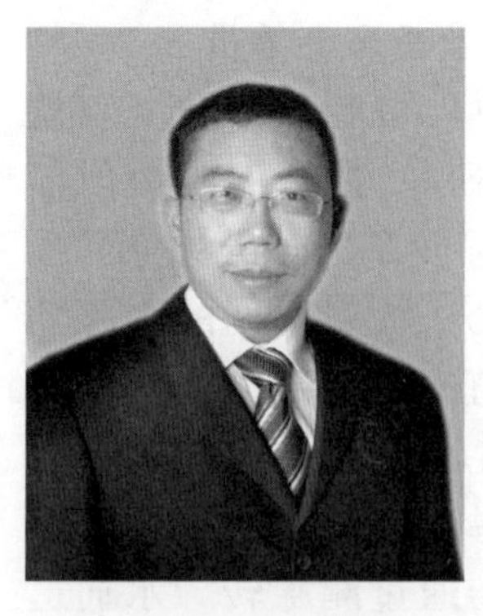

王卫红,男,1969年10月出生于河南省上蔡县。教授,硕士,博士研究生导师。2005年毕业于昆明医科大学口腔颌面外科专业,同年留校工作至今。中华口腔医学会口腔遗传病与罕见病专业委员。2019年入选云南省高层次卫生技术人才医学学科带头人。现主持国家自然科学基金1项。以第一作者及通讯作者发表SCI论文18篇。获云南省科学技术进步二等奖(排名第二)和三等奖(排名第一)各 1 项。擅长游离腓骨肌皮瓣颌骨重建术及牙颌面畸形手术。在国内外较早地开展了双层游离腓骨肌瓣下颌骨重建术、游离腓骨肌瓣联合非血管化腓骨瓣下颌骨重建术及游离股内侧肌肌瓣颌面修复术。在省内率先开展颞下颌关节强直牵张成骨手术、游离腹直肌皮瓣颌面修复术、游离股前外侧皮瓣颌面修复术及背阔肌皮瓣颌面修复术等。

(昆明医科大学口腔医学院供稿)

王元银

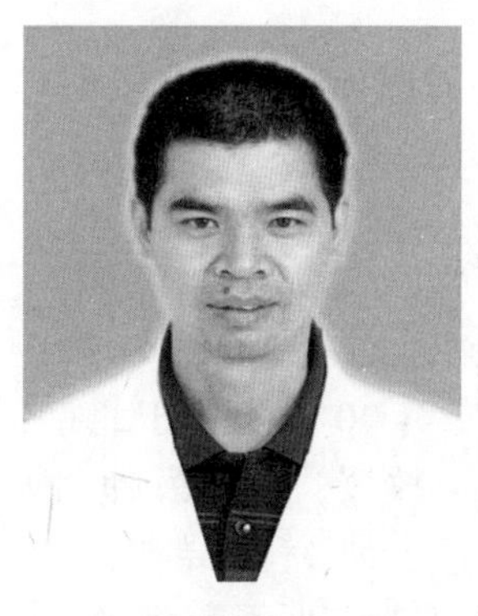

王元银,男,1969 年 8 月出生于安徽省芜湖市。教授,主任医师,博士研究生导师。1996 年硕士研究生毕业于安徽医科大学口腔医学系,并于 2007 年获中国国家科学院博士学位;2009—2011 年在上海交通大学从事博士后研究。现任安徽医科大学口腔医学院、附属口腔医院副院长。荣获安徽省特支计划创新领军人才、安徽省学术技术带头人后备人选、安徽省高校中青年骨干教师、安徽省优秀硕士学位论文指导教师。主持国家自然科学基金及省部级科研项目十余项。发表学术论文一百五余篇,其中 SCI 源刊物 21 篇;参编专著 5 部。中华口腔医学会口腔颌面 - 头颈肿瘤专业委员会委员,口腔医学教育专业委员会委员,中国卫生信息与健康医疗大数据学会口腔医学专业委员会,标准委员会常委,教育部学位与研究生教育发展中心评审专家,安徽省口腔学会副会长兼秘书长等。

主要进行三叉神经痛的发病机制及镇痛研究,擅长口腔颌面外科相关疾病的诊断和治疗,在省内率先开展“口腔咬合数字诊疗关键技术研究及应用示范”,并于以积极推广应用。

(安徽医科大学口腔医学院供稿)

魏福兰

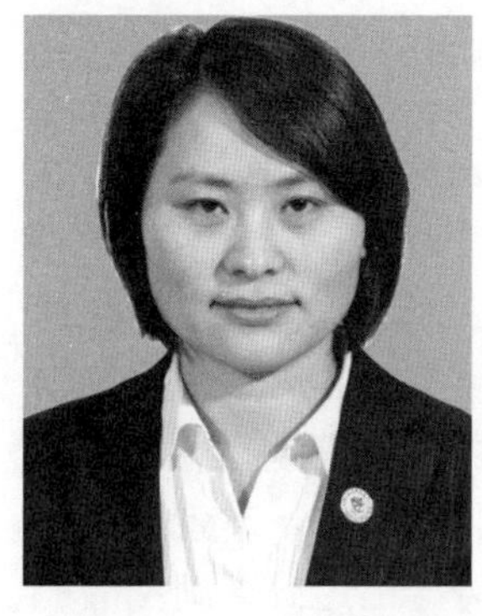

魏福兰,女,1976 年 4 月出生于山东省郓城县,山东济南人。山东省泰山学者青年专家,教授,主任医师,博士研究生导师。本科毕业于山东大学(原山东医科大学),并于 2007 年获山东大学博士学位。现任山东大学口腔医学院正畸科主任。主持国家自然科学基金 3 项,省市级课题 3 项。第一作者/通讯作者发表 SCI 收录论文 19 篇,其中一篇为封面论文,一篇为受邀综述。获批发明专利 3 项。获 2018 年度山东省医学科技奖二等奖、2019 年度山东省科学技术进步二等奖。中华口腔医学会口腔生物医学专业委员会常委,中华口腔医学会口腔正畸专业委员会青年委员等及国家自然科学基金同行评议专家,*Angle*、*Cell proliferation*、*Journal of Oral Pathology and Medicine* 等杂志审稿专家。

主要研究正畸牙齿移动骨改建,干细胞与牙齿及相关组织再生。发现转录活化因子 4(ATF4)、内质网应激 PERK - eIF2a - ATF4 信号通路及特异性微小 RNA(miRNA)可促进机械力作用下的骨改建,发现 LncRNA TUG1 通过 Lin28A 调控牙周膜干细胞的成骨分化;利用新鲜及冻存的维生素 C 诱导的牙周膜干细胞膜片进行了牙周组织及生物牙根再生。擅长儿童及成人各类错颌畸形的诊断治疗,隐形矫治器治疗及疑难病例的多学科联合治疗;致力于美学、高效、健康矫治。

(山东大学口腔医学院供稿)

谢　辉

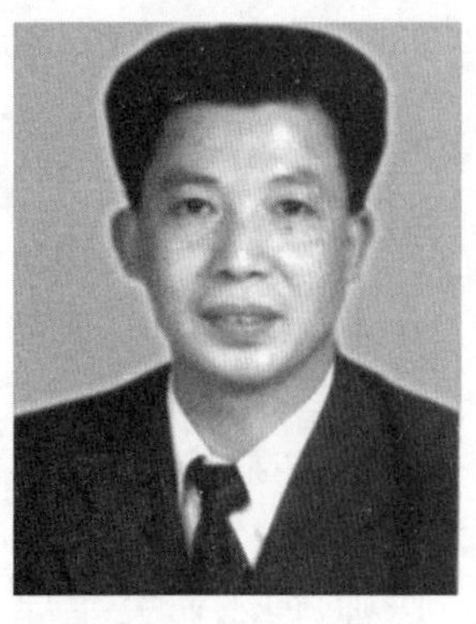

谢辉，男，1966 年 5 月出生，籍贯湖南新田。主任医师，口腔医学博士，湖南中医药大学博士研究生导师。现任长沙市口腔医院（湖南中医药大学附属口腔医院）院长。中华口腔医学会牙周病学专业委员会常务委员，中国牙防基金委委员，中国医师协会口腔医师分会委员，湖南省口腔医学会副会长，湖南省口腔医学会牙周病学专业委员会首任主任委员，湖南省口腔医学临床质量控制中心副主任，长沙市口腔医学临床质量控制中心主任。

长期从事口腔临床、教学、科研工作，擅长牙周病、口腔黏膜病，特别是中、重度牙周炎的多学科个性化系统治疗，有较强解决本专业复杂疑难问题能力。现承担省、市科研课题 7 项，发表学术论文三十余篇（其中 SCI 论文 10 篇），参与编辑（副主编）出版医学专著 1 部。

（长沙市口腔医院
湖南中医药大学附属口腔医院供稿）

阎　旭

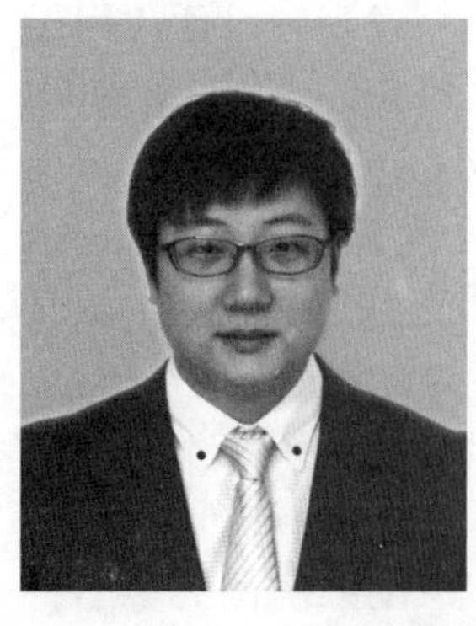

阎旭，男，1984 年 7 月出生于辽宁省沈阳市，辽宁沈阳人。副教授，副主任医师，博士研究生导师。本科毕业于北京大学医学部口腔医学专业（八年制）；2011 年获北京大学医学部口腔医学专业博士学位。现任中国医科大学附属口腔医院修复工艺科主任、绩效管理办公室主任。获辽宁省百千万人才、沈阳市高级人才、中国医科大学五四奖章。主持国家自然科学基金及省部级科研项目 4 项。发表专业学术论文二十余篇，其中 SCI 源刊物 12 篇。中华口腔医学会口腔修复工艺专业委员会委员，教育部学位与研究生教育发展中心评审专家，辽宁省口腔医学会理事，辽宁省口腔修复专业委员会副主任委员，辽宁省卫生经济学会绩效管理分会副主委等。

主要研究老年口腔医学、口腔生物力学、口腔医学教育、口腔转化医学等。擅长各种口腔修复疑难杂症的诊治、老年口腔修复、微创美学修复。开展“根内固位形”等方式修复残留牙根。

（中国医科大学口腔医学院供稿）

杨东梅

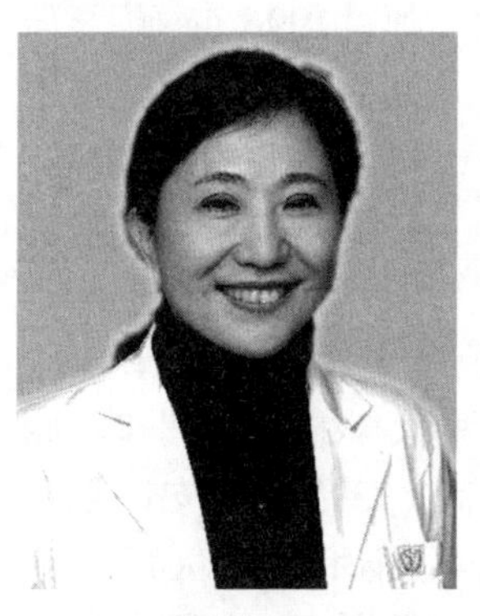

杨东梅，女，1965 年 10 月出生于北京。教授，主任医师，博士研究生导师。本科毕业于首都医科大学口腔医学系，获学士学位；2004 年首都医科大学博士研究生毕业，获临床医学博士学位；2008 年在日本鹤见齿科大学研修。曾于首都医科大学附属北京口腔医院口腔医学研究所工作，博士毕业后在首都医科大学附属北京口腔医院儿童口腔科。主持并完成国家自然基金课题、北京市科学技术委员会首都特色、首都医学发展科研基金、北京市青年骨干基金、北京市教委面上项目等课题。参加国家十一五科技支撑计划课题、国家自然基金、北京市自然基金等项目的研究，北京市战略科技人才团队核心成员。发表专业论文三十余篇，以第一作者或通讯作者发表 SCI 论文 8 篇。研究成果曾获北京市科学技术进步三等奖。中华口腔医学会儿童口腔医学专业委员会委员，北京口腔医学会儿童口腔医学专业委员会常委。担任《中华口腔医学杂志》《北京口腔医学杂志》编委。

主要研究低龄儿龋病的综合防治及牙组织再生。包括低龄儿龋的综合防治重点在于龋病发病机制的研究、龋早期诊断及氟化物防龋和牙齿再矿化。在牙组织再生领域研究生长因子在牙髓再生中的作用，牙源性干细胞及微环境在牙再生中的作用。擅长儿童口腔疾病的诊治。包括低龄儿龋的综合防治、儿童牙外伤的诊治技术及年轻恒牙活髓保存技术和牙髓再生。

（首都医科大学附属北京口腔医院供稿）

杨国斌

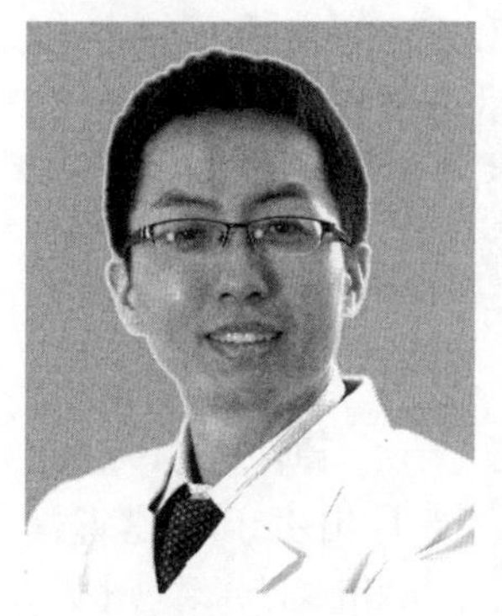

杨国斌，男，1981年6月出生于山西省神池县，山西忻州人。教授，主任医师，博士研究生导师。本科毕业于四川大学华西口腔医学院，并于2009年获四川大学华西口腔医学院口腔医学专业博士学位。现就职于武汉大学口腔医学院。主持国家自然科学基金3项。发表专业学术SCI论文三十余篇；参编专著1部。中华口腔医学会口腔急诊专业委员会青年委员。

主要研究牙胚早期发育的分子调控机制，成牙本质细胞分化的分子机制，牙髓再生等。擅长复杂疑难的显微根管治疗，根尖外科手术，美学修复，牙外伤的序列治疗等。

（武汉大学口腔医学院供稿）

杨宏宇

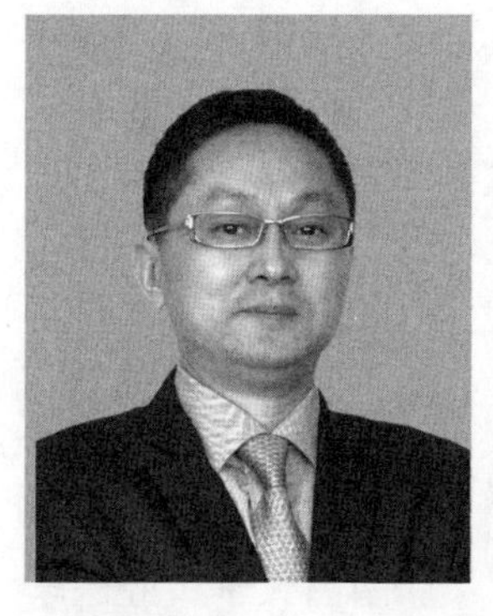

杨宏宇，男，1968年12月出生于安徽省六安县。教授，主任医师，博士研究生导师。本科毕业于皖南医学院口腔医学系，并于2019年获武汉大学口腔医学院口腔颌面外科专业博士学位。现任北京大学深圳医院口腔医学中心主任，口腔党支部书记。荣获深圳市地方级领军人才称号、深圳市科技进步二等奖2项。主持国家自然科学基金及省部级科研项目7项。发表专业学术论文六十余篇，其中SCI源刊物30篇；参编专著1部。担任学术团队和任职：中华口腔医学会口腔颌面外科专业委员会委员，中华口腔医学会口腔颌面－头颈肿瘤专业委员会委员，中华口腔医学会创伤及正颌专业委员会委员，中国卫生信息与健康医疗大数据口腔医学专业委员会常委，中国抗癌协会头颈肿瘤专业委员会委员，中国医师协会口腔医师分会理事，广东省口腔医师协会副会长，广东省口腔医学会口腔颌面外科专业委员会副主任委员，广东省医学会颌面－头颈外科专业委员会副主任委员，深圳市口腔医学会会长，《中国口腔颌面外科杂志》《中华口腔医学研究杂志（电子版）》编委会编委。

主要进行探索口腔鳞状细胞癌的特异性和非特异性免疫机制以及肿瘤标志物的研究。擅长口腔癌联合根治及术后缺损修复，颌骨缺损的功能性重建，侵及颅底肿瘤的手术治疗，颈动脉体瘤的外科治疗，血管瘤，血管畸形和淋巴管畸形的综合治疗等。

（北京大学口腔医学院供稿）

杨　健

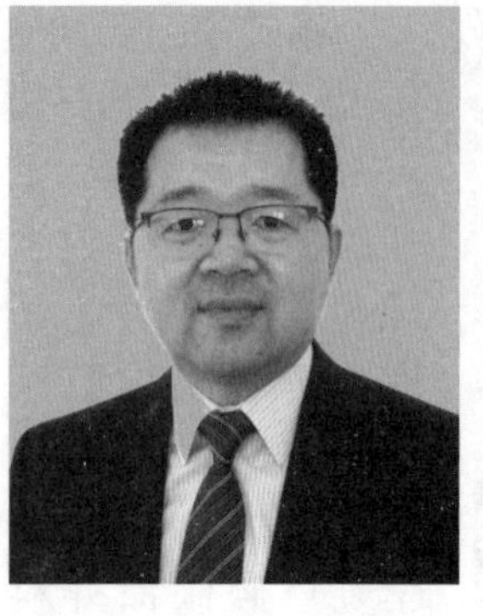

杨健,男,1966年8月出生于江西省景德镇市,四川仁寿人。教授、主任医师,博士研究生导师。本科毕业于南昌大学医学院(原江西医学院)口腔医学系,并于2000年获南昌大学口腔医学院口腔医学硕士学位。现任南昌大学附属口腔医院党委副书记、院长。荣获全国五一劳动奖章,入选江西省百千万人才工程、江西省高等学校中青年骨干教师、江西省医学领先学科带头人。主持省部级科研项目五余项。发表专业学术论文40余篇,其中SCI源刊物5篇;参编专著3部。中华口腔医学会理事,中华口腔医学会牙体牙髓病学专业委员会常委,教育部学位与研究生教育发展中心评审专家,江西省口腔医学会会长、牙体牙髓病学专业委员会主任委员,《口腔疾病防治》《上海口腔医学》杂志编委。

主要进行干细胞和牙齿发育研究;口腔生物材料和牙髓治疗器械的临床应用研究等;擅长于各种牙髓疑难杂症的诊治,在国内较早地开展了显微根管治疗和根尖显微手术。

(南昌大学口腔医学院供稿)

杨秋波

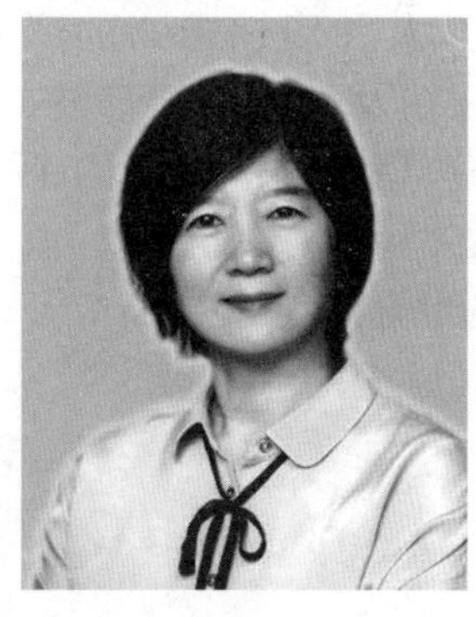

杨秋波,女,1964年10月出生于辽宁省抚顺市,辽宁抚顺人。教授,副主任医师,博士研究生导师。本科毕业于北京大学口腔医学院(原北京医学院口腔医学系);1999年获日本国鹿儿岛大学齿学博士学位;2000—2003年在美国阿拉巴马大学伯明翰分校做博士后。主持国家自然科学基金面上项目2项、北京市自然科学基金面上项目3项、国家教委归国留学人员择优资助项目1项、北京市人事局留学回国人员科研基金1项、北京市卫生局留学回国人员科研基金1项。发表专业学术论文四十余篇,其中SCI源刊物十余篇;参编专著1部。北京口腔医学会牙周专业委员会委员,教育部学位与研究生教育发展中心评审专家。

主要研究方向:牙周病的发病机理和预防,诊断及治疗方法研究。牙周病的主要致病菌牙龈卟啉单胞菌的致病因子血凝素2的克隆重组表达,及其氯化血红素功能性结合位点的氨基酸序列分析。牙龈卟啉单胞菌的特异性单克隆抗体制备。抑制牙龈卟啉单胞菌生长的单克隆抗体和多肽的制备。急性根尖脓肿的主要致病菌的分析。

(首都医科大学附属北京口腔医院供稿)

于　皓

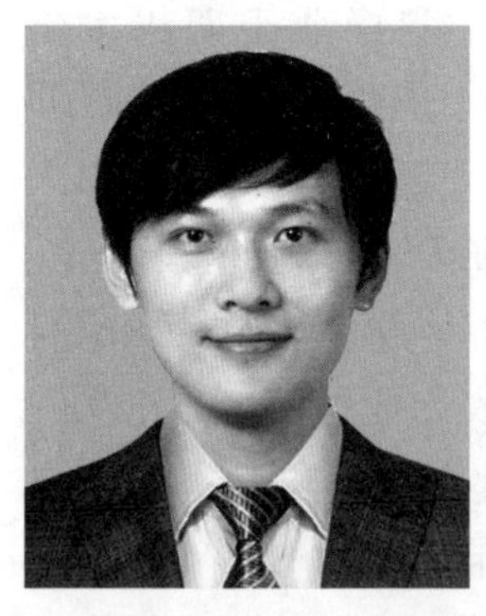

于皓,男,1982年6月出生于福建省福州市,江苏泰州人。副教授,副主任医师,博士研究生导师。本科毕业于福建医科大学口腔医学院,并于2010年获武汉大学口腔医学院口腔医学博士学位,同年获瑞士苏黎世大学牙学院口腔医学博士学位。现任福建医科大学附属口腔医院科研处处长。荣获福建省青年拔尖人才、福建省青年五四奖章标兵、福建省引进海外高层次人才、福建省青年文明号优秀号长、福建省高校新世纪优秀人才、福建省高校杰出青年科研人才等。国际牙医师学院院士，中华口腔医学会口腔修复学专业委员会常务委员，中华口腔医学会口腔科研管理分会委员，中华口腔医学会口腔材料学专业委员会青年委员，福建省口腔医学会理事，福建省医师协会理事，福建省口腔医学会口腔修复和材料工艺专业委员会副主任委员，《口腔疾病防治》杂志编委。

主要研究方向：口腔粘接学；牙齿漂白的机理；牙科陶瓷材料的改性等。主持国家自然科学基金及省部级科研项目 6 项，主持省级教学改革项目 1 项，以第一作者或通讯作者身份发表专业学术论文五十余篇，其中 SCI 源刊物 32 篇，参编专著 1 部。获得国家发明专利授权 1 项，实用新型专利授权 4 项。曾获教育部霍英东教育基金会高等院校青年教师奖三等奖，中华口腔医学会青年教师授课技能大赛二等奖，福建省教学成果奖一等奖（第三完成人）等。擅长为牙体缺损、牙列缺损的诊治，牙齿漂白治疗等。

（福建医科大学口腔医学院供稿）

于维先

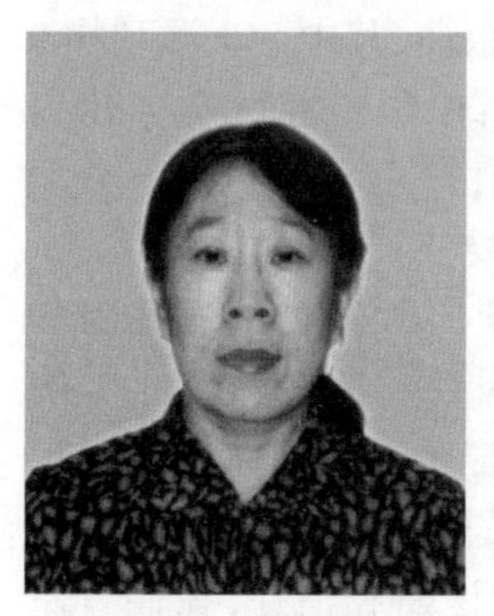

于维先，女，1963 年 6 月出生，医学博士，教授，博士研究生导师。1985 年毕业于白求恩医科大学，留校在白求恩医科大学口腔医学院工作（现吉林大学口腔医学院）；1990 年获同校硕士学位；1997 年以访问学者身份赴日本九州齿科大学学习一年；1988 年开始在同校攻读博士学位，2002 年获博士学位。回国后继续在吉林大学口腔医学院工作至今。中华口腔医学会口腔生物学专业委员会常务委员，中华口腔医学会口腔药学专业委员会委员，中华口腔医学会口腔医学科研管理分会委员。参编“十二五”和“十三五”口腔规划教材各一部及著作一部。主要研究牙周病的免疫炎症反应机制及生物医学材料的研发。曾先后主持国家级、省部级等课题 10 项。以第一作者或通讯作者累计在中外学术期刊上发表科研论文六十余篇，其中 SCI 论文 10 篇。获授权的国家发明专利 1 项。

（吉林大学口腔医学院供稿）

张佳莉

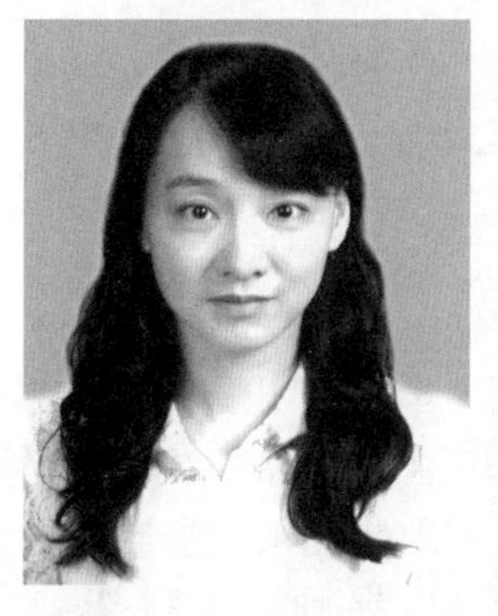

张佳莉，女，1980 年 1 月出生于湖北省黄石市，湖北黄石人。主任医师、副教授，博士研究生导师。本科毕业于武汉大学口腔医学院，并于 2007 年获得武汉大学口腔医学博士学位；2009—2011 年于美国加利福尼亚大学洛杉矶分校牙学院（UCLA）从事博士后研究；2019 年于美国农工大学牙学院做访问学者。现任武汉大学口腔医院病理科主任。荣获武汉大学“351 人才计划”珞珈青年学者、武汉中青年医学骨干人才。获得中华口腔医学会“高露洁杯”口腔病理杰出青年提名奖、教育部高等学校科学研究优秀成果奖自然科学奖二等奖、第一届口腔病理杰出青年研究论坛二等奖。参编卫生部全国高等学校教材《口腔组织病理学》（第八版）、《口腔组织病理学题库》（第一版）等 4 部口腔病理专业教材和论著。先后主持国家自然科学基金 4 项。以第一作者、通讯作者发表 SCI 论文 14 篇。中华口腔医学会口腔病理专业委员会常务委员，中华口腔医学会口腔生物专业委员会委员，中国研究型医院学会病理学专业委员会原发不明肿瘤学组委员，国际口腔病理医师协会（IAOP）会员，国际牙科研究会

(IADR)会员,湖北省科技厅科技成果评审专家库专家,*Oral Disease*、*Medical Science Monitor*、*Cancer Management and Research* 等 SCI 杂志审稿专家。

主要研究非编码 RNA 和 RNA 结合蛋白网络在口腔鳞状细胞癌侵袭和转移中的分子调控机制,以及分析唾液腺肿瘤的生物学行为和细胞遗传学。擅长口腔颌面部各类疾病的诊断与鉴别诊断。在口腔黏膜、唾液腺和牙源性疾病和肿瘤的基础研究和病理诊断方面具有丰富经验。

(武汉大学口腔医学院供稿)

张学慧

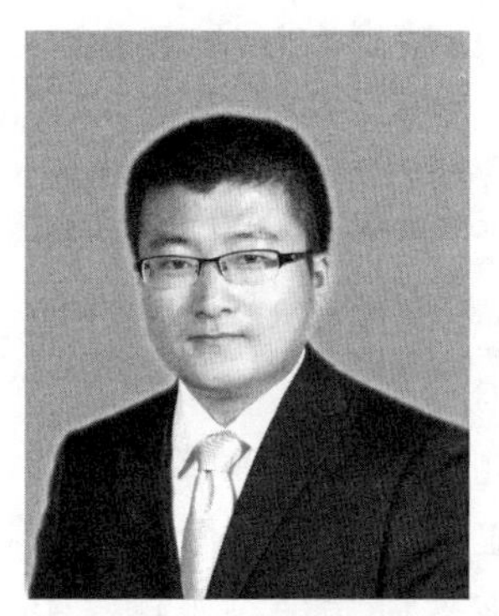

张学慧,男,1985 年 9 月出生于内蒙古商都县。副教授,副研究员,博士研究生导师。本科毕业于内蒙古民族大学;2012 年获吉林大学基础兽医学专业博士学位,清华大学材料学博士后。现为北京大学口腔医学院材料研究室副教授/副研究员。2016 年入选第二届中国科学技术协会“青年人才托举工程”。主持国家自然科学基金及省部级科研项目 6 项。以第一作者、通讯作者在 *Advanced Materials*、*ACS Nano*、*Advanced Functional Materials*、*Biomaterials* 等期刊发表 SCI 论文 21 篇;获授权国家发明专利 7 项;参编英文专著 1 部。北京口腔医学会口腔材料专业委员会常委,中华口腔医学会口腔生物医学专业委员会青年委员,中国实验动物学会屏障医学专业委员会委员。

主要研究方向:口腔生物材料与成骨发生调控以及口腔材料生物学性能评价。擅长口腔新材料设计构建与生物学功能优化。创新性提出植入材料的仿生电位设计理念,通过修复电学微环境实现骨缺损快速修复。提出植入材料表面内建电场设计理念,显著提升种植体材料的骨整合效能,为改善目前临床上大范围骨缺损修复效果提供理论基础和技术支撑。

(北京大学口腔医学院供稿)

赵川江

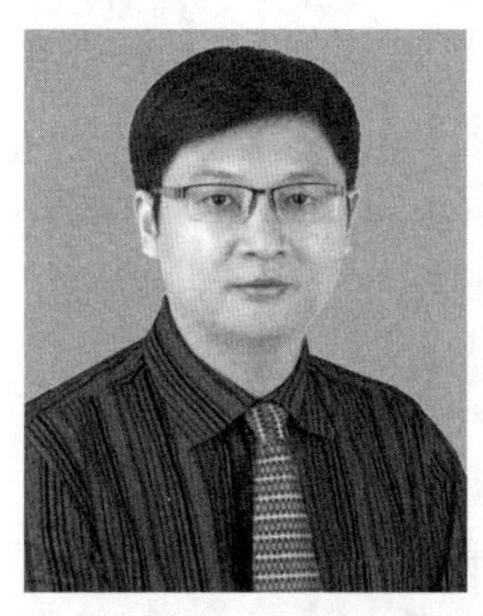

赵川江,男,1975 年 3 月出生于湖北省潜江市,重庆开州人。副教授,副主任医师,博士研究生导师。本科毕业于华西医科大学口腔医学院,并于 2003 年获四川大学口腔医学博士学位;美国加州大学旧金山分校访问学者。现任中山大学光华口腔医学院、附属口腔医院牙周病科副主任。主持国家自然科学基金项目 2 项,省部级科研项目多项。发表专业学术论文三十余篇,其中 SCI 源刊物 6 篇。学术团队和任职:中华口腔医学会牙周病学专业委员会常委,广东省口腔医学会牙周病学专业委员会常委。

主要研究方向:牙周微生物致病基因和毒力因子的鉴定;牙周致病菌对辅助性 T 细胞分化和功能的调控;牙周炎症微环境中免疫细胞对成骨/破骨平衡的影响及作用机制。擅长疑难牙周疾病的诊断和治疗,在伴有系统性疾病的复杂牙周治疗,以及重度牙周炎的多学科联合治疗等方面具有较丰富的经验。在国内较早地开展了“显微牙周手术”、“牙周加速成骨正畸”等技术的临床应用,在省内率先开展“DSD 辅助美学牙冠延长术”、“牙周再生手术”、“牙周膜龈手术”等。对规范化牙周治疗技术在广东省内的普及起到了积极的推动作用。

（中山大学光华口腔医学院供稿）

周　健

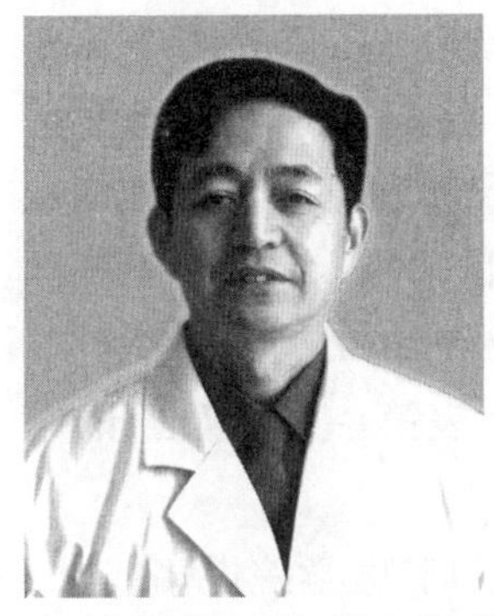

周健，男，1954 年 12 月出生于安徽省阜阳市。教授，主任医师，博士研究生导师。1976 年本科毕业于上海第二医科大学口腔医学系；1985 年获山东医科大学口腔医学硕士学位。现任安徽医科大学口腔医学院、附属口腔医院名誉院长。安徽省高校中青年骨干教师。主持国家自然科学基金及省部级科研项目 10 余项。发表专业学术论文二百余篇，其中 SCI 源刊物 16 篇；参编专著 8 部。原中华口腔医学会常务理事，安徽省口腔学会名誉会长。

主要研究方向：先天性唇腭裂的流行病学研究及致病基因筛选，细胞因子转染干细胞修复颌骨骨缺损的研究。业务专长：口腔颌面外科相关疾病的诊断和治疗，较早地开展了“以颈横动脉为蒂的斜方肌皮瓣修复颌面部缺损”等技术用于口腔颌面部修复。

（安徽医科大学口腔医学院供稿）

邹多宏

邹多宏，男，1977 年 12 月出生于安徽省淮南市，安徽寿县人。教授，研究员、副主任医师，博士研究生导师，美国密歇根大学牙学院高级访问学者。2007 年获安徽医科大学口腔临床医学硕士学位；2011 年获同济大学口腔临床医学博士学位；2013 年上海交通大学医学院附属第九人民医院博士后出站。现就职

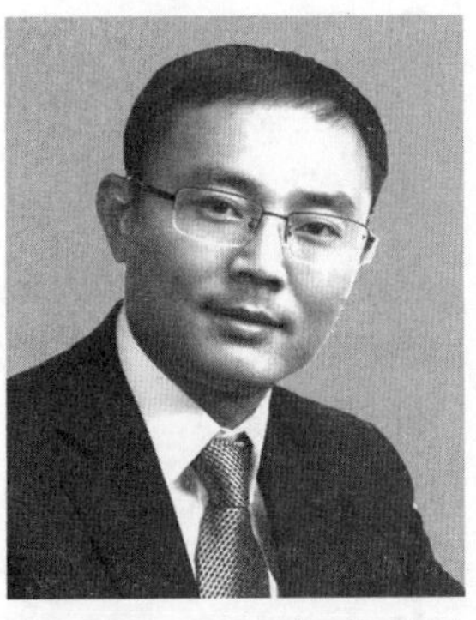

于上海交通大学医学院附属第九人民医院口腔外科外牙种植专科。获上海市“医苑新星”杰出青年医学人才培养资助计划、安徽省杰出青年基金人才培养计划、上海市高峰高原人才计划及安徽省高校优秀人才支持计划等。主持国家自然科学基金及省部级科研项目 14 项。发表 SCI 源刊物论文 50 篇；参编专著 4 部；申请专利 30 余项，并获得了系列转化。中华口腔医学会牙及牙槽外科专业委员会副主任委员等及 Member of the ITI，Member of the EAO。*Biomaterials*、*Clinical Implant Dentistry* and *Related Research* 特邀审稿人，国家自然科学基金评审专家，教育部研究生学位论文评审专家。获中华口腔医学会科技奖及华夏医学奖各 1 项。

主要研究方向：严重牙槽骨缺损患者的种植修复及口腔功能重建，牙槽骨区域软硬组织修复与再生，牙髓干细胞在口腔医学中的临床转化应用和纳米生物医学材料在口腔医学中的临床转化应用。擅长各种复杂牙种植、牙槽骨缺损的软硬组织修复与重建及牙种植并发症的诊治。率先研发帐篷钉系列产品，并利用其系统开展牙槽骨骨增量技术，临床上单纯应用生物材料进行严重牙槽骨垂直性骨缺损（ > 10mm）修复与重建；系统阐述 V – II – V牙种植治疗程序，申请了二十多项医疗器械及治疗技术专利并临床转化应用。

（上海交通大学口腔医学院供稿）

邹先琼

邹先琼，男，1976 年 4 月出生于湖北省荆州市，湖北公安人。教授，研究员，博士研究生导

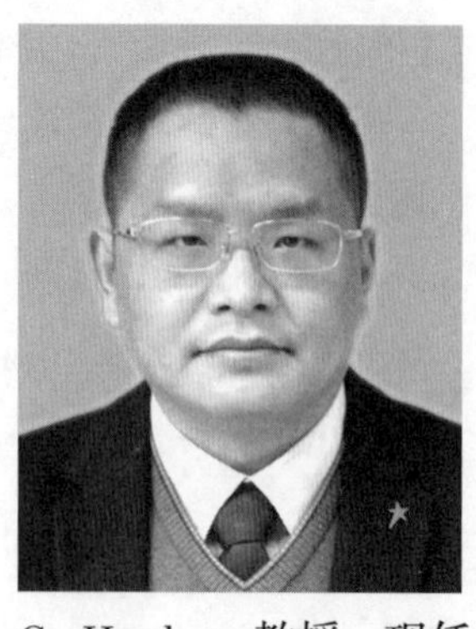

师。2005 年获中南大学微生物学专业理学博士学位；2006 年 7 月至 2014 年 5 月在美国明尼苏达大学双城校区从事博士后研究，师从著名牙周及口腔黏膜病专家 Mark C. Herzberg 教授。现任桂林医学院附属口腔医(学)院副院长。校学术委员会委员，学科带头人。2014 年 11 月入选广西高校引进海外高层次人才“百人计划”。教育部学位与研究生教育评估专家，中国遗传学会《激光生物学报》第七届编委会常务编委，广西生物化学与分子生物学学会常务理事等。为 *EUR J ORTHODONT*、*GENE* 等十多种 SCI 源期刊审稿人。

主要研究牙周及口腔黏膜病的创新治疗及功能重建；天然免疫蛋白在口腔鳞癌发生发展中的作用机制等。主持国家自然科学基金项目 2 项、广西自然科学基金项目 2 项。主持省(区)级教改项目 1 项，参编英文教材 1 部。在 *NATURE*、*PROG LIPID RES*、*JBC* 等国际主流 SCI 源期刊发表第一作者及通讯作者论文 12 篇。

(桂林医学院口腔医学院供稿)

逝世人物

史书俊(1933—2019)

中国著名口腔医学专家，口腔修复专家，天津医科大学口腔医学院名誉院长史书俊教授因病医治无效，于 2019 年 1 月 24 日在天津逝世，享年 86 岁。

史书俊教授 1957 年毕业于北京医学院口腔医学系，历任天津医学院口腔系、天津医科大学口腔医学院住院医师、主治医师、副主任医师、副教授、主任医师、教授、博士研究生导师，天津医科大学口腔医学专业创始人，口腔医学院及口腔医院首任院长，名誉院长。史书俊教授担任日本昭和大学客座教授，齿科保存学会、齿科补缀学会、理工学会会员；国际牙医学院院士；中华口腔医学会常务理事、中华口腔医学会口腔修复专业委员会委员；天津市口腔医学会副会长、名誉会长；《口腔颌面修复学杂志》历任编委、特邀编委。享受国务院政府特殊津贴。

史书俊教授深爱着口腔医学事业，自毕业就在口腔医疗一线为患者服务，看到无数患者为牙疾痛苦不堪，他多次呼吁天津应该多培养口腔专门人才。在其不懈努力下，1974 年天津医学院口腔系建立并开始招收口腔医学专业本科生。不畏艰险、攻坚克难，为了学生实习能有一个好的条件，在他的努力下 1988 年天津医科大学口腔医院成立，使天津口腔医学人才的培养更加系统化、正规化。史教授非常注重国际交流，在其就任口腔系主任时就与日本等国著名口腔医学院校建立的姊妹院校关系，并开展了长期的合作。

史书俊教授热爱口腔医学事业，勇于创新，擅长牙体保存修复，纵折牙保存治疗、残根残冠保存修复。“纵折牙临床保存治疗及实验观察”等研究提出了纵折处牙骨质严密对合可有新牙骨质长入，形成骨性结合的理论，突破了国际权威 Kronfeld 的禁区，使冠根联合纵折牙保存治疗获得成功，获得国家科技发明奖。学术论文“纵折后牙临床保存及实验研究”于 1979 年发表于中华口腔科杂志。“倾斜基牙固定义齿修复”通过三维光弹法、贴片云纹干涉法及三维应变花技术对不同程度的倾斜基牙进行固定义齿修复前后基牙牙周组织应力的定性和定量分析，揭示了应力—倾斜角度之间的变化规律，得出了极限倾斜角度为70°的磨牙选做固定桥基牙时，其牙周组织应力分布仍然在生理限度内的重要结论，扩大了倾斜基牙固定义齿的适应范围，获得天津市科技进步二等奖。史书俊教授十分注重成果转化及校企合作，20 世纪 80 年代研制出高频离心铸造机及蓝天爽口液，填补国内空白并获天津市科技进步奖。此外，史书俊教授十分注重临床新技术引进，有力推动天津市乃至全国修复行业的发展。1979 年率先在天津市开展金属烤瓷修复技术，1982 引进口腔种植技术，1987 年引进烤塑技术，1988 年引进玻璃陶瓷铸造技术，1990 年研制出国产玻璃陶瓷。出版论著《口腔急症》、译著《金属烤瓷修复的理论与实践》等著作。五十多年来，他始终从事临床、科研和教学工作，两次被评为天津市劳动模范，获得国家、卫生部、天津市科技发明、进步奖八项。发表学术论文三十余篇，培养博硕士研究生二十余名，为我国口腔医学的发展做出了积极贡献。

史书俊教授把一生都献给了口腔医学事业，卸任院长后仍在学科建设、人才培养方面发挥余热。对其创建的学科获得一级学科博士学位授权单位，成为博士后流动站和天津市重点学科甚感欣慰。其在去世前夕还坚持出门诊，为百姓服务成为他毕生的追求！

王大章(1935—2019)

中国著名口腔医学教育家、口腔医学管理专家、口腔颌面外科学家，博士生导师，中国共产党党员，国际牙医师学院杰出院士，中华口腔医学会荣誉会长，原华西医科大学副校长，原口腔医学研究所所长，原四川大学华西口腔医学院院长王大章教授因病医治无效，于 2019 年 3 月 27 日在成都逝世，享年 84 岁。

王大章教授，男，1935 年出生于四川成都。1956 年毕业于四川医学院口腔医学系，毕业后留校从事口腔颌面外科教学、医疗及科研工作。1982 年至 1984 年在美国哈佛大学口腔颌面外科系－麻省总医院口腔颌面外科研修，注册受聘为口腔颌面外科医师。1999 年被日本齿科大学授予荣誉博士学位。2001 年至2005 年两次被评为四川大学“214”人才工程一层次教授。先后受聘为日本齿科大学、美国哈佛大学、韩国国立汉城大学客座教授，以及首都医科大学、天津医科大学荣誉教授。1992 年起享受国务院政府特殊津贴、1994 年获卫生部有突出贡献专家称号，四川省学术与技术带头人，2002 年获评四川省师德标兵。现任中华口腔医学会名誉会长、口腔颌面外科专业委员会顾问、国际牙医师学院院士(FICD)、国际口腔颌面外科医师协会(IAOMS)及国际牙科研究会(IADR)会员。历任口腔颌面外科学助教、讲师、副教授、教授、主任医师、博士研究生导师及博士后合作导师、口腔颌面外科主任、口腔医学院及口腔医院院长、口腔医学研究所所长、华西医科大学副校长、卫生部口腔生物医学工程重点实验室学术委员会主任委员、国务院学位委员会临床学科评审组及国家自然科学基金委临床学科评审组成员、亚洲口腔颌面外科医师会理事、中华口腔医学会副会长、口腔颌面外科专业委员会副主任委员、中国抗癌协会头颈肿瘤外科专业委员会常委及顾问。兼任《中华口腔医学杂志》《中国口腔颌面外科杂志》及 *The Chinese Journal of Dental Research* 副主编，《中国口腔医学年鉴》及《华西口腔医学杂志》荣誉主编 *J The Nippon Dental University* 与 *J Oral Science International* 以及另 14 种专业杂志的编委。

王大章教授与同道一起为我国口腔医学及口腔颌面外科学的建设、发展做出了重要贡献。1984 年在全国口腔医学教育改革研讨会上提出了我国高等口腔医学教育及学制与学位改革的建议。王大章教授精通口腔颌面外科,擅长口腔颌面部整复、重建与肿瘤外科,与同道一起开拓、发展了我国的现代正颌外科,发展了我国颞下颌关节镜外科。20 世纪 70 年代末王大章教授开始应用血管化的足背皮瓣即刻修复颞额部肿瘤切除后的皮肤缺损,并成功地开展了颅颌面切除术治疗累及颅底的晚期口腔颌面部癌瘤。1983 年在美国第 65 届口腔颌面外科年会报告并应约于 1985 年在美国 JOMS 杂志发表反映我国经验的 A Modified Centripipetal approach to Parotidetomy。同年在我国主持了首次正颌外科讲习班,与同院有关专家一起全面介绍了现代正颌外科(Orthognathic surgery)及其治疗程序和各种术式,并做了双颌畸形同期矫治的手术示范。提出了上下颌骨畸形同期矫治配合采用去表皮的血管化大型肩胛皮瓣游离移植整复进行性偏面萎缩畸形的两阶段新术式,取得了功能与颜面形态改善均较满意的效果。20 世纪 80 年代他主持与合作单位采用新工艺研制成功羟基磷灰石微粒人工骨(HA),并在国内成功地应用于临床,获得布鲁塞尔国际博览会金奖及国家发明奖,该 HA 人工骨在临床推广应用至今。

作为课题负责人,王大章教授与合作单位一起首次研制成功磷[32P]玻璃微球(P－32GMS)抗癌制剂,并首次成功试用于临床治疗口腔癌,后被引入肝癌等的治疗研究。90 年代,由他主持的研究组首次构建、表达并进行了抗人血管内皮生长因子单链抗体(VEGF SCFV)及其人源化的活性鉴定,证实了其抑癌作用,该成果为以血管内皮生长因子(VEGF)为靶的抗癌治疗新途径提供了理论和实验依据,获专利。随后成功地完成了用牵张成骨矫治腭裂软硬组织缺损的一系列动物实验研究,为腭部畸形、缺损的功能性整复提供了一种新的可行途径。先后获科学大会奖一项,国家发明奖一项,部省级科技进步奖 12 项,国际国内发明专利两项。2006 年分别获得中国口腔颌面外科建设发展突出贡献奖及中华口腔医学会建设与发展杰出贡献奖。

王大章教授主编、参编《口腔颌面外科手术学》《正颌外科学》《颌面骨骼整形手术图谱》等专著 16 部,在国内外发表论文二百五十余篇。已培养博士后 4 名,博士研究生 36 名,硕士研究生 6 名。1 名博士生被评为首批“中国有突出贡献的博士研究生”,另一名博士生的学位论文获“全国百篇优秀博士论文”,是四川大学首篇“全国百篇优秀博士论文”。王大章教授的业绩被《20 世纪中国名人辞典》、Who′s who in Australasia and the Far East(1991)及《中国口腔颌面外科学界杰出人物志》等收录。

王大章教授热爱中国共产党,热爱社会主义祖国,为中国口腔医学事业呕心沥血,奉献了毕生精力。他学识渊博、治学严谨、德高望重、教书育人,与口腔颌面外科专家同道一起承前启后、开拓进取,为我国口腔医学事业的建设发展,为建立、发展享誉国际具有中国特色的口腔颌面外科学做出了杰出贡献。

法律法规

关于印发国家口腔医学中心和国家口腔区域医疗中心设置标准的通知

国卫办医发〔2019〕120 号

各省、自治区、直辖市及新疆生产建设兵团卫生计生委：

实国务院办公厅《关于推进分级诊疗制度建设的指导意见》(国办发〔2015〕70 号)，根据《"十三五"国家医学中心及国家区域医疗中心设置规划》(国卫医发〔2017〕3 号)，进一步完善口腔医疗服务体系顶层设计，优化口腔医疗资源区域布局，推动提升区域口腔医疗服务保障能力，助力实现区域分开，我委组织制定了《国家口腔医学中心设置标准》和《国家口腔区域医疗中心设置标准》。现印发你们，请认真贯彻执行。

国家卫生健康委办公厅

二〇一九年一月三十一日

国家口腔医学中心设置标准

一、基本要求

国家口腔医学中心应为三级甲等口腔医院或者具备相应口腔专业能力的三级甲等综合医院，所处地理位置交通便利，方便全国患者就医。诊疗科目齐全，具有完善的配套医技科室，满足医疗、教学、科研和预防所需的医疗仪器设备，合理的人才梯队，较高的医院管理水平，较强的医疗服务辐射能力和影响力。坚持公立医院的公益性，认真落实医改相关工作，承担全国口腔临床、教学、科研、预防等方面的技术指导，带动学科整体发展。组织或协调国内口腔相关专业与其他发达国家进行学术交流与合作。

国家口腔医学中心应当满足以下条件：法人单位核定椅位数≥500 台、床位数≥150 张；医护比≤1∶1.2、椅护比≤1∶0.9、床护比≤1∶0.6；牙体牙髓科、牙周科、儿童口腔科、口腔黏膜科、口腔颌面外科的椅位总数占医院椅位总数≥40%；提供口腔全科诊疗服务椅位数占医院椅位总数≥20%；口腔急诊科、口腔预防科椅位数均≥10 台，近三年，年均急诊接诊人次数≥7 万人次；复苏室床位数占医院床位总数≥5%；近三年，年均开展国家卫生健康委员会明确的"限制类"口腔相关医疗技术病例数≥800 例，占年总手术病例数比例≥10%；获得口腔类别国家临床重点专科建设项目≥4 个。

二、医疗服务能力

具备开展口腔主要常见病、多发病和疑难病种的诊断与治疗能力。积极开展临床研究，并具有将临床科研成果向临床应用转化的能力，辐射和引领我国口腔医学发展。已构建口腔疾病防治初级网络，建设适宜的口腔疾病防治结合服务模式，推动国际口腔疾病防治交流与合作。

(一)临床/医技科室设置

独立设置牙体牙髓科、牙周科、口腔颌面外科、口腔修复科、口腔正畸科、儿童口腔科、口腔黏膜科、口腔种植科、口腔预防科、口腔综合科/口腔全科、口腔病理科、医学影像科、口腔麻醉科、复苏室、口腔急诊科、口腔修复工艺科、医学检验科(血库)、药剂科、营养室。

(二)诊断服务项目

提供口腔疑难危重症诊断所需要的常规辅助检查,如 X 线根尖片、全口曲面体层摄影、CT(X 线计算机断层扫描)、CBCT(锥形束 CT)、DR(数字化 X 线摄影)、B 超、病理等诊断服务。能自主开展较为先进的诊断方式:肌电检查、神经电检查、下颌运动检查、数字咬合分析、唾液腺内窥镜检查、唾液腺造影检查、颞下颌关节内窥镜检查、颞下颌关节造影检查、微生物检测、腭咽闭合功能检查等。

(三)主要常见病、多发病和疑难病种诊疗能力

提供针对口腔主要常见病、多发病和疑难病种(见附表 1、2)的诊断与治疗服务,近三年收治病例覆盖清单所列主要常见病、多发病和疑难病种 95% 以上,诊疗效果达到国内领先水平。

(四)关键技术开展情况

具备利用关键技术(见附表 3)解决主要常见病、多发病和疑难病种的能力。近三年开展技术覆盖清单所列技术 95% 以上,关键技术病例数占总治疗病例数比例≥45%。

三、教学能力

高度重视医学教育及培训工作,应当承担口腔医学本科教育、硕士及博士研究生教育、留学生教育、住院医师规范化培训、专科医师规范化培训、员工在职继续教育以及面向全国提供医、护、技、管全方位继续教育培训等教学工作,培养高水平口腔疾病防治专业人才。教学能力、水平及硬件设施应能满足教学需求。

(一)教学条件

收治的病种与数量应当符合国家口腔专业住院医师规范化培训基地标准,具有面积≥2 500 ㎡的独立教学区域;教学硬件资源应包括供学生查阅资料的图书馆、教学专用的多媒体教室、面积≥2 000 ㎡的独立临床技能培训与考核中心,并且具备相应的模拟教学设备,例如口腔教学仿头模设备≥100 套;学生临床轮转科室的示教室配备率应≥90%,示教室面积≥20 m^2;近三年,进入口腔临床学习及培训的本科生、长学制学生、专业型研究生(博士及硕士)、住院医师、专科医师、进修医师的人均椅位数≥0.5;具有口腔临床医学和口腔基础医学博士及硕士研究生学位授权点。

(二)师资构成

研究生导师人数≥100 人,其中博士生导师≥50 人;口腔专业医学生和住院医师与带教师资的生师比不超过 6∶1;主要专业教研室应有脱产带教教师及专职教学管理人员;近五年作为主编或副主编参加国家卫生健康委员会或教育部认可的规划教材编写≥5 本。

(三)国家医师资格考试

积极承担国家医师资格考试相关任务,至少满足以下 2 个条件:医师资格考试专家委员会主任委员单位、国家考试中心医师资格考试实践技能考试和考官培训基地(口腔类别);国家卫生健康委员会医师资格考试委员会委员≥1 名;国家医学考试口腔类别命审题专家委员会主任委员或副主任委员≥4 名、专业组长≥6 名;受国家医学考试中心委托,开展国家口腔医师资格考试大纲编制和试题开发,主编国家医师资格考试指导用书≥4 本。

(四)住院医师规范化培训

应当为省级卫生健康行政部门遴选设置并由国家公布的住院医师规范化培训基地,按照规定开展住院医师规范化培训,年招收培训对象≥80 人(含并轨培养研究生);本院住院医师纳入规范化培训率达 100%。

(五)培训和接收进修情况

近三年,举办国家级培训项目数量≥100 个;接收进修人员≥500 人次,进修结业考核合格率≥95%;每年接收国际学员≥10 人次。

四、科研能力

应当拥有高水准的专家、高起点的科研人才、重点科研部门、国家级课题,在国内处于领先地位,并参与国际合作。在临床研究、技术转化、技术辐射和管理中发挥示范作用，具有开展全国多中心、大样本的临床研究的能力，在国内或国际上取得科研成果并将科研成果转化为临床应用。

（一）科技人才及平台设置

1. 至少满足以下标准中的 3 项：具有国家重点实验室；具有国家工程实验室、研究中心；具有国家重点学科；具有国家临床医学研究中心；具有口腔疾病国际联合研究中心。

2. 至少满足以下标准中的 6 项：中国科学院或中国工程院院士≥1 人；长江学者、国家自然科学基金杰出青年≥2 人；教育部新世纪优秀人才≥2 人；国家自然科学基金优秀青年≥2 人；海外高层次人才引进计划（千人计划）人选≥1 人；新世纪百千万人才工程国家级人选≥1 人；科技部中青年科技创新领军人才≥1 人；全国学会的主任委员或副主任委员≥10 人；万人计划≥1 人；国家卫生健康委员会有突出贡献中青年专家≥5 人。

（二）科研项目

近三年，年均主持省部级及以上科研项目≥40 个，其中国家级项目≥25 个、临床型科研项目≥8 个。

（三）科研成果

近三年，累计获得授权国家专利≥15 项，临床应用转化项目≥5 项；有自主创新的预防、诊断、治疗或保健适宜技术并在临床得到应用与推广；作为第一作者单位发表 SCI 收录论文≥500 篇，且在影响因子≥5 分的国内外期刊发表学术文章≥50 篇或在 JCR 分类 Q1 区的国内外期刊发表学术文章≥100 篇；作为第一作者单位在核心期刊发表学术文章≥200 篇。近十年，以第一完成人单位获得国家级科技成果奖励≥1 项、省部级科技成果奖励≥5 项。

五、承担公共卫生任务和推进医改工作情况

（一）承担公共任务，发挥技术辐射带动作用

1. 近三年作为中华口腔医学会、中国医师协会口腔医师分会、牙病防治基金会等社会组织的支撑单位，引领和带动全国口腔专业的持续规范发展。近三年，全国学、协会副会长（包括前任）以上任职数≥5 人。承担国家口腔医学专业质量控制工作，国家卫生标准委员会专业委员会委员≥4 人。近三年，牵头制定国家级和涉及全行业规范管理的标准、规范和指南≥30 项，承接国家卫生健康委员会行政部门委派的公共卫生项目≥3 项，开展口腔疾病防治管理模式研究。

2. 开展口腔疾病防治适宜技术研究、实施和推广工作。近三年年均开展继续教育培训班≥50 次，参与培训人员≥1 000人次，不断提升基层医疗机构的服务能力和水平。

3. 开展多种形式的医疗联合体建设。积极发挥引领作用，牵头组建医疗集团或者专科联盟，应当覆盖全国至少 10 个省份，跨省医疗机构≥30 家，探索建立符合口腔疾病诊疗特点的分级诊疗体系。医疗联合体内开展合作科研课题≥10 项，或诊疗规范推广≥5 项；近一年安排联合体内医院进修≥100 人次，联合体内分级转诊≥1 000 例次。

4. 远程医疗服务。借助互联网提高口腔医疗卫生服务可及性，开展远程会诊、远程病例讨论、远程影像诊断、远程病理诊断、远程医学教育等。远程医疗服务网络覆盖全国各级医疗机构≥30 家（其中包含县市级以下医院≥10 家）；有效配置远程医疗服务专家和管理、技术人员队伍，可用于远程医疗服务资源满足年远程医疗服务量≥200 例次需求。

（二）加强医疗质量管理与控制体系建设

建立医疗质量管理指标体系，使用信息化手段开展质量管理工作；积极开展临床路径管理，病种数量≥20 种，覆盖全院 50% 以上的临床医疗科室，不断提升临床诊疗的规范化水平。积极开展医院管理相关的培训，近三年举办全国性医院管理培训班≥3 次，培训人员≥500 人，参加培训医疗机构≥50 家。

（三）加强信息化建设

信息化建设要符合《全国医院信息化建设标准与规范》的要求，信息化功能要具备《医院信息平台应用功能指引》的要求，信息技术要符合《医院信息化建设应用技术指引(2017 版)》的要求，数据上报要符合《委属(管)医院信息服务与监管系统数据上报管理方案》的要求；积极推进医院电子病历和信息平台建设；医院电子病历建设达到国家卫生健康委员会“电子病历应用等级测评”四级要求；信息平台建设达到“医院信息互联互通标准化成熟度测评”四级要求；医院核心业务系统达到“国家信息安全等级保护制度”三级要求，使用国产密码对核心数据进行加密保护；能为区域医疗中心的临床、科研、教学和管理业务提供信息支撑。

(四)健康宣教工作

开展全国性口腔健康教育、健康咨询指导、健康宣教培训等工作。通过多种途径开展口腔疾病预防、保健、诊疗等科普教育。

(五)承担政府公益任务和社会公益项目情况

组织开展义诊、支援贫困地区、扶助贫困患者、突发公共卫生事件应对和突发事件紧急医学救援等活动，具有覆盖全国的社会公益号召力和影响力。

六、医院绩效

(一)医院收入结构

医疗收入占比≥85%。

(二)医院支出结构

药品支出≤5%。

(三)临床医疗服务绩效

近三年，每椅位日均接诊≥8.5 人次(按工作日计算)，平均住院日≤8.5 天，术前平均住院日≤4 天。

表 1 主要常见病、多发病清单

序号	疾病名称	ICD 名称	ICD 编码
1	龋病	龋(齿)	K02
2	牙髓病	牙髓炎；牙髓坏死；牙髓变性；牙髓内异常硬化组织形成；牙髓其他疾病	K04.0；K04.1；K04.2；K04.3；K04.9
3	根尖周病	牙髓源性急性根尖周炎；慢性根尖周炎；根尖周脓肿，伴有窦道；根尖周脓肿，不伴有窦道；根尖周囊肿；根尖周其他疾病	K04.4；K04.5；K04.6；K04.7；K04.8；K04.9
4	非龋性牙体硬组织疾病	牙齿硬组织的其他疾病	K03
5	牙龈病	急性龈炎；慢性龈炎；牙龈和无牙牙槽嵴的其他特指疾患	K05.0；K05.1；K06
6	牙周炎	急性牙周炎；慢性牙周炎	K05.2；K05.3
7	种植体周围黏膜炎	其他牙周疾病	K05.4
8	天然牙或种植体周围膜龈异常	牙龈和无牙牙槽嵴的其他特指疾患	K06.8
9	阻生牙	阻生牙	K01.1
10	埋伏牙	埋伏牙	K01.0
11	颌面部间隙感染	口蜂窝织炎和脓肿	K12.2
12	颌骨骨髓炎	颌骨的炎性情况	K10.2
13	唾液腺炎症性疾病	唾液腺炎	K11.2
14	唾液腺肿瘤	腮腺恶性肿瘤；其他和未特指的大唾液腺恶性肿瘤；大唾液腺良性肿瘤	C07；C08；D11
15	牙颌面畸形	牙面畸形	K07

续表

序号	疾病名称	ICD 名称	ICD 编码
16	颌面部骨折	颅骨和面骨骨折	S02
17	先天性唇腭裂	腭裂;唇裂;腭裂伴有唇裂	Q35;Q36;Q37
18	口腔颌面部软组织囊肿	口腔囊肿	K09
19	牙源性囊肿及肿瘤	发育性牙源性囊肿;颌骨恶性肿瘤;颌骨良性肿瘤	K09. 0; C41. 0; C41. 1; D16. 4; D16. 5
20	口腔癌	唇恶性肿瘤;舌根恶性肿瘤;舌其他部位恶性肿瘤;牙龈恶性肿瘤;口底恶性肿瘤;腭恶性肿瘤;口腔其他部位恶性肿瘤	C00;C01;C02;C03;C04;C05;C06
21	口腔颌面部脉管畸形	周围血管系统其他特指的先天性畸形	Q27. 8
22	颞下颌关节紊乱病	颞下颌关节疾患	K07. 6
23	涎石症	涎石病	K11. 5
24	牙体缺损	牙齿硬组织疾病,未特指	K03. 9
25	牙列缺损	由于意外事故、拔除或局部牙周病引起的牙齿缺失	K08. 1
26	牙列缺失	由于意外事故、拔除或局部牙周病引起的牙齿缺失	K08. 1
27	安氏 I 类错殆畸形	牙弓关系异常	K07. 2
28	安氏 II 类错殆畸形	牙弓关系异常	K07. 2
29	安氏 III 类错殆畸形	牙弓关系异常	K07. 2
30	开殆错殆畸形	牙弓关系异常	K07. 2
31	儿童龋病	龋(齿)	K02
32	儿童牙髓及根尖周病	牙髓和根尖周组织疾病	K04
33	儿童牙外伤及周围组织损伤	牙折断	S02. 5
34	儿童牙齿数目异常	无牙症;额外牙	K00. 0;K00. 1
35	儿童牙齿萌出异常	牙齿萌出障碍	K00. 6
36	儿童错殆畸形	牙弓关系异常;牙齿位置异常;错殆,未特指	K07. 2;K07. 3;K07. 4
37	复发性阿弗他溃疡	复发性口腔阿弗他溃疡	K12. 0
38	口腔扁平苔藓	扁平苔藓,未特指	L43. 9
39	口腔念珠菌病	念珠菌性口炎	B37. 0
40	口腔白斑	口腔上皮白斑和其他障碍	K13. 2

表 2　疑难病种清单

序号	疾病名称	ICD 名称	ICD 编码
1	猛性龋	其他龋(齿)	K02. 8
2	牙周牙髓联合病变	其他牙周疾病	K05. 5
3	牙内吸收	牙齿病理性吸收	K03. 3
4	牙髓钙化	牙髓变性	K04. 2
5	根尖周囊肿	根尖周囊肿	K04. 8
6	牙内陷	牙齿大小和形状异常	K00. 2
7	牙隐裂	牙齿硬组织的其他特指疾病	K03. 8

续表

序号	疾病名称	ICD 名称	ICD 编码
8	牙根纵裂	牙齿硬组织的其他特指疾病	K03.8
9	牙根外吸收	牙齿病理性吸收	K03.3
10	侵袭性牙周炎	其他牙周疾病	K05.5
11	伴全身疾病的牙周炎	急性牙周炎;慢性牙周炎(根据全身疾病病种进行编码)	K05.2;K05.3
12	种植体周围炎	牙龈和无牙牙槽嵴的其他特指疾患	K06.8
13	牙龈纤维瘤病	牙龈增大	K06.1
14	牙周牙髓联合病变	其他牙周疾病	K05.5
15	根分叉病变	其他牙周疾病	K05.5
16	多牙位膜龈异常	牙龈和无牙牙槽嵴的其他特指疾患	K06.8
17	白血病牙龈病损	牙龈和无牙牙槽嵴的其他特指疾患;白血病	K06.8;C90-95
18	药物性牙龈肥大	牙龈增大	K06.1
19	妊娠期龈炎	消化系统疾病并发于妊娠、分娩和产褥期	O99.6
20	牙周脓肿	急性牙周炎	K05.2
21	急性坏死溃疡性龈炎	其他樊尚螺旋体感染	A69.1
22	中重度慢性牙周炎	慢性牙周炎	K05.3
23	掌跖角化牙周破坏综合征	皮肤其他特指的先天性畸形	Q82.8
24	郎罕氏细胞组织细胞增生症	淋巴、造血和有关组织动态未定或动态未知的其他特指肿瘤	D47.7
25	淋巴瘤的龈病损	牙龈和无牙牙槽嵴的其他特指疾患;淋巴瘤	K06.8;C81-85
26	颌面部多间隙感染	口蜂窝织炎和脓肿	K12.2
27	双磷酸盐类药物相关性颌骨骨髓炎	由于药物引起的骨坏死	M87.1
28	放射性颌骨骨髓炎	颌骨的炎性情况	K10.2
29	唾液腺恶性肿瘤	腮腺恶性肿瘤;其他和未特指的大唾液腺恶性肿瘤	C07;C08
30	半侧颜面发育不全	颅、面和颌的其他先天性变形	Q67.4
31	半侧颌骨肥大畸形	颌的其他特指疾病	K10.8
32	髁突骨软骨瘤继发颌骨畸形	其他牙面畸形;下颌骨良性肿瘤;骨软骨瘤	K07.8;D16.5;M9210/0
33	睡眠呼吸暂停综合征	睡眠呼吸暂停	G47.3
34	颞下颌关节骨关节病伴牙牙颌面畸形	颞下颌关节疾患;牙面畸形	K07.6;K07
35	颌面部复杂骨折	累及颅骨和面骨的多发性骨折	S02.7
36	髁突骨折	下颌骨骨折	S02.6
37	儿童颌骨骨折	颧骨和上颌骨骨折;下颌骨骨折	S02.4;S02.6
38	颞下颌关节强直	颞下颌关节疾患	K07.6
39	创伤后颌面缺损与畸形	头和颈部分后天性缺失	Z90.0
40	综合征型唇腭裂	主要影响面部外貌的先天性畸形综合征;唇腭裂	Q87.0;Q37
41	IgG4 相关性唾液腺炎	唾液腺的其他疾病	K11.8
42	进展期口腔颌面部恶性肿瘤口腔癌	唇恶性肿瘤;舌根恶性肿瘤;舌其他部位恶性肿瘤;牙龈恶性肿瘤;口底恶性肿瘤;腭恶性肿瘤;口腔其他部位恶性肿瘤	C00;C01;C02;C03;C04;C05;C06

续表

序号	疾病名称	ICD 名称	ICD 编码
43	颅底肿瘤	脑，未特指恶性肿瘤；脑，未特指良性肿瘤；脑，未特指动态未定肿瘤	C71.9；D33.2；D43.2
44	颞下颌关节肿瘤及瘤样病变	下颌骨恶性肿瘤；头、面和颈结缔组织和软组织恶性肿瘤；下颌骨良性肿瘤；头、面和颈结缔组织和软组织良性肿瘤；结缔组织和软组织；骨和关节软骨其他和未特指部位动态未定或动态未知的肿瘤；结缔组织和其他组织其他和未特指部位动态未定或动态未知的肿瘤	C41.1；C49.0；D16.5；D21.0；D48.0；D48.1
45	口腔颌面头颈部复合组织缺损	头和颈部分后天性缺失	Z90.0
46	颌骨中央性脉管畸形	周围血管系统其他特指的先天性畸形	Q27.8
47	口腔颌面部巨大脉管畸形	周围血管系统其他特指的先天性畸形	Q27.8
48	严重骨性畸形	颌 - 颅底关系异常	K07.1
49	复杂牙列缺损	由于意外事故、拔除或局部牙周病引起的牙齿缺失	K08.1
50	复杂牙列缺失	由于意外事故、拔除或局部牙周病引起的牙齿缺失	K08.1
51	中重度四环素牙	牙齿发育的其他疾患	K00.8
52	中重度氟斑牙	斑釉牙	K00.3
53	中重度变色牙	牙齿沉积物	K03.6
54	颌面缺损	头和颈部分后天性缺失	Z90.0
55	先天性牙齿缺失	无牙症	K00.0
56	唇腭裂（正畸治疗）	颌 - 颅底关系异常	K07.1
57	口腔不良习惯	牙面功能异常	K07.5
58	伴有阻生牙的错殆畸形	牙齿位置异常	K07.3
59	伴有牙周炎的错殆畸形	其他牙面畸形	K07.8
60	伴有颞下颌关节紊乱病的错殆畸形	其他牙面畸形	K07.8
61	伴有牙列缺损的错殆畸形	其他牙面畸形	K07.8
62	低龄儿童重度龋	其他龋（齿）	K02.8
63	儿童复杂牙外伤	牙折断	S02.5
64	年轻恒牙牙髓病	牙髓炎；牙髓坏死；牙髓变性；牙髓内异常硬化组织形成；牙髓其他疾病	K04.0；K04.1；K04.2；K04.3；K04.9
65	年轻恒牙根尖周病	牙髓源性急性根尖周炎；慢性根尖周炎；根尖周脓肿，伴有窦道；根尖周脓肿，不伴有窦道；根尖周囊肿；根尖周其他疾病	K04.4；K04.5；K04.6；K04.7；K04.8；K04.9
66	儿童多个牙先天缺失（如：外胚叶发育不全等）	无牙症	K00.0
67	寻常型天疱疮	寻常性天疱疮	L10.0
68	类天疱疮	类天疱疮	L12
69	贫血性口炎	其他形式的口炎	K12.1
70	白塞病	贝赫切特病	M35.2
71	苔藓样变	慢性单纯性苔藓	L28.0
72	口腔黏膜下纤维化	口腔黏膜下纤维变性	K13.5

续表

序号	疾病名称	ICD名称	ICD编码
73	黏膜良性淋巴组织增生性唇炎	唇疾病	K13.0
74	多形渗出性红斑	其他多形红斑	L51.8
75	白色海绵状斑痣	口先天性畸形	Q38.6
76	梅毒	未特指的梅毒	A53.9
77	牙列缺损伴重度骨量不足	由于意外事故、拔除或局部牙周病引起的牙齿缺失;颌的疾病,未特指	K08.1;K10.9
78	牙列缺失伴重度骨量不足	由于意外事故、拔除或局部牙周病引起的牙齿缺失;颌的疾病,未特指	K08.1;K10.9
79	牙列缺损伴重度牙周病	由于意外事故、拔除或局部牙周病引起的牙齿缺失;牙周病,未特指	K08.1;K05.6
80	高危人群龋病	其他龋(齿)	K02.8
81	年轻恒牙的埋伏阻生	埋伏牙	K01.0

表3 关键技术清单

序号	关键技术	ICD名称	ICD-9编码
1	复合树脂直接粘接修复术	牙齿填充修复	23.20
2	根管治疗术	根管治疗	23.70
3	橡皮障隔离术	根管治疗	23.70
4	镍钛器械根管预备	根管治疗	23.70
5	冷侧压根管充填	根管治疗	23.70
6	热牙胶垂直加压充填	根管治疗	23.70
7	超声根管治疗	根管治疗	23.70
8	显微根管治疗术	根管治疗	23.70
9	疑难根管治疗(器械分离处理、钙化根管疏通、侧穿修补等)	根管治疗	23.70
10	根管再治疗	根管治疗	23.70
11	根尖屏障术	根管治疗	23.70
12	牙髓血运重建术	其他牙手术	24.99
13	根尖手术	根尖切除术	23.73
14	心电监护下牙髓治疗	根管治疗	23.70
15	椅旁CAD-CAM修复技术	其他牙修复	23.49
16	前牙美学修复	其他牙修复	23.49
17	牙齿美白	其他牙修复	23.49
18	牙周检查和系统治疗设计	牙周检查	89.31
19	洁治术	洁牙	96.54
20	龈下刮治和根面平整术	洁牙	96.54
21	翻瓣术	牙龈其他手术	24.39
22	骨切除及骨成形术	牙槽成形术	24.5
23	植骨术	牙槽成形术	24.5
24	引导性牙周组织再生术	牙龈成形术	24.2

续表

序号	关键技术	ICD 名称	ICD－9 编码
25	膜龈手术	牙龈成形术	24.2
26	种植体周围病治疗	其他牙手术	24.99
27	牙周炎危险因素评估	牙周检查	89.31
28	菌斑控制	牙病预防	96.54
29	牙周炎患者的𬌗治疗	其他牙手术	24.99
30	根分叉病变的手术治疗	其他牙手术	24.99
31	牙冠延长术	牙暴露	24.6
32	牙周激光治疗	口的其他切除术	27.49
33	牙周加速正畸成骨皮质骨切开术	面骨的其他切开术	76.09
34	阻生牙拔除术	其他手术拔牙	23.19
35	埋伏牙拔除术	其他手术拔牙	23.19
36	全麻镇静下拔牙术	其他手术拔牙(全麻镇静)	23.19(＋1)
37	颌面部多间隙感染切开引流术	面和口底引流术	27.0
38	颌骨骨髓炎刮治术	面骨病损的局部切除术或破坏术	76.2
39	困难气道插管技术	气管内插管	96.04
40	口腔癌患者健康教育与健康促进	教育治疗	93.82
41	影像引导下的穿刺活检术	软组织活组织检查;计算机辅助外科手术	83.2;00.3
42	导航辅助颅底肿瘤手术	大脑病损切除术或破坏术;计算机辅助外科手术	01.59;00.3
43	功能性唾液腺肿瘤切除术	部分涎腺切除术	26.31
44	放射性粒子植入治疗唾液腺恶性肿瘤	放射性元素的植入或置入	92.27
45	数字化正颌手术	颌骨矫形手术	76.61－76.68
46	双颌手术	颌骨矫形手术	76.61－76.68
47	牵引成骨术	骨生长刺激器置入术	78.9
48	计算机导航辅助术前设计＋口内入路手术治疗半侧颌骨肥大畸形	颌骨矫形手术;计算机辅助外科手术	76.61－76.68;00.3
49	正颌手术治疗睡眠呼吸暂停综合征	颌骨矫形手术	76.61－76.68
50	正颌术中降压麻醉技术	其他各类操作	99.99
51	坚固内固定技术	面骨骨折复位术	76.7
52	陈旧性骨折截骨整复术	面骨骨折复位术	76.7
53	颞下颌关节强直成形术	颞下颌关节成形术	76.5
54	颞下颌关节重建术	颞下颌关节成形术	76.5
55	颞下颌关节全关节置换术	颞下颌关节的其他操作	76.95
56	导航辅助下口腔颌面部异物取出术	口腔内异物的不切开去除;计算机辅助外科手术	98.01;00.3
57	唇裂修复术	唇裂修补术	27.54
58	腭裂修复术	腭裂修补术	27.62
59	唇腭裂鼻唇畸形矫治术	唇裂修补术	27.54
60	鼻中隔软骨移植鼻畸形矫治术	增补性鼻成形术	21.85
61	牙槽嵴裂植骨修复术	牙槽成形术	24.5
62	腭裂术后语音治疗	语言障碍训练	93.72

续表

序号	关键技术	ICD 名称	ICD－9 编码
63	腭裂术后腭咽闭合不全手术	腭裂纠正术;腭裂修补术后的修复术	27.62;27.63
64	唾液腺内镜取石术治疗唾液腺结石症	涎腺病损的其他切除术	26.29
65	免疫调节疗法治疗 IgG4 相关唾液腺炎	其他各类操作	99.99
66	游离组织瓣移植术	游离皮瓣或皮瓣移植	86.70
67	颌骨缺损功能性重建	面骨切除术和重建术	76.4
68	数字化口腔颌面部修复重建手术设计	面骨切除术和重建术;计算机辅助外科手术	76.4;00.3
69	导航辅助下口腔颌面部修复重建手术	面骨切除术和重建术;计算机辅助外科手术	76.4;00.3
70	口腔颌面部脉管畸形微创诊断技术	软组织活组织检查	83.21
71	口腔颌面部脉管畸形硬化剂注射术	静脉注射硬化药	39.92
72	口腔颌面部脉管畸形激光整形术	口的其他切除术	27.49
73	血管化自体颌下腺移植治疗重症角结膜干燥症	唾液腺或管的其他修补术和整形术	26.49
74	自体唇腺移植治疗重症角结膜干燥症	唾液腺或管的其他修补术和整形术	26.49
75	颞下颌关节殆垫治疗	颞下颌关节的其他操作	76.95
76	颞下颌关节盘复位治疗	颞下颌脱位闭合性复位术	76.93
77	颞下颌关节封闭或药物注射术	颞下颌关节治疗性物质注入	76.96
78	颞下颌关节灌洗术	颞下颌关节的其他操作	76.95
79	唾液腺内窥镜检查与治疗	唾液腺和管的其他诊断性操作	26.19
80	唾液腺药物灌注治疗	涎腺或管的其他手术	26.9
81	金属固定修复技术(金属铸造嵌体/冠/桥)	牙齿镶嵌修复	23.3
82	金属烤瓷固定修复技术(金属烤瓷冠/桥)	其他牙修复	23.4
83	铸造金属桩核修复技术	其他牙修复	23.49
84	纤维桩修复技术(玻璃纤维桩、石英纤维桩)	其他牙修复	23.49
85	全瓷冠桥修复技术(包括粘接桥修复技术)	其他牙修复	23.4
86	全瓷贴面修复技术	其他牙修复	23.49
87	全瓷/树脂嵌体修复技术	牙齿镶嵌修复	23.3
88	可摘局部义齿修复技术	其他牙修复	23.49
89	全口义齿修复技术(常规殆型、改良殆型)	其他牙修复	23.49
90	殆垫修复技术	其他牙修复	23.49
91	覆盖义齿修复技术	其他牙修复	23.49
92	附着体修复技术	其他牙修复	23.49
93	面弓转移和上可调殆架技术	牙科检查	89.31
94	固定咬合重建修复技术	其他牙修复	23.49
95	牙周夹板修复技术	牙矫正器的应用	24.7
96	颌面赝复体修复技术	合成物面骨植入	76.92

续表

序号	关键技术	ICD 名称	ICD－9 编码
97	口颌系统功能测试技术（咀嚼效率测试、肌电神经电测试、下颌运动轨迹描记、口面部感觉定量测试）	牙科检查	89. 31
98	唇侧直丝弓及方丝弓等固定矫治技术	牙矫正器的应用	24. 7
99	舌侧固定矫治技术	牙矫正器的应用	24. 7
100	种植钉支抗技术	牙矫正器的应用；假牙置入	24. 7；23. 6
101	隐形矫治技术	牙矫正器的应用	24. 7
102	替牙及恒牙早期双期矫治技术	牙矫正器的应用	24. 7
103	低龄儿童重度龋系统治疗与健康管理	牙病预防	96. 54
104	儿童全身麻醉及镇静下牙病治疗术	其他牙手术（全麻镇静）[在编码后用 +1 表示麻醉，不单独使用]	24. 99（+1）
105	年轻恒牙活髓保存与牙髓再生术	其他牙手术	24. 99
106	儿童复杂外伤牙复位固定术	牙栓结术	93. 55
107	儿童恒牙再植术	牙再植	23. 5
108	儿童阻断性矫正	其他牙矫形手术	24. 8
109	儿童总义齿及局部义齿修复术	其他牙修复	23. 49
110	念珠菌快速诊断技术	口腔黏膜检查	89. 31
111	光动力治疗口腔黏膜潜在恶性病损	口的其他切除术	27. 49
112	激光治疗口腔黏膜病	口的其他切除术	27. 49
113	脱落细胞涂片 DNA 二倍体检测技术	口腔黏膜检查	89. 31
114	口腔黏膜潜在恶性病损无创筛查技术	口腔黏膜检查	89. 31
115	种植体植入术	假牙置入	23. 6
116	骨增量种植技术	假牙置入；面骨骨移植；合成物面骨植入	23. 6；76. 91；76. 92
117	上颌窦外提升植骨种植术	鼻窦其他修补术	22. 79
118	即刻种植即刻修复技术	假牙置入	23. 6
119	颧骨种植体植入术	假牙置入	23. 6
120	上颌窦囊肿摘除术	经其他入路上颌窦病损切除术	22. 62
121	数字化种植修复技术	假牙置入	23. 6
122	全牙弓种植即刻修复术	假牙置入	23. 6
123	无牙颌种植修复技术	假牙置入	23. 6
124	龋病危险因素评估	牙病预防	96. 54
125	个性化口腔卫生指导	牙病预防	96. 54
126	局部用氟	牙病预防	96. 54
127	窝沟封闭	牙病预防	96. 54
128	预防性树脂充填	牙病预防	96. 54
129	预防矫治—闭合式早期导萌	其他牙矫形手术	24. 8
130	根尖片	牙 X 线检查	87. 12
131	殆翼片	牙 X 线检查	87. 12
132	咬合片	牙 X 线检查	87. 12
133	曲面体层片	全口牙 X 线检查	87. 11
134	头影测量片	面骨其他 X 线检查	87. 16

续表

序号	关键技术	ICD 名称	ICD－9 编码
135	口腔颌面锥形束 CT	头部其他断层照相术	87.04
136	螺旋 CT 平扫	头部其他断层照相术	87.04
137	螺旋 CT 增强扫描	头部其他断层照相术	87.04
138	唾液腺造影术	面、头和颈的其他软组织 X 线检查	87.09
139	颌面外科患者困难气道的处理	气管内插管	96.00
140	控制性降压技术	其他各类操作	99.99

国家口腔区域医疗中心设置标准

一、基本要求

国家口腔区域医疗中心应为三级甲等口腔医院或者具备相应口腔专业能力的三级甲等综合医院，所处地理位置交通便利，方便所在区域患者就医。诊疗科目齐全，具有完善的配套医技科室，满足医疗、教学、科研和预防所需的医疗仪器设备，合理的人才梯队，较高的医院管理水平，较强的医疗服务辐射能力和影响力。坚持公立医院的公益性，认真落实医改相关工作，承担对本区域内医疗机构口腔临床、教学、科研等方面的技术指导，带动学科整体发展。积极配合国家口腔医学中心组织开展的工作。

国家口腔区域医疗中心应当满足以下条件：法人单位核定椅位数≥300 台、床位数≥100 张；医护比≤1：1.1、椅护比≤1：0.9、床护比≤1：0.5。牙体牙髓科、牙周科、儿童口腔科、口腔黏膜科、口腔颌面外科的椅位总数占医院总椅位数≥40%；提供口腔全科诊疗服务椅位数占医院总椅位数≥20%；口腔急诊科椅位数≥5 台，近三年，年均急诊接诊人次数≥2 万人次，口腔预防科椅位数≥8 台，复苏室床位数占医院床位总数≥3%。近三年，每年均开展国家和省级卫生计生行政部门明确的“限制类”口腔相关医疗技术。获得口腔类别国家临床重点专科建设项目≥1个。

二、医疗服务能力

具备开展口腔主要常见病、多发病和疑难病种的诊断与治疗能力，积极开展临床研究，配合国家口腔医学中心将临床科研成果向临床应用转化；带动提升区域内口腔专业诊疗能力。已构建口腔疾病防治初级网络，建设适宜的口腔疾病防治结合服务模式。

（一）临床/医技科室设置

独立设置牙体牙髓科、牙周科、口腔颌面外科、口腔修复科、口腔正畸科、儿童口腔科、口腔黏膜科、口腔种植科、口腔预防科、口腔综合科/口腔全科、口腔病理科、医学影像科、口腔麻醉科、复苏室、口腔急诊科、口腔修复工艺科、医学检验科、药剂科。

（二）诊断服务项目

提供口腔疑难危重症诊断所需要的常规辅助检查，如 X 线根尖片、全口曲面体层摄影、CT（X 线计算机断层扫描）、CBCT（锥形束 CT）、DR（数字化 X 线摄影）、B 超、病理等诊断服务。能自主开展下列较为先进的诊断方式：肌电检查、下颌运动检查、数字咬合分析、唾液腺内窥镜检查、唾液腺造影检查、颞下颌关节内窥镜检查、颞下颌关节造影检查、微生物检测、腭咽闭合功能检查等。

（三）主要常见病、多发病和疑难病种诊疗能力

提供针对口腔主要常见病、多发病和疑难病种（见附表 4、5）的诊断与治疗服务，近

三年收治病例覆盖清单所列主要常见病、多发病和疑难病种 85% 以上,诊疗效果达到国内先进水平。

(四)关键技术开展情况

具备利用关键技术(见附表 6)解决主要常见病、多发病和疑难病种的能力。近三年开展技术覆盖清单所列技术 85% 以上,关键技术病例数占总治疗病例数比例≥30%。

三、教学能力

高度重视医学教学及培训工作,应当承担口腔医学本科、硕士及博士研究生教育、留学生教育、住院医师规范化培训、专科医师培训、员工在职继续教育以及继续教育培训等教学工作。教学能力、水平及硬件设施应能满足教学需求,并在区域内处于领先地位。

(一)教学条件

收治的病种与数量应符合国家口腔住院医师规范化培训基地标准,具有面积≥2 000 ㎡的独立教学区域;教学硬件资源应包括供学生查阅资料的图书馆、教学专用的多媒体教室、面积≥1 500 ㎡的独立临床技能培训与考核中心,并具备相应模拟教学设备,如口腔教学仿头模设备≥80 套;学生临床轮转科室的示教室配备率应≥80%,示教室面积≥20 m^2;具有口腔临床医学、基础医学博士及硕士研究生学位授权点。

(二)师资构成

具有接收口腔医学生培养能力的教学团队;研究生导师人数≥50 人,其中博士生导师≥20 人;近三年每年招收本科生≥50 人,研究生≥70 人;主要专业教研室应有脱产带教教师及专职教学管理人员;近五年作为主编或副主编参加国家卫生健康委员会或教育部认可的规划教材编写≥1 本。

(三)住院医师规范化培训

应当为省级卫生健康行政部门遴选设置并由国家公布的住院医师规范化培训基地,按照规定开展住院医师规范化培训,年接收培训对象≥60 人(含并轨培养研究生);本院住院医师纳入规范化培训率达 100%。

(四)培训和接收进修情况

近三年,举办区县级以上培训项目数量≥50 个,其中国家级培训项目数量≥20 个;接收进修人员≥200 人次,进修结业考核合格率≥95%。

四、科研能力

应当拥有高水准的专家、高起点的科研人才、重点科研部门,在国内处于领先地位。在临床研究、技术转化、技术辐射和管理中具有技术引领和示范作用。

(一)科技人才及平台设置

具有省部级以上重点实验室,并至少满足以下标准中的一项:中国科学院或中国工程院院士≥1 人。长江学者或长江客座教授≥1 人。教育部新世纪优秀人才≥1 人。国家自然科学基金杰出青年或优秀青年≥1 人。海外高层次人才引进计划(千人计划)人选≥1 人。新世纪百千万人才工程国家级人选≥1 人。科技部中青年科技创新领军人才≥1 人。全国学会的主任委员或副主任委员≥5 人。国家卫生健康委员会有突出贡献中青年专家≥1 人。

(二)科研项目

近三年,年均主持省部级及以上科研项目≥30 个,其中国家级项目≥10 个、临床型科研项目≥6 个。

(三)科研成果

近三年,获得授权国家专利≥10 项,其中至少 1 项具有转化临床应用前景;有自主创新的预防、诊断、治疗和保健适宜技术并在临床得到应用与推广;作为第一单位发表 SCI 收录论文≥150 篇,且在影响因子≥3 分的国内外期刊发表学术文章≥50 篇或在 JCR 分类 Q1 和 Q2 区的国内外期刊发表学术文章≥100 篇;作为第一作者单位在核心期刊发表学术文章≥150 篇。近五年,以第一完成人单位获得省部级以上(含)科技成果奖励≥1 项。

五、承担公共卫生任务和推进医改工作情况

(一)承担公共任务,发挥技术辐射带动作用

近三年作为省级口腔行业学、协会等支撑单位,引领和带动本区域口腔专业的持续规范发展。近三年,省级学、协会副会长以上任职数≥5 人。承担省级口腔医学专业质量管理与控制中心的工作,承担本省公共卫生项目技术指导和评估。

开展口腔疾病防治事宜技术研究、实施和推广工作。近三年,年均开展各类继续教育培训班≥10 次,年均参与培训人员≥150 人次,不断提升基层医疗机构的服务能力和水平。

开展多种形式的医疗联合体建设。积极发挥引领作用,牵头组建医疗集团或者专科联盟,应当覆盖行政区域内至少 3 个省份,跨省医疗机构≥5 家,探索建立符合口腔疾病诊疗特点的分级诊疗体系。医疗联合体内开展合作科研课题≥5 项,或诊疗规范推广≥3 项;近一年安排联合体内医院进修≥30 人次,联合体内分级转诊≥200 例次。

远程医疗服务。借助互联网手段提高口腔医疗卫生服务可及性,开展远程会诊、远程病例讨论、远程影像诊断、远程病理诊断、远程医学教育等。远程医疗服务网络覆盖区域内各级医疗机构≥10 家(其中包含县市级以下医院≥3 家);有效配置远程医疗服务专家和管理、技术人员队伍,可用于远程医疗服务资源满足年远程医疗服务量≥100 例次需求。

(二)加强医疗质量管理与控制体系建设

建立医疗质量管理指标体系,使用信息化手段开展质量管理工作;积极开展临床路径管理,病种数量≥10 种,覆盖全院 40% 以上的临床医疗科室,不断提升临床诊疗的规范化水平。

(三)加强信息化建设

积极推进医院电子病历和信息平台建设;医院电子病历建设达到国家卫生健康委员会“电子病历应用等级测评”四级要求;信息平台建设达到“医院信息互联互通标准化成熟度测评”四级要求;医院核心业务系统达到“国家信息安全等级保护制度”三级要求;能为区域医疗中心的临床、科研、教学和管理业务提供信息支撑。

(四)健康宣教工作

开展口腔健康教育、健康咨询指导、健康宣教培训等工作。通过多种途径开展面向患者的口腔疾病预防、保健、诊疗等科普教育。

(五)承担政府公益任务和社会公益项目情况

组织开展义诊、支援贫困地区、扶助贫困患者等活动,具有覆盖本区域的社会公益号召力和影响力。

六、医院绩效

(一)医院收入结构

医疗收入占比≥85%。

(二)医院支出结构

药品支出≤5%。

(三)临床医疗服务绩效

近三年,每椅位日均接诊≥6 人次(按工作日计算),平均住院日≤8.5 天,术前平均住院日≤4 天。

表 4 主要常见病、多发病清单

序号	疾病名称	ICD 名称	ICD 编码
1	龋病	龋(齿)	K02
2	牙髓病	牙髓炎;牙髓坏死;牙髓变性;牙髓内异常硬化组织形成;牙髓其他疾病	K04.0;K04.1;K04.2;K04.3;K04.9

续表

序号	疾病名称	ICD 名称	ICD 编码
3	根尖周病	牙髓源性急性根尖周炎；慢性根尖周炎；根尖周脓肿，伴有窦道；根尖周脓肿，不伴有窦道；根尖周囊肿；根尖周其他疾病	K04.4；K04.5；K04.6；K04.7；K04.8；K04.9
4	非龋性牙体硬组织疾病	牙齿硬组织的其他疾病	K03
5	牙龈病	急性龈炎；慢性龈炎；牙龈和无牙牙槽嵴的其他特指疾患	K05.0；K05.1；K06
6	牙周炎	急性牙周炎；慢性牙周炎	K05.2；K05.3
7	种植体周黏膜炎	其他牙周疾病	K05.4
8	天然牙或种植体周围膜龈异常	牙龈和无牙牙槽嵴的其他特指疾患	K06.8
9	阻生牙	阻生牙	K01.1
10	埋伏牙	埋伏牙	K01.0
11	颌面部间隙感染	口蜂窝织炎和脓肿	K12.2
12	颌骨骨髓炎	颌骨的炎性情况	K10.2
13	唾液腺炎症性疾病	唾液腺炎	K11.2
14	唾液腺肿瘤	腮腺恶性肿瘤；其他和未特指的大唾液腺恶性肿瘤；大唾液腺良性肿瘤	C07；C08；D11
15	牙颌面畸形	牙面畸形	K07
16	颌面部骨折	颅骨和面骨骨折	S02
17	先天性唇腭裂	腭裂；唇裂；腭裂伴有唇裂	Q35；Q36；Q37
18	口腔颌面部软组织囊肿	口腔囊肿	K09
19	牙源性囊肿及肿瘤	发育性牙源性囊肿；颌骨恶性肿瘤；颌骨良性肿瘤	K09.0；C41.0；C41.1；D16.4；D16.5
20	口腔癌	唇恶性肿瘤；舌根恶性肿瘤；舌其他部位恶性肿瘤；牙龈恶性肿瘤；口底恶性肿瘤；腭恶性肿瘤；口腔其他部位恶性肿瘤	C00；C01；C02；C03；C04；C05；C06
21	口腔颌面部脉管畸形	周围血管系统其他特指的先天性畸形	Q27.8
22	颞下颌关节紊乱病	颞下颌关节疾患	K07.6
23	涎石症	涎石病	K11.5
24	牙体缺损	牙齿硬组织疾病，未特指	K03.9
25	牙列缺损	由于意外事故、拔除或局部牙周病引起的牙齿缺失	K08.1
26	牙列缺失	由于意外事故、拔除或局部牙周病引起的牙齿缺失	K08.1
27	安氏 I 类错𬌗畸形	牙弓关系异常	K07.2
28	安氏 II 类错𬌗畸形	牙弓关系异常	K07.2
29	安氏 III 类错𬌗畸形	牙弓关系异常	K07.2
30	开𬌗错𬌗畸形	牙弓关系异常	K07.2
31	儿童龋病	龋(齿)	K02
32	儿童牙髓及根尖周病	牙髓和根尖周组织疾病	K04
33	儿童牙外伤及周围组织损伤	牙折断	S02.5
34	儿童牙齿数目异常	无牙症；额外牙	K00.0；K00.1

续表

序号	疾病名称	ICD 名称	ICD 编码
35	儿童牙齿萌出异常	牙齿萌出障碍	K00. 6
36	儿童错殆畸形	牙弓关系异常;牙齿位置异常;错殆,未特指	K07. 2;K07. 3;K07. 4
37	复发性阿弗他溃疡	复发性口腔阿弗他溃疡	K12. 0
38	口腔扁平苔藓	扁平苔藓,未特指	L43. 9
39	口腔念珠菌病	念珠菌性口炎	B37. 0
40	口腔白斑	口腔上皮白斑和其他障碍	K13. 2

表 5 疑难病种清单

序号	疾病名称	ICD 名称	ICD 编码
1	猛性龋	其他龋(齿)	K02. 8
2	牙周牙髓联合病变	其他牙周疾病	K05. 5
3	牙内吸收	牙齿病理性吸收	K03. 3
4	牙髓钙化	牙髓变性	K04. 2
5	根尖周囊肿	根尖周囊肿	K04. 8
6	牙内陷	牙齿大小和形状异常	K00. 2
7	牙隐裂	牙齿硬组织的其他特指疾病	K03. 8
8	牙根纵裂	牙齿硬组织的其他特指疾病	K03. 8
9	牙根外吸收	牙齿病理性吸收	K03. 3
10	侵袭性牙周炎	其他牙周疾病	K05. 5
11	伴全身疾病的牙周炎	急性牙周炎;慢性牙周炎(根据全身疾病病种给与具体编码)	K05. 2;K05. 3
12	种植体周围炎	牙龈和无牙牙槽嵴的其他特指疾患	K06. 8
13	牙龈纤维瘤病	牙龈增大	K06. 1
14	牙周牙髓联合病变	其他牙周疾病	K05. 5
15	根分叉病变	其他牙周疾病	K05. 5
16	多牙位膜龈异常	牙龈和无牙牙槽嵴的其他特指疾患	K06. 8
17	白血病牙龈病损	牙龈和无牙牙槽嵴的其他特指疾患;白血病	K06. 8;C90 – 95
18	药物性牙龈肥大	牙龈增大	K06. 1
19	妊娠期龈炎	消化系统疾病并发于妊娠、分娩和产褥期	O99. 6
20	牙周脓肿	急性牙周炎	K05. 2
21	急性坏死溃疡性龈炎	其他樊尚螺旋体感染	A69. 1
22	中重度慢性牙周炎	慢性牙周炎	K05. 3
23	掌跖角化牙周破坏综合征	皮肤其他特指的先天性畸形	Q82. 8
24	郎罕氏细胞组织细胞增生症	淋巴、造血和有关组织动态未定或动态未知的其他特指肿瘤	D47. 7
25	淋巴瘤的龈病损	牙龈和无牙牙槽嵴的其他特指疾患;淋巴瘤	K06. 8;C81 – 85
26	颌面部多间隙感染	口蜂窝织炎和脓肿	K12. 2
27	双磷酸盐类药物相关性颌骨骨髓炎	由于药物引起的骨坏死	M87. 1
28	放射性颌骨骨髓炎	颌骨的炎性情况	K10. 2

续表

序号	疾病名称	ICD 名称	ICD 编码
29	唾液腺恶性肿瘤	腮腺恶性肿瘤；其他和未特指的大唾液腺恶性肿瘤；	C07；C08
30	半侧颜面发育不全	颅、面和颌的其他先天性变形	Q67.4
31	半侧颌骨肥大畸形	颌的其他特指疾病	K10.8
32	髁突骨软骨瘤继发颌骨畸形	其他牙面畸形；下颌骨良性肿瘤；骨软骨瘤	K07.8；D16.5；M9210/0
33	睡眠呼吸暂停综合征	睡眠呼吸暂停	G47.3
34	颞下颌关节骨关节病伴牙牙颌面畸形	颞下颌关节疾患；牙面畸形	K07.6；K07
35	颌面部复杂骨折	累及颅骨和面骨的多发性骨折	S02.7
36	髁突骨折	下颌骨骨折	S02.6
37	儿童颌骨骨折	颧骨和上颌骨骨折； 下颌骨骨折	S02.4； S02.6
38	颞下颌关节强直	颞下颌关节疾患	K07.6
39	创伤后颌面缺损与畸形	头和颈部分后天性缺失	Z90.0
40	综合征型唇腭裂	主要影响面部外貌的先天性畸形综合征；唇腭裂	Q87.0；Q37
41	IgG4 相关性唾液腺炎	唾液腺的其他疾病	K11.8
42	进展期口腔颌面部恶性肿瘤口腔癌	唇恶性肿瘤；舌根恶性肿瘤；舌其他部位恶性肿瘤；牙龈恶性肿瘤；口底恶性肿瘤；腭恶性肿瘤；口腔其他部位恶性肿瘤	C00；C01；C02；C03；C04；C05；C06
43	颅底肿瘤	脑，未特指恶性肿瘤；脑，未特指良性肿瘤；脑，未特指动态未定肿瘤	C71.9；D33.2；D43.2
44	颞下颌关节肿瘤及瘤样病变	下颌骨恶性肿瘤；头、面和颈结缔组织和软组织恶性肿瘤；下颌骨良性肿瘤；头、面和颈结缔组织和软组织良性肿瘤；结缔组织和软组织；骨和关节软骨其他和未特指部位动态未定或动态未知的肿瘤；结缔组织和其他组织其他和未特指部位动态未定或动态未知的肿瘤	C41.1；C49.0；D16.5；D21.0；D48.0；D48.1
45	口腔颌面头颈部复合组织缺损	头和颈部分后天性缺失	Z90.0
46	颌骨中央性脉管畸形	周围血管系统其他特指的先天性畸形	Q27.8
47	口腔颌面部巨大脉管畸形	周围血管系统其他特指的先天性畸形	Q27.8
48	严重骨性畸形	颌－颅底关系异常	K07.1
49	复杂牙列缺损	由于意外事故、拔除或局部牙周病引起的牙齿缺失	K08.1
50	复杂牙列缺失	由于意外事故、拔除或局部牙周病引起的牙齿缺失	K08.1
51	中重度四环素牙	牙齿发育的其他疾患	K00.8
52	中重度氟斑牙	斑釉牙	K00.3
53	中重度变色牙	牙齿沉积物	K03.6
54	颌面缺损	头和颈部分后天性缺失	Z90.0
55	先天性牙齿缺失	无牙症	K00.0
56	唇腭裂(正畸治疗)	颌－颅底关系异常	K07.1

续表

序号	疾病名称	ICD 名称	ICD 编码
57	口腔不良习惯	牙面功能异常	K07. 5
58	伴有阻生牙的错㖞畸形	牙齿位置异常	K07. 3
59	伴有牙周炎的错㖞畸形	其他牙面畸形	K07. 8
60	伴有颞下颌关节紊乱病的错㖞畸形	其他牙面畸形	K07. 8
61	伴有牙列缺损的错㖞畸形	其他牙面畸形	K07. 8
62	低龄儿童重度龋	其他龋(齿)	K02. 8
63	儿童复杂牙外伤	牙折断	S02. 5
64	年轻恒牙牙髓病	牙髓炎;牙髓坏死;牙髓变性;牙髓内异常硬化组织形成;牙髓其他疾病	K04. 0;K04. 1;K04. 2;K04. 3;K04. 9
65	年轻恒牙根尖周病	牙髓源性急性根尖周炎;慢性根尖周炎;根尖周脓肿,伴有窦道;根尖周脓肿,不伴有窦道;根尖周囊肿;根尖周其他疾病	K04. 4;K04. 5;K04. 6;K04. 7;K04. 8;K04. 9
66	儿童多个牙先天缺失(如:外胚叶发育不全等)	无牙症	K00. 0
67	寻常型天疱疮	寻常性天疱疮	L10. 0
68	类天疱疮	类天疱疮	L12
69	贫血性口炎	其他形式的口炎	K12. 1
70	白塞病	贝赫切特病	M35. 2
71	苔藓样变	慢性单纯性苔藓	L28. 0
72	口腔黏膜下纤维化	口腔黏膜下纤维变性	K13. 5
73	黏膜良性淋巴组织增生性唇炎	唇疾病	K13. 0
74	多形渗出性红斑	其他多形红斑	L51. 8
75	白色海绵状斑痣	口先天性畸形	Q38. 6
76	梅毒	未特指的梅毒	A53. 9
77	牙列缺损伴重度骨量不足	由于意外事故、拔除或局部牙周病引起的牙齿缺失;颌的疾病,未特指	K08. 1;K10. 9
78	牙列缺失伴重度骨量不足	由于意外事故、拔除或局部牙周病引起的牙齿缺失;颌的疾病,未特指	K08. 1;K10. 9
79	牙列缺损伴重度牙周病	由于意外事故、拔除或局部牙周病引起的牙齿缺失;牙周病,未特指	K08. 1;K05. 6
80	高危人群龋病	其他龋(齿)	K02. 8
81	年轻恒牙的埋伏阻生	埋伏牙	K01. 0

表 6 关键技术清单

序号	关键技术名称	ICD 名称	ICD－9 编码
1	复合树脂直接粘接修复术	牙齿填充修复	23. 20
2	根管治疗术	根管治疗	23. 70
3	橡皮障隔离术	根管治疗	23. 70
4	镍钛器械根管预备	根管治疗	23. 70
5	冷侧压根管充填	根管治疗	23. 70

续表

序号	关键技术名称	ICD 名称	ICD－9 编码
6	热牙胶垂直加压充填	根管治疗	23.70
7	超声根管治疗	根管治疗	23.70
8	显微根管治疗术	根管治疗	23.70
9	疑难根管治疗(器械分离处理、钙化根管疏通、侧穿修补等)	根管治疗	23.70
10	根管再治疗	根管治疗	23.70
11	根尖屏障术	根管治疗	23.70
12	牙髓血运重建术	其他牙手术	24.99
13	根尖手术	根尖切除术	23.73
14	心电监护下牙髓治疗	根管治疗	23.70
15	椅旁 CAD－CAM 修复技术	其他牙修复	23.49
16	前牙美学修复	其他牙修复	23.49
17	牙齿美白	其他牙修复	23.49
18	牙周检查和系统治疗设计	牙周检查	89.31
19	洁治术	洁牙	96.54
20	龈下刮治和根面平整术	洁牙	96.54
21	翻瓣术	牙龈其他手术	24.39
22	骨切除及骨成形术	牙槽成形术	24.5
23	植骨术	牙槽成形术	24.5
24	引导性牙周组织再生术	牙龈成形术	24.2
25	膜龈手术	牙龈成形术	24.2
26	种植体周围病治疗	其他牙手术	24.99
27	牙周炎危险因素评估	牙周检查	89.31
28	菌斑控制	牙病预防	96.54
29	牙周炎患者的殆治疗	其他牙手术	24.99
30	根分叉病变的手术治疗	其他牙手术	24.99
31	牙冠延长术	牙暴露	24.6
32	牙周激光治疗	口的其他切除术	27.49
33	牙周加速正畸成骨皮质骨切开术	面骨的其他切开术	76.09
34	阻生牙拔除术	其他手术拔牙	23.19
35	埋伏牙拔除术	其他手术拔牙	23.19
36	全麻镇静下拔牙术	其他手术拔牙(全麻镇静)	23.19(＋1)
37	颌面部多间隙感染切开引流术	面和口底引流术	27.0
38	颌骨骨髓炎刮治术	面骨病损的局部切除术或破坏术	76.2
39	困难气道插管技术	气管内插管	96.04
40	口腔癌患者健康教育与健康促进	教育治疗	93.82
41	影像引导下的穿刺活检术	软组织活组织检查;计算机辅助外科手术	83.2;00.3
42	导航辅助颅底肿瘤手术	大脑病损切除术或破坏术;计算机辅助外科手术	01.59;00.3
43	功能性唾液腺肿瘤切除术	部分涎腺切除术	26.31
44	放射性粒子植入治疗唾液腺恶性肿瘤	放射性元素的植入或置入	92.27
45	数字化正颌手术	颌骨矫形手术	76.61－76.68
46	双颌手术	颌骨矫形手术	76.61－76.68
47	牵引成骨术	骨生长刺激器置入术	78.9
48	计算机导航辅助术前设计＋口内入路手术治疗半侧颌骨肥大畸形	颌骨矫形手术;计算机辅助外科手术	76.61－76.68;00.3
49	正颌手术治疗睡眠呼吸暂停综合征	颌骨矫形手术	76.61－76.68
50	正颌术中降压麻醉技术	其他各类操作	99.99

续表

序号	关键技术名称	ICD 名称	ICD－9 编码
51	坚固内固定技术	面骨骨折复位术	76.7
52	陈旧性骨折截骨整复术	面骨骨折复位术	76.7
53	颞下颌关节强直成型术	颞下颌关节成形术	76.5
54	颞下颌关节重建术	颞下颌关节成形术	76.5
55	颞下颌关节全关节置换术	颞下颌关节的其他操作	76.95
56	导航辅助下口腔颌面部异物取出术	口腔内异物的不切开去除;计算机辅助外科手术	98.01;00.3
57	唇裂修复术	唇裂修补术	27.54
58	腭裂修复术	腭裂修补术	27.62
59	唇腭裂鼻唇畸形矫治术	唇裂修补术	27.54
60	鼻中隔软骨移植鼻畸形矫治术	增补性鼻成形术	21.85
61	牙槽嵴裂植骨修复术	牙槽成形术	24.5
62	腭裂术后语音治疗	语言障碍训练	93.72
63	腭裂术后腭咽闭合不全手术	腭裂纠正术;腭裂修补术后的修复术	27.62;27.63
64	唾液腺内镜取石术治疗唾液腺结石症	涎腺病损的其他切除术	26.29
65	免疫调节疗法治疗 IgG4 相关唾液腺炎	其他各类操作	99.99
66	游离组织瓣移植术	游离皮瓣或皮瓣移植	86.70
67	颌骨缺损功能性重建	面骨切除术和重建术	76.4
68	数字化口腔颌面部修复重建手术设计	面骨切除术和重建术;计算机辅助外科手术	76.4;00.3
69	导航辅助下口腔颌面部修复重建手术	面骨切除术和重建术;计算机辅助外科手术	76.4;00.3
70	口腔颌面部脉管畸形微创诊断技术	软组织活组织检查	83.21
71	口腔颌面部脉管畸形硬化剂注射术	静脉注射硬化药	39.92
72	口腔颌面部脉管畸形激光整形术	口的其他切除术	27.49
73	血管化自体颌下腺移植治疗重症角结膜干燥症	唾液腺或管的其他修补术和整形术	26.49
74	自体唇腺移植治疗重症角结膜干燥症	唾液腺或管的其他修补术和整形术	26.49
75	颞下颌关节殆垫治疗	颞下颌关节的其他操作	76.95
76	颞下颌关节盘复位治疗	颞下颌脱位闭合性复位术	76.93
77	颞下颌关节封闭或药物注射术	颞下颌关节治疗性物质注入	76.96
78	颞下颌关节灌洗术	颞下颌关节的其他操作	76.95
79	唾液腺内窥镜检查与治疗	唾液腺和管的其他诊断性操作	26.19
80	唾液腺药物灌注治疗	涎腺或管的其他手术	26.9
81	金属固定修复技术(金属铸造嵌体/冠/桥)	牙齿镶嵌修复	23.3
82	金属烤瓷固定修复技术(金属烤瓷冠/桥)	其他牙修复	23.4
83	铸造金属桩核修复技术	其他牙修复	23.49
84	纤维桩修复技术(玻璃纤维桩、石英纤维桩)	其他牙修复	23.49
85	全瓷冠桥修复技术(包括粘接桥修复技术)	其他牙修复	23.4
86	全瓷贴面修复技术	其他牙修复	23.49
87	全瓷/树脂嵌体修复技术	牙齿镶嵌修复	23.3
88	可摘局部义齿修复技术	其他牙修复	23.49
89	全口义齿修复技术(常规殆型、改良殆型)	其他牙修复	23.49
90	殆垫修复技术	其他牙修复	23.49
91	覆盖义齿修复技术	其他牙修复	23.49
92	附着体修复技术	其他牙修复	23.49
93	面弓转移和上可调殆架技术	牙科检查	89.31
94	固定咬合重建修复技术	其他牙修复	23.49

续表

序号	关键技术名称	ICD 名称	ICD－9 编码
95	牙周夹板修复技术	牙矫正器的应用	24.7
96	颌面赝复体修复技术	合成物面骨植入	76.92
97	口颌系统功能测试技术(咀嚼效率测试、肌电神经电测试、下颌运动轨迹描记、口面部感觉定量测试)	牙科检查	89.31
98	唇侧直丝弓及方丝弓等固定矫治技术	牙矫正器的应用	24.7
99	舌侧固定矫治技术	牙矫正器的应用	24.7
100	种植钉支抗技术	牙矫正器的应用;假牙置入	24.7;23.6
101	隐形矫治技术	牙矫正器的应用	24.7
102	替牙及恒牙早期双期矫治技术	牙矫正器的应用	24.7
103	低龄儿童重度龋系统治疗与健康管理	牙病预防	96.54
104	儿童全身麻醉及镇静下牙病治疗术	其他牙手术(全麻镇静)[在编码后用+1表示麻醉,不单独使用]	24.99(+1)
105	年轻恒牙活髓保存与牙髓再生术	其他牙手术	24.99
106	儿童复杂外伤牙复位固定术	牙栓结术	93.55
107	儿童恒牙再植术	牙再植	23.5
108	儿童阻断性矫正	其他牙矫形手术	24.8
109	儿童总义齿及局部义齿修复术	其他牙修复	23.49
110	念珠菌快速诊断技术	口腔黏膜检查	89.31
111	光动力治疗口腔黏膜潜在恶性病损	口的其他切除术	27.49
112	激光治疗口腔黏膜病	口的其他切除术	27.49
113	脱落细胞涂片 DNA 二倍体检测技术	口腔黏膜检查	89.31
114	口腔黏膜潜在恶性病损无创筛查技术	口腔黏膜检查	89.31
115	种植体植入术	假牙置入	23.6
116	骨增量种植技术	假牙置入;面骨骨移植;合成物面骨植入	23.6;76.91;76.92
117	上颌窦外提升植骨种植术	鼻窦其他修补术	22.79
118	即刻种植即刻修复技术	假牙置入	23.6
119	颧骨种植体植入术	假牙置入	23.6
120	上颌窦囊肿摘除术	经其他入路上颌窦病损切除术	22.62
121	数字化种植修复技术	假牙置入	23.6
122	全牙弓种植即刻修复术	假牙置入	23.6
123	无牙颌种植修复技术	假牙置入	23.6
124	龋病危险因素评估	牙病预防	96.54
125	个性化口腔卫生指导	牙病预防	96.54
126	局部用氟	牙病预防	96.54
127	窝沟封闭	牙病预防	96.54
128	预防性树脂充填	牙病预防	96.54
129	预防矫治—闭合式早期导萌	其他牙矫形手术	24.8
130	根尖片	牙 X 线检查	87.12
131	殆翼片	牙 X 线检查	87.12
132	咬合片	牙 X 线检查	87.12
133	曲面体层片	全口牙 X 线检查	87.11
134	头影测量片	面骨其他 X 线检查	87.16
135	口腔颌面锥形束 CT	头部其他断层照相术	87.04
136	螺旋 CT 平扫	头部其他断层照相术	87.04
137	螺旋 CT 增强扫描	头部其他断层照相术	87.04
138	唾液腺造影术	面、头和颈的其他软组织 X 线检查	87.09
139	颌面外科患者困难气道的处理	气管内插管	96.0
140	控制性降压技术	其他各类操作	99.99

索　引